全国高等中医药院校"十三五"规划教材

推拿治疗学

（第2版）

（供针灸推拿等专业用）

主　编　吕　明（长春中医药大学）

副主编　黄锦军（广西中医药大学）　　　　纪　清（上海中医药大学）

　　　　魏玉龙（北京中医药大学）　　　　张　玮（江西中医药大学）

　　　　井夫杰（山东中医药大学）　　　　王继红（广州中医药大学）

　　　　陈红亮（河南中医药大学）　　　　李　静（山东中医药大学）

编　委　（以姓氏笔画为序）

　　　　马惠升（宁夏医科大学中医学院）　王　进（山东中医药大学）

　　　　王卫刚（陕西中医药大学）　　　　王晓东（浙江中医药大学）

　　　　王继红（广州中医药大学）　　　　井夫杰（山东中医药大学）

　　　　田　辉（辽宁中医药大学）　　　　吕　明（长春中医药大学）

　　　　刘　波（黑龙江中医药大学）　　　刘玉超（首都医科大学附属北京中医医院）

　　　　纪　清（上海中医药大学）　　　　杨　宇（广西中医药大学）

　　　　杨云才（云南中医学院）　　　　　李　武（湖南中医药大学）

　　　　李　静（山东中医药大学）　　　　李守栋（南京中医药大学）

　　　　李进龙（河北中医学院）　　　　　汪　莹（重庆医科大学中医药学院）

　　　　张　玮（江西中医药大学）　　　　陈红亮（河南中医药大学）

　　　　范宏元（贵阳中医学院）　　　　　周延辉（长春市中心医院）

　　　　郑娟娟（上海中医药大学）　　　　黄锦军（广西中医药大学）

　　　　阎博华（成都中医药大学）　　　　董有康（云南中医学院）

　　　　窦思东（福建中医药大学）　　　　翟　伟（天津中医药大学）

　　　　樊　云（湖北中医药大学）　　　　魏玉龙（北京中医药大学）

　　　　瞿新明（长春中医药大学）

中国健康传媒集团

中国医药科技出版社

内 容 提 要

本教材为"全国高等中医药院校'十三五'规划教材",由上、下两篇和附篇共九章组成。上篇总论部分主要介绍了推拿的治疗原理、治疗原则与治法,推拿的常用检查方法和基本知识,推拿异常情况的处理等。下篇各论部分主要介绍了骨伤科疾病、内科疾病、妇产科疾病、五官科及外科疾病的概述、病因病机、诊断、鉴别诊断、推拿治疗、注意事项、按语等。附篇主要介绍了一指禅推拿流派、滚法推拿流派、内功推拿流派、点穴推拿流派、腹诊推拿流派、脏腑推拿流派、小儿推拿流派的学术特点和代表人物、代表著作等内容。本教材立足于继承与创新相结合,突出中医特色,能够反映推拿治疗学的新成果、新成就,具有系统性、继承性、科学性、先进性和实用性等特点。

本教材供全国高等中医药院校针灸推拿专业本科生使用,也可供从事推拿教学、临床、科研的专业人员以及广大推拿爱好者学习使用。

图书在版编目(CIP)数据

推拿治疗学/吕明主编. —2 版. —北京:中国医药科技出版社,2018.12

全国高等中医药院校"十三五"规划教材

ISBN 978 - 7 - 5214 - 0620 - 7

Ⅰ. ①推…　Ⅱ. ①吕…　Ⅲ. ①推拿 - 中医学院 - 教材　Ⅳ. ①R244.1

中国版本图书馆 CIP 数据核字(2018)第 284919 号

美术编辑　陈君杞
版式设计　友全图文

出版　**中国健康传媒集团**｜中国医药科技出版社
地址　北京市海淀区文慧园北路甲 22 号
邮编　100082
电话　发行:010 - 62227427　邮购:010 - 62236938
网址　www.cmstp.com
规格　787 × 1092mm $\frac{1}{16}$
印张　18
字数　343 千字
初版　2013 年 5 月第 1 版
版次　2018 年 12 月第 2 版
印次　2018 年 12 月第 1 次印刷
印刷　三河市双峰印刷装订有限公司
经销　全国各地新华书店
书号　ISBN 978 - 7 - 5214 - 0620 - 7
定价　**45.00 元**

编写说明

　　推拿治疗学是针灸推拿等专业的主干课程，本教材为"全国高等中医药院校'十三五'规划教材"，是由长春中医药大学等 25 所中医药院校的 31 位推拿专家，遵循科学、先进、实用、系统、高质量的原则集体编写的，主要供全国高等中医药院校针灸推拿学等专业的本科生使用，也可供其他专业选修本门课程的本科生，从事推拿教学、临床、科研的专业人员，以及社会上广大推拿爱好者使用。

　　本教材立足于继承与创新相结合，与时俱进，突出中医特色，保持推拿治疗学的系统性和完整性，全面反映推拿治疗学的基本知识、基础理论、基本技能、临床应用，有助于老师教学以及学生系统掌握推拿治疗学的内容，能够满足 21 世纪对高素质中医药专业人才培养的需求，能够反映推拿治疗学的新成果、新成就，能够充分体现教材的系统性、继承性、科学性、先进性、实用性。

　　本教材由上、下两篇和附篇共九章组成。上篇为总论，包括第一章至第五章，主要介绍了推拿的治疗原理、推拿的治疗原则与治法、推拿常用检查方法、推拿的基本知识、推拿异常情况的处理。下篇为各论，包括第六章至第九章，主要介绍了骨伤科疾病、内科疾病、妇产科疾病、五官科及外科疾病的概述、病因病机、诊断、鉴别诊断、推拿治疗、注意事项、按语等。附篇主要介绍了一指禅推拿流派、滚法推拿流派、内功推拿流派、点穴推拿流派、腹诊推拿流派、脏腑推拿流派、小儿推拿流派的学术特点和代表人物、代表著作。

　　本教材各章节编写分工如下：上篇中绪言和第一章，由纪清编写；第二章，由樊云编写；第三章，由李守栋编写；第四章、第五章，由井夫杰编写；下篇中第六章，由翟伟、陈红亮、刘波、田辉、吕明、魏玉龙、张玮、范宏元、王进、阎博华、王晓东、瞿新明、李武、周延辉、董有康编写；第七章，由王继红、李进龙、杨云才、王卫刚、王晓东、马惠升、张玮、吕明、魏玉龙、瞿新明、窦思东、汪莹、周延辉、李武编写；第八章，由黄锦军、杨宇编写；第九章，由黄锦军、杨宇、李静、郑娟娟、王卫刚、刘玉超编写。附篇，由李静编写。

　　在编写的过程中，我们始终注意强化"精品意识""质量意识"，严把质量关，精心设计，认真编写，反复修改，但由于水平和时间有限，不足之处在所难免，希望广大师生和推拿爱好者在使用过程中提出宝贵的意见，以便我们再版时修订提高。

编　者

2018 年 10 月

目 录

上篇 总论

下篇 各 论

附篇　推拿流派

绪　论

❋**学习目的**

通过学习推拿治疗学的绪论部分，更好地了解推拿治疗学的定义、内容、特点和发展简史，为学好本门课程奠定一定的理论基础。

❋**学习要点**

推拿治疗学的涵义、内容、特点及发展简史。

推拿是运用推拿手法或借助于一定的推拿工具作用于体表的特定部位和穴位，通过手法本身的作用和经络系统的调节作用，来达到预防疾病、治疗疾病的一种方法，属于中医外治法范畴。推拿治疗学是学习与研究运用推拿治疗方法及临床应用规律来治疗疾病，并且以提高疗效为主要目的的一门临床学科。它是推拿学的重要组成部分。而推拿学则是以中医理论为指导，结合现代医学理论，研究手法治疗和功法训练，探讨推拿防治疾病方法、原理和规律的一门学科，它是中医学的重要组成部分。推拿学作为一门学科，包含了前人的实践经验总结，后世的研究成果。随着科技水平日新月异，以及与边缘学科交叉交流的加深，研究方向的逐步细化，其内容体现了与时俱进的特点。

推拿治疗学是人类在与疾病斗争的过程中，发现经过推拿治疗后产生了病痛减轻或消除的现象，然后就有目的地使用推拿方法来治疗疾病，并不断加以归纳、总结，形成的一个治疗体系。

推拿治疗学以中医基础理论为基础，运用阴阳五行、脏腑经络、气血津液等学说，充分发挥经络学中"经筋"和"皮部"的理论特点。在重视经穴的基础上，形成了十四经穴以外具有自身特点的特定穴位，如呈线状的桥弓穴、天门穴、三关穴等；呈面状的五经穴、板门穴等。

推拿治疗学的理论内涵包含了中医学和现代医学理论。这是因为在推拿治疗中，推拿治疗作为一种疗法，是一个临床操作过程，其适应证非常广泛，对于运动、神经、内分泌、消化、呼吸、循环、泌尿、生殖等系统疾病都有一定的疗效，治疗涵盖了内、外、妇、儿、骨伤等临床各科病证，如骨伤科的颈、肩、腰、四肢关节的扭伤与劳损及脊椎骨关节错缝等；内科的中风后遗症、眩晕、头痛、感冒、失眠、胃脘痛、胆囊炎、腹泻、便秘等；妇科的痛经、月经不调等，儿科的婴儿腹泻、肌性斜颈、咳嗽、哮喘、近视等疾病。推拿治疗还可运用于临床抢救疾病中，如晕厥、休克、抽搐等。因此，在治疗不同系统疾病时所应用的理论就有多元化现象，如在治疗运动系统疾病时，多依据现代医学的解剖、生理、病理学与脊柱、康复医学等理论；治疗内科、妇科疾病时，多依据中医气血津液、脏腑、经络学说等理论；治疗小儿疾病时，则是依据小儿推拿独特的理论来选用特定穴位与操作手法等进行临床指导。

推拿治疗学的课程目标是通过本课程的学习,熟悉推拿治疗的发展简史,掌握推拿治疗的基本理论、基本知识、基本诊断方法,掌握推拿治疗各科优势病种的诊疗过程,熟悉各科可进行推拿治疗的常见病。

根据推拿治疗学的特点,要学好推拿治疗学,首先必须在充分掌握中医基础理论以及现代医学、生物力学的理论和技术的基础上,对人体解剖(包含大体解剖、局部解剖、穴位解剖等)、生理、病理的基础知识要有一定程度的熟悉;其次要掌握推拿手法的基础知识和临床应用,并能在临床上运用这些基础知识进行有机结合来加以应用;第三应该通过学习疾病的病因病机、临床表现、治疗方法,充分理解并掌握常见疾病的推拿治疗原则、治疗手法、应用范围,要刻苦练习常见疾病的推拿治疗手法,熟练掌握手法的基本技能和临床应用。因为手法是一种技术,它是劲力的运用和技巧的完美结合,如果只是不讲技巧地操作是不能称之为推拿手法的,手法的技巧是推拿治疗取得效验的关键之一,推拿的力量则是发挥技巧的基础,两者相互依存,缺一不可。在熟练掌握手法技术的同时,还要注重个体的体能锻炼,也就是要进行医者自身的功法锻炼。当然,手法的训练和练功都必须经过一段较长时间的刻苦练习,再经过不断的临床实践,才能够使手法的技术由生到熟,由熟生巧,乃至运用自如。正如《医宗金鉴》所曰:"一旦临证,机触于外,巧生于内,手随心转,法从手出。"为下一步临床实习打好扎实的基础。

推拿是中医学应用物理疗法于临床最早的学科之一。推拿古称按摩、按跷、案扤。《黄帝内经》是我国现存最早,且比较全面、系统阐述中医学理论体系的古典医学巨著,约成书于秦汉时期。从《内经》及历代医学文献中研究表明,推拿手法、正骨、拔罐、刮痧、热敷等,都是物理原理在医学临床的应用,其手法作用本身就是物理学原理的体现。有关推拿止痛的记载表明按压推拿具有止痛的作用,《素问·举痛论》中记载了按背俞穴治疗寒气客于脊背引起的心胸疼痛的病症,这也是最早运用手法整脊的方法治疗脊柱相关病症的记载。《素问·举痛论》中还记载了治疗督脉功能失调所致疾病的方法:"督脉生病治督脉,治在骨上,甚者在脐下营。"原文中的"骨上"指的应该是棘突,"治在骨上"一是指通过推拿手法和针灸在督脉诸穴或脊旁穴位上治疗,二是指通过各种整脊的方法使偏歪或凹凸的棘突复位。显示了推拿在脊柱医学临床的应用,为通过推拿整复脊柱关节来调节相关脏腑功能和治疗疾病提供了理论依据。在中医急症医学临床中,推拿更显示出中医急救的特色,如很早就有用按摩、针灸救治"尸厥病",《周礼注疏》一书中说:"扁鹊治虢太子暴疾尸厥之病,使子明炊汤,子仪脉神,子术按摩"。描述了春秋战国时期,名医扁鹊运用推拿等方法成功地抢救了尸厥病人一事。尤其突出的是,秦汉时代已科学地应用体外心脏按摩,创立了用胸外心脏按摩术、按腹人工呼吸法等来抢救自缢死,用掐人中来急救休克昏迷,用按压来止血等方法,一直沿用至今。而推拿一词最早见于明代著名儿科专家万全所著的《幼科发挥》中。其后问世的小儿推拿专著如《小儿推拿方脉活婴秘旨全书》《小儿推拿秘诀》等著作中,也将按摩改称为推拿。

两千多年来，人们一直在为推拿的发展进行着不懈的努力，创立了数百种的推拿手法和治疗众多的疾病。在不断创立新手法、拓展推拿医疗保健范围和适宜病种、研究推拿作用原理、进行规范化教学、促进国际交流等方面作出了卓有成效的业绩，同时推拿流派也逐渐形成，各流派之间的学术交流越来越活跃，对促进推拿学术的繁荣起到了积极作用。据近几年的统计，我国主要的推拿学术流派有小儿推拿、正骨推拿、运动推拿、指压推拿、保健推拿、一指禅推拿、滚法推拿、内功推拿、经穴推拿、腹诊法推拿等10余家。目前，国内推拿研究的主要方向有：推拿手法生物力学原理研究、推拿镇痛的机制研究、推拿对改善微循环的作用、推拿抗衰老机制的研究、推拿文献的整理和研究等，这些研究成果对推拿医学乃至其他各医学学科的发展必将产生深远的影响。随着现代社会的进步、科学技术的不断发展，人们普遍认识到化学药物、生物制剂的应用所带来的毒副作用和危害性，医学领域又开始重新认识和评价推拿这一自然古老的物理疗法，认为推拿具有绿色环保、消耗社会资源少、环境污染小、无药物的毒副作用、疗效显著、经济实用、简便易学等优势，具有独特的医疗作用，属于自然疗法范畴，而且将越来越受到人们广泛的重视。

纵观中医推拿发展的历程，秦汉三国时期推拿开始兴起，在《内经》中就记载了推拿可以治疗痹症、痿症、口眼㖞斜和胃脘痛，并描述了有关的推拿工具。《素问·血气形志》中说："形数惊恐，经络不通，病生于不仁，治之以按摩醪药。"论述了推拿的疏经通络作用。《灵枢·刺节真邪》中说："大热遍身，狂而妄见、妄闻……以两手四指夹按颈动脉，久持之，卷而切推，下至缺盆中，而复止如前，热去乃止，此所谓推而散之者也。"这是《内经》对推拿治疗疾病不仅论述了操作方法，同时对夹、按、卷、切的手法和"推而散之"的原理亦加以论述，也说明推拿具有一定的退热作用。《内经》中还列出了推拿的适应范围，分析了什么病证可以推拿治疗，什么病证推拿治疗无益，什么病证推拿治疗会加剧病情变化的不同情况（《素问·举病论》和《素问·玉机真藏论》）。

到隋唐时期推拿开始鼎盛，推拿已发展为一门独立的学科，对外交流比较活跃。我国推拿在唐代开始传到日本，同时，国外的推拿方法也流入到我国。且推拿的治疗范围也逐渐扩大，并用推拿治疗急症。如隋代所设置的全国最高的医学教育机构——太医署，有按摩博士的职务。唐代的太医署所设置的四个医学部门中就有按摩科，其按摩博士在按摩师和按摩工的辅助下，教授按摩生"导引之法以除疾，损伤折跌者正之。"葛洪在《肘后救卒方》中记载治卒心病方："闭气忍之数十度，并以手大指按心下宛宛中取愈。"治卒腹痛方："使病人伏卧，一人跨上，两手抄举其腹，令病人自纵重轻举抄之，令去床三尺许便放之，如此二七度止，拈取其脊骨皮，深取痛引之，从龟尾至顶乃止，未愈更为之。"治卒腹痛方所介绍的"拈取其脊骨皮，深取痛引之"的方法，可谓是最早的捏脊法。推拿作为一门独立的学科，其学术发展在这个时期的特点：一是推拿已成为骨伤病的普遍治疗方法，不仅适用于软组织损伤，而且对骨折、脱位也应用推拿手法整复；二是推拿疗法渗透到内、外、儿诸科；三是推拿广泛地被应用于防病养生。

宋、金、元时期，推拿治疗的应用范围更加广泛，涉及临床各科，并在此基础上产生了丰富的诊疗理论，使对推拿治疗作用的认识得到不断深化。如宋代的大型医学著作《圣济总录》中明确地提出：对按摩手法要进行具体分析，而后才能正确认识按摩的作用和在临床上的应用。其在卷四"治法"一章中记载道："可按可摩，时兼而用，通谓之按摩，按之弗摩，摩之弗按，按止以手，摩或兼以药，曰按曰摩，适所用也。"并提出了按摩具有"斡旋气机，周流荣卫，宣摇百关，疏通凝滞"的作用，可达到"气运而神和，内外调畅，升降无碍，耳目聪明，身体轻强，老者复壮，壮者复治"的目的，并能"开达则壅蔽者以之发散，抑遏则慓悍者有所归宿"。书中对于"凡坠堕颠扑，骨节闪脱，不得入臼，遂致磋跌者"，强调用按摩手法复位；对骨折者"急须以手揣搦，复还枢纽"，最后"加以封裹膏摩"。宋代医生庞安时运用按摩（推拿）法催产："为人治病率十愈八九……有民家妇孕将产，七日而子不下，百术无所效……令其家人以汤温其腰腹，自为上下按摩，孕者觉肠胃微痛，呻吟间生一男子。"宋代苏轼、沈括撰写的《苏沈良方》中记载："视小儿上下断，及当口中心处，若有白色如红豆大，此病发之候也，急以指爪正当中掐之，自外达内令断……恐伤儿甚"，这是我国推拿史上用掐法治疗新生儿破伤风的最早记载。

明代太医院设十三医科进行医学教育，推拿成为十三医科之一。这期间是小儿推拿体系形成和发展的鼎盛时期，提出了小儿推拿特定穴"点""线""面"的特点和主要集中在两肘以下的理论，对小儿推拿手法以及手法补泻的认识有了很大的进步。在手法应用上，较多地使用推法和拿法，并有复式操作法等；在临床治疗中，配合药物，既用药物作介质行操作手法，又用药物内服。主张"旋推为补，直推为泻""缓摩为补，急摩为泻""左揉为补，右揉为泻"，强调手法操作要平稳着实、轻快柔和。小儿推拿专著《小儿按摩经》被收录于杨继洲的《针灸大成》一书中，《小儿推拿方脉活婴秘旨全书》又名《小儿推拿秘旨》和《小儿推拿方脉全书》。《小儿推拿秘诀》又名《推拿仙术》等，书中详细介绍了"身中十二拿法"的穴位和功效；绘有周身穴图；在治疗部分，则介绍了用葱姜汤推，用艾绒敷脐，用葱捣细捏成饼敷穴位等法。为后世小儿推拿提供了宝贵的资料。薛己撰的《正体类要》，是一部骨伤科疾病的诊疗著作，重视内外治并重，在外治法中，介绍了正骨手法十九条。这是推拿手法治疗骨伤疾病的总结，对后世正骨推拿的发展有一定的影响。

清代尽管医学分科数度变动，在大医院也未设推拿专科。但推拿还是在临床实践及理论总结上得到了一定的发展。首先促进了推拿在儿科杂病临床上的应用，如熊运英编著的《小儿推拿广意》，在对前人的论述与经验进行详细总结及介绍推拿疗法时，还收录了不少小儿病症的内服方剂，具有较大的实用性。而张振鋆的《厘正按摩要术》则在《小儿推拿秘诀》一书基础上增补了一些诸如在其他医书中比较少见的"胸腹按诊法"等新内容。其次对推拿治疗伤科疾病作了较系统的总结，强调了手法正骨的重要性，同时强调医者应重视人体解剖结构。而《医宗金鉴》将摸、接、端、提、按、摩、推、拿等正骨推拿手法列为伤科八法，并对跌仆损伤等除提出手法操作要领并用手法调治外，还设计了许多治疗器具，同时，在对手法诊治骨折、脱位的临床意义上，不仅提出有整复作用，而且还指出了其康复价值，对推拿的适应证和治疗法则，也有了比较系统和全面的阐述。第三，使古代的膏摩、药摩得到了较大发展。

推拿发展的历程坎坷多变。《黄帝岐伯按摩经十卷》的佚失，对其在理论和科学发展上无疑是一个沉重的打击。曾经红火于世的膏摩疗法优势已不复存在，由于现代医学的发展和疾病谱发生变化，使原先在内、外、妇、儿、五官科方面的优势病种已很少涉及，基本被局限于骨伤科病种的治疗。随着现代生活节奏的加快，推拿将会面临更加严峻的挑战。为了推拿事业的发展，需要从事推拿工作的业内人士面对挑战，在继承传统的基础上，提高推拿这门具有浓厚中医特色的实用医学水平，牢牢把握时代的脉搏，围绕临床疗效这一宗旨，开展卓有成效的工作。

推拿是一门古老而又年轻的学科，它伴随着中华文明的出现而诞生，是人类最早认识和掌握的祛除疾病、养生保健的方法之一，为中华民族的繁衍和健康做出了重要贡献，而推拿治疗学在其中也得到了进一步地发展。推拿疗法具有适应证广、应用方便、疗效显著、经济安全、没有痛苦等优点，普遍为人们所接受。在学科发展的新时代，学科之间相互渗透为推拿医学的发展提供了新的机遇和空间，在这样的背景和条件下，传统而古老的中国推拿学必将得到充分的发展，推拿事业也将进入一个崭新的时期。随着人们对非药物、无创伤的自然疗法的追求，全球性的推拿热方兴未艾，以"简、便、廉、验"为特色的优势，无疑将会推动推拿事业的发展，成为21世纪最具发展前途的学科之一。

（纪　清）

▪ 学习小结 ▪

1. 学习内容

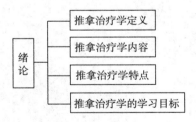

2. 学习方法

掌握推拿治疗学的涵义、特点、内容，熟悉和了解推拿治疗学的发展过程。

▪ 复习思考题 ▪

（1）何谓推拿治疗学？
（2）推拿治疗学主要内容有哪些？
（3）推拿治疗学的特点是什么？

上 篇

总 论

第一章 推拿的治疗原理

❈**学习目的**

通过本章节的学习，为推拿治疗各种疾病提供了理论依据。

❈**学习要点**

中医对推拿作用的认识，推拿作用的现代研究。

第一节 中医对推拿作用的认识

一、疏经通络、行气活血

经络"内属脏腑，外络肢节"，人体的五脏六腑、四肢百骸、五官九窍、皮肉筋骨等组织器官，之所以能保持相对的统一与协调，完成正常生理活动，就是通过经络系统的沟通与联络而实现的。它是人体气血运行的通道，具有"行气血而营阴阳，濡筋骨利关节"（《灵枢·本藏》）的作用，以此来维持人体的正常生理功能。而气血又是人体生命活动的物质基础，全身各组织器官只有得到气血的温养和濡润，才能完成正常的生理功能。若经络功能失常，气血运行受阻，则会影响人体正常生理功能，产生病理变化而引发疾病。《素问·调经论》曰："气血不和，百病乃变化而生。"一旦外邪入侵，经络不通，气血不和，不通则痛，就会产生疼痛、肿胀、麻木等一系列症状。

通过推拿手法的"推经络，走穴位"运用，可以疏通经络、行气活血、散寒止痛。气血运行正常，就可以达到治疗疾病的目的。其疏通作用主要是通过推拿手法施治的直接作用与间接作用的发挥而产生效验。首先，通过手法对人体经络腧穴的刺激，直接促进了经络气血的运行；其次，通过手法对机体体表作功，产生热效应，一方面可加速经脉气血的流动，另一方面能扩张机体组织器官的脉络，阻止并祛除寒邪、湿气所致的凝阻、收引、黏滞之性的危害，从而有力地保障了经络气血的通畅。正如《素问·举痛论》所曰"寒气客于肠胃之间，膜原之下，而不得散，小络急引故痛，按之则血气散，故按之痛止。""寒气客于背俞之脉则脉泣，脉泣则血虚，血虚则痛，其俞注于心，故相引而痛，按之则热气至，热气至则痛止矣。"

二、理筋整复、滑利关节

筋骨与关节是人体最主要的运动器官。只有气血调和、阴阳平衡，才能够确保机体筋强骨健、关节滑利，进而维持人体的正常生活起居和功能活动。正如《灵枢·本藏》中曰："是故血和则经脉流利，营复阴阳，筋骨劲强，关节清利也。"

筋骨关节受损，必累及气血，致脉络损伤，气滞血瘀，为肿为痛，从而影响肢体关节的活动。而推拿理筋整复、滑利关节的作用主要是体现在通过手法纠正"筋出槽、骨错缝"来恢复骨关节的功能。具体表现为：在损伤局部施以手法，促进气血运行，散瘀消肿，理气止痛；通过整复手法的直接作用，纠正"筋出槽、骨错缝"的筋骨解剖位置的异常，以达到理筋整复的目的；做关节适当的被动运动手法，以期达到松解粘连、滑利关节之功。正如《医宗金鉴·正骨心法要旨》所曰："因跌仆闪失，以致骨缝开错，气血瘀滞，为肿为痛，宜用按摩法。按其经络，以通郁闭之气，摩其壅聚，以散瘀结之肿，其患可愈。……先受风寒，后被跌打损伤，瘀聚凝结，若脊筋陇（隆）起，骨缝必错，则成伛偻之形。当先揉筋，令其和软；再按其骨，徐徐合缝，背脊始直。"

三、调整脏腑、平衡阴阳

中医脏腑包含着五脏、六腑和奇恒之腑。而脏腑是构成人体并相互密切联系的一个整体，它的主要功能有受纳排浊、化生气血。脏腑的生理功能是阴阳气血等相互协调配合作用的结果，而脏腑病理改变的基础主要是脏腑阴阳气血的失调。推拿治疗对脏腑阴阳气血的失调，能发挥平衡调整的作用，它主要是通过特定的推拿手法刺激相应的体表腧穴或特定部位（含阿是穴、内脏在体表的反射区等），并通过经络的内联与传导作用，对内脏功能进行调理，或强化脏腑阴阳气血的协调配合作用，最终达到治病防病的目的。

临床实践证明：对某一脏腑或系统实施推拿操作，在相应部位和经穴上的弱刺激，能活跃、兴奋其生理功能，如用轻柔和缓的一指禅推法及按、揉、摩法来刺激特定穴位，就能补虚，轻擦腰部，能养肾阴泻虚火；轻推督脉，可清气分实热。而强刺激能降低、抑制其生理功能，如用力量较强的推、搓、挤、压等手法则能泻实；重推督脉，则又能泻血分实热。总之，对脏腑系统而言，无论是虚证或实证，寒证或热证，也无论是阴虚、阳虚，还是阴胜、阳亢，只要选取适合的经穴与部位，采用合理的推拿手法进行治疗，对该脏腑功能均可达到不同程度的调整作用。正如《素问·至真要大论》所曰"谨察阴阳所在而调之，以平为期"，因此，在推拿临床上常常辨证论治，采用不同刺激量的手法，以期达到"虚者补之，实者泻之，热者寒之，寒者热之，壅滞者通之，结聚者散之，邪在皮毛者汗而发之，病在半表半里者和解之"。

《素问·生气通天论》曰"阴平阳秘，精神乃治"，说明人体只有在阴阳保持相对平衡的状态下，才能发挥正常的生理功能。一旦"阴阳失调"，人体则易患疾病。如由于七情、六淫或跌仆损伤，会造成人体阴阳平衡失调，导致"阳盛则阴病，阴胜则阳病"等病理变化，而产生"阳盛则热，阴胜则寒"等临床证候。通过推拿治疗，可调和阴阳，使机体从阴阳失衡状态转化为平衡状态，也就是能根据证候的属性来调节阴阳的偏胜偏衰，平衡脏腑，使其恢复正常的生理功能，这也是推拿治疗最终要达到的根本目的。它主要是通过经络与腧穴对脏腑功能的双向良性调节作用使存在病症的机体功能状态得到改善而趋向平衡；激发机体内的潜能，强化抵抗病邪的能力；在推拿施术时配合言语的心理疏导等三方面来调理脏腑阴阳，达到缓解或治愈病症的效果。

四、扶正祛邪、强身健体

疾病的发生、发展及其转归的整个过程，就是正气与邪气相互斗争、盛衰彼此消长的过程。从人体后天的整个生存过程来看，脏腑的功能与人体的正气有直接关系。当脏腑功能失调或衰退，则胃纳受限，化生无源，排浊不畅，进而导致正气虚弱，邪气壅盛。只要机体有充分的抗病能力，致病因素就不起作用，正所谓"正气存内，邪不可干"；而"邪之所凑，其气必虚"，则说明疾病之所以发生和发展，是因为当机体的抗病能力处于相对劣势，邪气就会乘虚而入。推拿手法治疗的扶正祛邪作用就是可以扶助机体的正气，祛除病邪。当正胜邪退则病情缓解，而正不胜邪则病情加重。因此，扶正祛邪既是推拿治疗疾病的作用过程，又是疾病向良性方向转归的基本保证。

此外，推拿还具有保健养生、强身健体的作用。晋代《肘后备急方·治卒腹痛方》中首次提出捏脊推拿具有强身健体、防病治病的作用。其曰："拈取其脊骨皮，深取痛引之，从龟尾至顶乃止，未愈更为之"，又如唐代《千金要方》中记载"食毕……使人以粉摩腹上数百遍，则食易消，大益人，令人能饮食，无百病"，明确阐述了摩腹推拿能促进消化，增强体质。而南北朝《太清道林摄生论》则曰："小有不好，即须按摩捋捺，令百气通利，泄其邪气也。凡人无问有事无事，恒须日别一度遣人踏脊背，及四肢头项，若令熟踏，即风气时行不能着人。"清代《寿世传真》又曰："延年却病，以按摩导引为先。"

总之，通过辨证，采取合适的保健推拿手法，可平衡人体阴阳、调畅脏腑气血、强筋骨、健身体。如今保健推拿手法已经逐渐形成一个体系，并已日渐成为强身健体的重要手段之一。

第二节 推拿作用的现代研究

推拿手法作用于人体后，究竟会在人体上发生何种变化？其产生的临床效果和机制又是什么？大量的临床实践都提示推拿对许多疾患均有一定的效验，而现代研究也揭示推拿对全身各系统的脏器，无论是在生理状态，还是在病理状态均有良好的调节作用。在现代研究中一般认为，推拿治疗的作用机制主要是通过局部或整体两种形式而产生效验。推拿作为局部的物理刺激，首先可以放松局部肌肉；其次能分解粘连，纠正局部解剖位置异常；再者加强局部血液循环，减轻肿胀，消除炎症，改善营养。与此同时，推拿刺激又可通过整体的神经体液、内分泌网络对疾病进行调节，其机制与现代研究中的体表－内脏联系学说、疼痛闸门学说、脊柱相关疾病学说等均有关系。近年来，推拿的基础及临床研究又有了较快速度的发展，具体体现在研究方法的多样性与研究层次的深度性。

一、推拿对肌肉骨骼系统的作用及机制

（一）推拿对局部肌肉骨骼系统软组织损伤的修复作用

局部肌肉骨骼系统中的软组织损伤是推拿临床的常见病，其病理变化主要体现在局部创伤的无菌性炎症。局部软组织损伤在急性期可出现组织水肿、充血、渗出，在缓解期可出现局部的肌肉筋膜增生、粘连，并可在反复的损伤中继发肌腱及止点的钙化与骨化。临床及动物实验证明，推拿治疗对肌肉及肌腱的损伤有良好的消除局部炎症作用，并有利于修复局部软组织的损伤。作为损伤局部的柔和性机械刺激，推拿治疗可明显改善局部的血液循环，增加局部供氧与供血，增强其新陈代谢，促进损伤部位的肉芽组织成熟修复，减轻肌纤维之间的纤维组织增生，松解损伤组织间的粘连，促进损伤组织的形态结构恢复。

有学者通过研究人骨骼肌细胞生物效应指标——自由基超氧化物歧化酶（SOD）、丙二醛（MDA）、肌酸激酶（CK）的变化，发现骨骼肌的慢性损伤与氧自由基的大量堆积所导致的脂质过氧化反应密切相关。其中 SOD 在抗脂质过氧化应激反应中发挥酶性防御的作用，而 MDA 属于氧化应激产物。SOD 的活力水平和 MDA 的含量多少可以反映出人骨骼肌细胞的损伤程度。而 CK 在骨骼肌中含量最高，主要参与细胞内 ATP 的生成，对维持线粒体的正常呼吸和有氧代谢、避免组织损伤有重要意义。研究表明：推拿手法能够使损伤的人骨骼肌细胞 SOD 活性明显增高、MDA 含量明显较少，同时减少损伤细胞 CK 的漏出，从而促进人骨骼肌细胞损伤的修复。

事实证明：手法作用力的大小、方向、压强以及感应，都直接关系到它的效验。不同外力的损伤，可造成软组织损伤的不同形变，而不同组织及分布，其运动力学结构特征也不尽相同，因此，对不同的损伤形变，应选择与损伤形变相适应的手法治疗，才能取得良好的疗效。如对运动性肌肉损伤施以向心性揉、弹拨、推、搓等手法后，可消除损伤后延迟性肌肉疼痛，减轻血管扩张、淤血、血栓形成及水肿等病理性损害。在对轻度损伤出现的肌紧张、痉挛等症状，手法应以平面用力为主，且宜以轻柔为妥；对一般的软组织扭挫伤、韧带损伤等，手法则应以平面用力和垂直用力兼用为主，且宜轻重适中为妥；对中度程度的软组织损伤，在出现肌肉、筋膜等软组织增粗、变硬、挛缩、粘连时，手法则应以垂直用力为主，可做与组织纤维走向呈垂直方向的按压、拨推，作用力应适当偏重，能起到松解粘连、解除痉挛、软坚散结以及恢复弹性功能的作用。对周围神经所致肌肉病变，施以揉捏、拿提、弹拨等重手法，可明显促进萎缩肌肉的恢复，改善神经肌肉的异常结构和代谢状态，恢复正常状态，使肌纤维间质中的脂肪和结缔组织增生减轻，血管血栓减少，微循环改善。由于软骨损伤后的再生修复能力较差，因此，手法一方面可以促进损伤后炎性渗出物的吸收，另一方面还能刺激成纤维细胞向软骨细胞转化，有利于软骨组织的再生和修复。而目前用非甾体类消炎镇痛药对症治疗，长期使用后抑制了软骨细胞增殖，进一步加剧软骨组织的损坏。对神经组织损伤的修复，手法可在损伤早期有效促进神经修复和再生，恢复运动终板结构和功能。

有学者在运用推拿治疗小儿肌性斜颈时认为，手法治疗能使局部组织温度升高，促进毛细血管扩张，增强局部皮肤肌肉的营养供应，抑制纤维细胞增生和肌纤维变性，使肌萎缩得以改善，还可将紧张或痉挛的肌肉拉长，从而解除痉挛，增强颈部的活动度。

（二）脊柱软组织损伤及整复类手法治疗的机制研究

脊柱推拿主要是以生物力学作为理论依据，目前比较普及的学说有 3 个：脊柱节段固定学说、椎骨偏歪学说和脊柱内外平衡失调学说等。当这些脊柱解剖位置异常，在对相关脊神经与血管产生刺激后，就可能导致人体生理病理功能的改变，从而出现一系列相关临床表现。

脊柱整复类手法是在要松动的脊柱节段两端施以方向相反的旋转力、提拉力，从而使某一脊柱运动节段的椎间关节、椎间盘发生一定程度的运动与形态变化。研究认为，手法过程中出现的"咔哒"声来自于椎间关节的瞬间松动。脊柱整复类手法虽然用力不大，但可以使腰椎之间产生较明显的位置变化，并使椎间盘、椎间关节囊、深层韧带受到牵拉。

1. 脊柱推拿的作用机制

（1）解除滑膜嵌顿　由欧洲脊柱推拿治疗者最早提出，认为脊柱小关节间的滑膜嵌入就是造成脊柱活动受限和疼痛的最主要原因，称之为固定学说（Fixation Theory）。这是由于脊柱椎间小关节各有自己独立的关节囊，当颈椎随头部做各个方向的运动时，椎间关节间隙在增大时，关节囊内层的滑膜或滑膜皱襞就有可能嵌入其中，成为疼痛之源，此时患者疼痛剧烈。脊柱推扳或旋转推拿手法可使嵌入的滑膜或滑膜皱襞得到解除，从而达到治疗目的。

（2）解除肌肉痉挛　当骨骼肌张力异常升高及肌肉痉挛时，肌肉的形态结构、组织性质、解剖位置和生化等方面并无病理改变，只是功能上出现非协调性的异常收缩。在临床触诊时可摸到收缩变硬的肌肉或僵硬无弹性的条索状肌腹。脊柱推拿时的快速推扳和旋转，可突然牵拉松解肌肉的高张力，使异常的肌肉张力恢复正常。

（3）松解粘连　颈椎的钩锥关节、小关节、神经根周围以及颈椎管内的某些粘连是造成临床症状的原因之一。颈神经根的肿胀粘连促使椎间孔狭小，引发神经症状。关节周围的软组织粘连，致使关节活动受限和疼痛及产生其他一系列症状。使用扳法等快速的推拿手法可使神经根和关节周围的粘连得到一定程度的松解。

（4）纠正关节错位　脊椎关节位置异常会导致椎间孔变小和横突孔狭窄扭转发生位移，使神经根受压以及椎动脉管腔狭窄和扭曲，从而造成神经根和椎动脉受损的症状。推拿手法可调整椎间盘与神经根的相互位置，恢复正常的脊椎关节解剖序列，有利于消退椎间盘、韧带及关节囊等处组织水肿，改善静脉回流，促使神经根周围炎症减退，增加椎动脉血供，从而达到治疗目的。

2. 颈椎调整手法的适应证和作用机制

在没有外力作用于颈椎时，内源性静力支持系统和外源性动力活动系统是颈椎正常生物力学功能活动保持正常状态的有力保证。颈曲是由 7 个颈椎骨形成颈段的向前突起部，每 2 个相邻的椎骨及其之间的组织构成 1 个功能单位，每个功能单位是由一个颈椎间盘、2 个钩椎关节、2 个关节突关节共 5 个支点及韧带、关节囊等软组织所组成。其内源性静力支持系统是由颈段的各个功能单位重叠集合而成，每个功能单位的 5 个支点随颈椎屈度形成 5 条颈椎受力线，其作用是稳定颈椎并支持头颅，传递头颅重量到胸椎，这种静态的稳定和支持作用是完成颈部脊柱的生物力学功能的基本结构保证。5 条力线中椎间盘力线因接触面积大、活动度小而成为主要的负重及稳定力线。

在治疗中，根据颈部脊柱生物力学特点，首先可用一指禅推法以及滚、揉、点、按等手法作用于颈部，以消除肌肉水肿、炎症，并解除痉挛，以调整外源性动力活动系统失衡的拮抗肌群，达到舒筋通络之目的。颈椎调整手法的适应证是内源性静力支持系统即颈椎失稳而致的各种颈椎错位改变，有颈椎关节解剖位置异常和颈椎力线失调的表现。作用机制在于使手法作用力直达内源性静力支持系统中的 5 条力线，拔伸椎间盘力线，活动关节突及钩椎关节力线，使其在弹性限制位与解剖限制位之间纠正颈椎关节错位和失调的力线，当瞬间手法作用力作用至关节时，可直接张合关节以纠正关节错位和失调的力线，也可通过瞬间手法力量对关节周围韧带、关节囊等软组织牵拉使其产生紧张性弹力，重新调整关节位置，纠正变更力线，尤其是对关节错缝、交锁及滑膜嵌顿等所致力线失调更为适宜。

颈椎间盘突出症是在椎间盘退变的基础上，由于某种原因导致椎间盘髓核突出，压迫神经和（或）脊髓引起。创伤、头颈部姿势长期置于非生理位置，如持续低头工作、不良的睡眠姿势、强迫性屈曲头颈都可以诱发颈椎间盘突出。长期埋头工作是引起颈肌慢性劳损最直接及最常见的病因。颈项肌慢性劳损，颈椎周围肌肉力量不平衡会导致椎间盘各部分受力不均匀，从而易发椎间盘突出。颈椎间盘突出发病机制中除了传统认为的椎间盘机械压迫所导致的根性痛外，突出物局部的炎性反应和炎性刺激、血管受压均可累及脊髓、神经根的血液运行障碍及其张力的异常变化，从而产生一系列的其他相关症状，引发各种颈源性疾病。

通过短杠杆微调手法，能重点纠正颈椎矢状面移位和失稳，以改善和恢复颈椎生理弧度和颈髓曲度，使突出节段前后柱应力分布重新分配，减少前柱压缩负荷，椎间盘突出可能得以减少。矫正颈椎反屈，使头颅重力距减小，相应降低了颈椎伸肌群的劳损。同时改善神经根高张力及神经、脊髓的血供，从而间接达到缓解压迫和促进局部血液循环、减轻炎性反应、促进炎性因子吸收的目的，进而缓解症状或达到临床治愈。

3. 腰椎整复类手法的作用机制

早期的观点认为，推拿疗法中的复位类手法能够促使突出物回纳是推拿疗法起效的最根本原因。但随着临床实践与研究的深入，更多的文献报道认为这是一种误解，复位类手法在治疗中是不能使突出的髓核或椎间盘还纳，即使突出的髓核或椎间盘能够暂时还纳，也是不可能持久的，这是因为随着腰椎的运动及椎间盘压力的增加，一定会使之再度突出，因此认为其主要作用机制在于改变了神经根与椎间盘的相对位置关系以及可以松解神经根粘连。然而，腰椎间盘突出症的发病除了与神经根机械压迫有关外，炎性反应与自身免疫反应所产生的炎性致痛物质引起的化学刺激也是其重要的病理机制，且突出椎间盘的压迫虽然是引起神经根周围软组织无菌性炎症的因素之一，但并不是唯一因素，因此单纯从推拿疗法中的复位类手法能够改变神经根与椎间盘的位置关系以及松解神经根粘连这一点上来寻找答案也不能圆满地加以解释。多数人仍然承认除复位类手法以外的点按、推揉、弹拨等传统手法所具有的通过改善局部血液循环、促进新陈代谢以及通过消除无菌性炎症和缓解肌痉挛来恢复脊柱两侧肌肉的力学平稳等作用在推拿疗法中具有重要的地位。针对推拿治疗腰椎间盘突出症的作用机理，有人总结提出推拿的物理效应与化学效应。即将复位类手法主要所具有的纠正异常的解剖位置关系这一作用或效应称之为推拿的物理效应，将松解类手法所具有的改善血液循环、增加局部组织营养、促进致痛性无菌性炎症产物与免疫复合物的吸收和消退等作用或效应称之为推拿的化学效应。因此腰椎间盘突出症推拿治疗中，手法的作用概而言之就不外乎物理效应与化学效应。当然，这两种效应不能截然分开，只能说一种（类）手法以物理效应为主，另一种（类）手法以化学效应为主，因为某种手法可能因为物理效应的产生，随之又产生了化学效应，如腰椎扳法可以通过改变发病时椎间盘突出物与受压神经之间所处的高张力状态及此状态下的解剖形态与位置，使之恢复至发病前无症状时的低张力状态及此状态下的解剖形态与位置，这是物理效应，但这一解剖形态与位置的恢复又有利于血液循环的改善和炎症的消退，此时产生了手法的化学效应。

腰部之所以能保持正常形态和腰部的生物力学密切相关，而生物力学主要表现在静态平衡系统和动态平衡系统两方面。静态平衡系统主要是由椎骨、椎间盘、关节囊、韧带及周围的软组织附件等组成。该系统使腰椎处在一个稳定的内源性状态。若该系统失衡，就会导致各组成部分受力不均，发生异常的"牵拉"，甚至发生韧带的异常松弛、关节突关节紊乱、椎间盘受力异常、纤维环破裂、髓核突出或脱出的现象。静态平衡失调后，维持腰椎骨关节稳定的关节突关节囊、韧带等为保持自身和周围组织的正常代谢，就会以挛缩、增生、瘢痕等病理形式来代偿失衡后所产生的异常应力，而这种病理产物又会加重动态平衡失调。动态平衡系统包括腰部的皮肤、软组织、筋膜、韧带等，目的在于维持腰部的正常活动。其平衡主要靠各组织拉力的正常作用。当受到外力的影响、肌肉的过度劳损或者长期处于不良体位时，会使动态平衡系统失调，日久也会影响到静态平衡系统，产生腰椎间盘突出症（腰突症）。在腰突症产生后动态平衡系统的失调又会进一步导致神经根周围软组织的水肿、渗出、粘连等，产生炎症；而炎症的反复会加速软组织形成瘢痕、挛缩等，进而加重动态平衡系统失调。如此反复，形成恶性循环。

腰椎整复手法利用旋转力，使椎体间的空间位置产生变化，关节突关节张开，关节囊受到牵伸，小关节得到松动，使错位的小关节复位，调整了神经根管的容积，同时可以改善神经根和突出物之间的关系，达到减轻对神经根的压力的目的。静态平衡系统得到恢复，就可以改善局部血液循环，消除软组织痉挛，使各组织恢复正常的新陈代谢，有助于动态平衡系统的恢复，最终使腰部功能恢复正常。

在一项对腰椎斜扳手法（向右侧进行）时椎间盘的有限元分析研究中显示，在斜扳手法作用时，椎间盘所承受的应力远远小于腰椎后部结构，并且椎间盘右侧的应力明显大于左侧和后侧。一般认为椎间盘后缘的损伤会引起临床症状，因此可以认为，该手法至少不会造成椎间盘后缘的损伤，所以斜扳对椎间盘是安全的。该研究还表明，手法过程中椎间盘右侧有明显的向后的扭转应力，使椎间盘右侧后部明显向后移位。如果该处已经存在椎间盘突出的话，就有可能加重其对神经根的压迫。因此从手法疗效和安全性来讲，对于腰椎间盘突出症患者，在椎间盘突出的对侧进行手法操作更为合理。值得注意的是，由于斜扳手法时椎间盘向后突出，对于缓冲余地较小的腰椎椎管狭窄的患者来说，可能不宜用本手法。

二、推拿镇痛机制

推拿治疗对各种疼痛都有良好的镇痛作用，特别是针对肌肉骨骼系统慢性疼痛的治疗应用最多。目前认为推拿镇痛的机制包括推拿在外周、脊髓、脊髓上中枢及皮层等不同组织对疼痛的调节作用。

（一）肌肉骨骼系统软组织损伤疼痛的基础研究

肌肉骨骼系统软组织损伤性疼痛主要指肌肉骨骼系统不同软组织如肌肉、筋膜、肌腱、韧带、关节囊、关节面、骨膜及相关神经、血管等的损伤性疼痛。目前较为普遍的认识是肌肉骨骼系统软组织损伤性疼痛的局部病理变化为创伤性无菌性炎症。局部组织急性损伤大多会出现组织水肿、充血、渗出，缓激肽、P 物质等各种致痛物质，它们对感觉神经的刺激会产生疼痛。血管及自主神经功能紊乱会导致软组织本身的供血不足，产生新陈代谢障碍及营养障碍，从而加重病情。肌肉骨骼软组织急性损伤及疼痛大多可很快恢复，有些会自愈，而急性损伤后的遗留症状或反复、累积性损伤、劳损大多又可引发软组织的慢性疼痛。关节发育结构缺陷或体位姿势不良、退行性改变所产生的关节生物力学失衡，又可使关节囊、周围韧带、肌肉慢性损伤以及引发周围相关肌肉的代偿反应，从而引起广泛的软组织损伤性疼痛。

推拿手法通过节律性地刺激皮肤下层感受器，引起多处感受器兴奋，通过传导，借助于"神经－内分泌－免疫系统"发挥治疗作用。推拿手法可降低炎症递质水平，促进自身免疫反应和化学炎症的调节，影响局部软组织的炎症水平；又可通过降低毛细血管的通透性，减少炎症渗出及红细胞外漏，恢复局部的血液循环，改善微循环障碍，促进新陈代谢，改善组织缺氧情况，以加快组织细胞的修复。同时，推拿可以降低疼痛递质水平、提高血液中阿片类或其他镇痛因素的水平以起到镇痛作用。

在一项推拿对延迟性肌肉疼痛的治疗作用的研究中指出：人体由于在运动时肌肉组织的代谢产物及氧自由基的堆积，使肌肉组织局部痉挛缺血从而引起某些致痛物质（如 P 物质）等的产生，肌肉组织机械性损伤又可导致细胞内物质外泄及炎症介质的大量堆积等，这些刺激都能使人体产生痛觉。推拿手法可从外周机制、脊髓水平、中枢水平和心理机制等四个方面调节延迟肌肉疼痛的痛觉。在外周机制方面，推拿的主要作用是加快局部血液循环、减少致痛物质的堆积、减轻肌肉痉挛、促进肌肉组织修复。

在脊髓水平调节中，推拿产生的刺激进入脊髓后，减少或阻遏向中枢传递伤害性信息，使疼痛缓解。大脑中枢水平的调节是推拿信号和痛信号抵达中枢的同一部位，发生2种信号的相互作用，疼痛冲动被推拿手法的信息所抑制，同时中枢对疼痛调制的下行系统活动还依靠许多神经递质和神经肽完成。研究表明：适宜的推拿治疗可以促进损伤部位新生毛细血管的形成和肉芽组织的成熟，松解组织粘连，促进肌肉的组织修复和生物力学功能的恢复。

有学者经研究后指出，局部代谢产物、钙离子、水聚集在肌腹的神经－肌肉接头处，可形成"肌筋膜扳机点"。触诊时可触及条索状的肌束，并有局限性的深部压痛点，这也正如我们所说的"阿是"穴。该学者认为其形成是由于血管收缩，造成肌肉内血液循环障碍所致。通过手法治疗能够充分牵拉肌动蛋白和肌凝蛋白的纤丝，以阻断不受控制的肌肉收缩，恢复正常的血液供应，使得三磷酸腺苷（ATP）的合成增加，从而祛除代谢产物，促进肌浆网的修复。推拿正是通过对肌肉的按、摩、牵、拉等操作来提高局部皮肤温度，加快血液流动，减少致痛物质的堆积，促进代谢产物的排出，进而减轻疼痛。患者局部组织发生损伤后，经过在局部施以适当的手法后，可能会产生某种外周镇痛物质，这种物质可能正是推拿局部镇痛的物质基础。

（二）推拿手法镇痛机制的研究

1. 外周水平调节机制

外周组织受到伤害刺激后会使受到刺激的细胞或神经末梢释放致痛因子，致痛因子与相应的受体结合，使伤害性感受器激活、兴奋性增强，从而产生疼痛。在疼痛局部，其病理变化主要是炎症，而5－羟色胺、K离子、组织胺、缓激肽等炎症因子通过刺激游离神经末梢而产生疼痛信号。研究表明，在致痛过程中一些炎症介质可使机械性刺激感受器敏化，而另一些则直接激活感受器，使疼痛被放大。炎症介质既可使血管扩张、渗出增加，炎症加速发展；也可提高组织对致痛因子的敏感性，激起痛觉过敏状态，增强和延长伤害性刺激对感觉神经末梢的致痛作用。外周水平机制研究表明，推拿手法可以减少炎症介质的释放，降低其水平，加快局部血液循环，改善组织缺血、缺氧状态，加速新陈代谢，进而促进损伤组织修复；也可以促进5－羟色胺（5－HT）等致痛物质的代谢和排泄，减轻致痛物质的不断刺激，降低周围神经末梢对痛觉的敏感程度，提高痛阈，使损伤组织的内环境达到稳态。同时推拿作用于机体后，可以产生引起局部镇痛递质（如阿片受体）的变化，促进其释放，使其含量增多，通过中枢神经元影响周围神经，间接地对伤害性刺激的反应产生镇痛作用。多项实验证实，疼痛患者的外周血中，上述介质有明显升高，而推拿的揉、点穴、牵引等手法可以使炎症介质含量降低，从而实现镇痛。推拿手法可使外周血液儿茶酚胺（CA）中的去甲肾上腺素（NE）、多巴胺（DA）含量下降，其缩血管作用减弱可致局部血液循环加强，减少致痛物质堆积，并可加快致痛物质的分解和清除。

推拿镇痛机制的研究大多集中在与疼痛有关的神经递质和镇痛物质上。在外周水平研究方面，普遍认为存在于外周组织的5－HT、NA、DA等均是强烈致痛作用的外周生物活性物质。游离的5－HT是一种致痛物质，它能够激活外周感觉末梢上的组胺H1

受体和 5 - HT2 受体而产生痛反应。痛觉感受器上必须有超过一定幅度、不断延长和反复加强发放的神经冲动的产生，才能将痛信息沿着特异的传入纤维（主要为 A 纤维和 C 纤维）传向中枢。所以说，痛的感觉必然受到致痛物质浓度和作用时间的影响。当推拿手法作用于某一痛点时，可对这一治疗部位产生一系列的机械性刺激。手法可使局部的血液循环加快，减少血浆中致痛物质的堆积而减轻疼痛。由于血液循环的改善，加快了机体的新陈代谢，从而也加速了致痛物质酸性代谢产物的清除，使被损组织中的电解质恢复酸碱平衡，改善了疼痛部位的微环境，使其得以尽快修复。手法可使错位的关节、痉挛的肌肉等病理结构，恢复其正常的解剖位置和功能，促进损伤组织淤血、渗出、水肿、粘连的吸收。P 物质（SP）属速激肽家族，来源于前速肽原（PPT），广泛分布于神经系统和周围组织内。P 物质作为一种神经递质从脊髓背角无髓鞘初级传入纤维末梢释放，参与伤害感受信息的传递。

有学者通过以四指推法为主的推拿手法治疗腰椎间盘突出症，发现患者治疗后外周血浆中 P 物质含量及疼痛指数测定较治疗前明显下降，认为四指推法具有较好的镇痛作用，其镇痛作用可能是通过调节外周血浆中 P 物质的含量，改善机体的炎症和免疫反应能力来实现的。

有学者通过研究认为推拿可以提高下丘脑内啡呔（endorphin，EP）的含量，降低缓激肽（bradykinin）、5 - HT、NE、白细胞介素（interleukin，IL）、NO、内皮素（endothelin）等炎性介质的含量，从而改善微循环，促使神经根内外水肿吸收，发挥消炎镇痛的作用。同时也加速了致痛物质酸性代谢产物的清除，恢复酸碱平衡，改善疼痛部位的微环境。

有人认为推拿亦能提高痛阈。推拿手法能使在痛觉感受器上所形成的阴阳离子键结构趋于不稳定，使其爆发的神经冲动次数减少，强度减弱，促使痛刺激的强度 - 时间曲线向上移位，大幅度提高痛阈，减轻或消除了疼痛。

研究表明，炎症部位的免疫细胞可释放多种内源性阿片肽，作用于外周阿片受体产生抗伤害和镇痛作用。而 β - 内啡肽是内源性阿片系统中镇痛作用较强的一种内啡肽。有报道称 β - 内啡肽含量在慢性疼痛患者血中水平较低，而在疼痛患者相应的压痛点进行针刺和按压后获得镇痛效应时，患者血和脑脊液中的 β - 内啡肽含量升高，其镇痛效应与升高幅度呈正相关，提示推拿产生镇痛作用可能与内啡肽升高有关。

2. 脊髓水平调节机制

痛觉化学感受器能选择性地将各种伤害性刺激转换为可传导的信息，由外周神经纤维送至中枢神经系统低部位的脊髓。当伤害性刺激输入，驱动"痛通路"时，传导痛觉的传入纤维将痛信号经脊外侧索传入脊髓后角，转而上行入脑进行第一级痛活动。这时的痛活动不但要受到脊髓后角神经元节段的控制，同时还受到脑的各级水平和不同部位的有效下行控制。这两种控制主要起到关闭和打开通路的作用。脊髓后角是疼痛信号传入最重要的整合中枢，也是推拿镇痛的重要环节。脊髓对痛觉的调制遵循闸门控制学说，伤害性刺激信号是否由背角投射神经元（T 细胞）投射到上层感觉中枢，取决于脊髓后角胶状区抑制性中间神经元（SG 细胞）的调节。外周伤害性刺激主要由较细的 C 类无髓神经纤维传入,激活 T 细胞而将疼痛上传;但脊髓后角同时接受诸如轻揉皮肤或肌肉所产生的刺激,这类刺激所兴奋的是较粗的 A 类有髓神经纤维,其传入冲动可兴奋 SG 细胞,从而对 T 细胞活动产生抑制,减缓疼痛的上传。目前认为推拿所产生的非伤害性的一系列机械性刺激,可广泛地激发了皮肤下的各种感受器,它所产生的信号作为非伤害性的感觉沿着粗纤维传入后角。按照闸门控制学说,由于粗纤维的输入可兴奋 SG 细胞,从而加强了粗纤维末梢同 T 细胞突触联系的抑制,使 T 细胞活动减弱。正是兴奋了 A 类传入纤维,通过兴奋 SG 细胞去抑制 T 细胞,抑制了疼痛经脊髓水平的上传。可见强大持续推拿信号的输入,能使脊髓痛冲动传递的闸门关闭,这种镇痛作用是通过脊髓内环路本身来完成,而不需要脊髓中枢的参与,从而达到镇痛的效果。因此,推拿所产生的良性刺激与伤害性刺激在脊髓水平的交汇及影响是推拿镇痛的主要机制之一。

3. 调节脊髓上中枢水平机制

疼痛的各个通路中存在相应的抑制系统,而抑制系统主要由抑制性神经元、中间神经元组成。疼痛信号在由痛觉纤维传入脊髓后,从其后角交换神经元并发出纤维交叉到对侧新脊丘束、脊柱传导束、脊颈束,上升抵达丘脑的某些核团(主要有内侧核群、束旁核、中央核等),转而向脑皮层体表感觉区投射。此外,痛觉信号还在脊髓内弥散上升,沿着脊髓网状纤维、脊髓中脑纤维、旧脊立束抵达脑干网状结构、丘脑内侧部和边缘系统,这一痛传导通络,统称为旁中央系统。推拿手法所产生的推拿信号,正是沿这一条痛传导通路传递的,既然推拿信号和痛信号抵达中枢的同一部位,那么,就有可能发生 2 种信号的相互作用,疼痛冲动被推拿手法的信息所抑制。经由这条通路上行的推拿信号沿途就可能激活痛的调制系统而导致疼痛减轻。经研究证实,γ-氨基丁酸在脊髓上水平可以激活抑制性中间神经元,此外,脑啡肽能神经元在脊髓和脊髓上水平都能激活伤害感受抑制系统,对疼痛信号的传递进行抑制。而推拿干预可以提高 γ-氨基丁酸水平,促进脑啡肽能神经元的释放,对伤害感受兴奋性神经元产生抑制作用,使伤害刺激的神经传导被抑制,从而缓解疼痛。

现阶段脑中枢水平的研究多为动物实验研究,研究结果表明推拿刺激机体后,其产生的信息传导到脑部,刺激脑组织产生内源性阿片肽,然后再作用于阿片受体缓解疼痛。

有学者认为腰椎管内疾病当有伤害性冲动,其信息持续地输入脊髓、脑干并向皮层发放,如在这期间用点穴刺激,它所激惹的冲动信息也会向皮层发放,并在上行的某些突触结构处发生互相影响。机械刺激皮肤可兴奋脑干中缝核群神经元,再循下行 5-HT 能纤维抑制脊髓后角对痛信号的上传。

人体实验表明,刺激华佗夹脊穴可对疼痛感受区束旁核神经元的激活起抑制作用,进而调节脊髓以上痛觉传导通路。手法刺激可使人和动物血清中内啡肽含量升高,这表明推拿镇痛作用可能是内啡肽和阿片受体共同作用的结果。

4. 调节疼痛的心理机制

痛觉包括 3 种组成成分,即感觉辨别、情绪动机和认知评估。心理因素始终伴随着疼痛的全过程。一些研究表明，推拿可以使人放松心情，减少焦虑和抑郁，产生良好的心理状态，同时也可以增加患者的满意度和接受程度。目前较为普遍的认识是，推拿手法可在疼痛信号的任何传递环节上通过心理因素给予调控，其中中枢调控效应最为显著。当人体处于忧郁、悲哀等情绪中时，可促使脑内分泌的致痛物质 NE、5-HT 的含量上升，从而使患者痛阈急剧下降。当患者在一个安静、清雅的环境里接受推拿治疗，柔和的手法通过作用脑的边缘系统来影响网状结构，加强了下行抑制系统，使脑内致痛物质（如 5-HT）含量下降，从而缓解疼痛。

也有学者研究表明，慢性疼痛可激活疼痛中枢，也可以显著激活认知和情感脑区。痛觉系统分内外两侧，内侧痛觉系统包括岛叶及扣带回前部，主要传递伤害性刺激的情绪成分；外侧痛觉系统包括中脑导水管周围灰质（PAG）与右侧中央后回，主要传导伤害性刺激的感觉信息。两个系统不完全独立，情绪反应依赖于感觉特性，受到的疼痛刺激强度越大、时间越长，情绪反应就越强烈。

推拿作用于机体后所产生的刺激信息与伤害性刺激信息可在 PAG 上会聚，两者可产生相互作用，经 PAG 整合后，伤害性信息的上行传导可被推拿刺激信息抑制，从而达到镇痛效应，同时推拿产生的刺激作用于 PAG 又可产生镇痛物质内源性阿片肽，机体疼痛的减轻可间接性地降低伤害性刺激的情绪影响。而内侧痛觉系统中的岛叶主要参与疼痛的期望、逃避、不愉快的编码，同时也在某种程度上参与感觉信息的编码，在痛觉调控网络中发挥重要作用。当患者心情愉悦时，机体受到的情绪信息又可间接影响感觉信息，二者相互影响，达到缓解疼痛的效果。

三、推拿对神经系统的作用及机制

（一）推拿对中枢神经系统的作用机制

推拿手法的机械力刺激作用于局部时，可以刺激神经末梢，产生双重作用，既可以抑制处于异常兴奋状态的神经，又可以兴奋处于抑制状态的神经，从而调节高级中枢神经系统，使中枢神经系统处于一个动态平衡状态。手法点穴时，刺激了穴位周围的神经，这种信号刺激可通过体表神经传至脊髓后角，再通过脊髓丘脑束向上反馈到中枢神经系统。

目前一般认为，不同的推拿手法对神经系统所产生的作用也会有所不同。如叩击类手法可引起兴奋作用，而表面抚摸类手法则会起到抑制作用。从神经生理学观点来看，轻而缓的刺激可以兴奋周围神经而抑制中枢神经；相反，重而快的刺激可以兴奋中枢神经而抑制周围神经。如以刺激较强的手法作用于健康人的合谷、足三里后，就会在脑电图中出现 α 波增强现象，说明推拿强刺激合谷、足三里能引起大脑皮层的抑制，有较好的镇静作用，能解除大脑紧张和疲劳状态。推拿对神经系统影响的研究也证明了轻手法能镇静安神，并减少神经兴奋的效应，而重手法不仅具有兴奋神经与改善神经所支配的肌肉、血管分泌腺的机能，还能抑制大脑皮质，引起脑电图的改变。研究还发现证实了不仅对健康人实施推拿后脑血流图指标有明显变化；而且对脑动脉硬化患者的脑电阻图也有明显影响，其波幅增加，流入时间缩短，提示推拿可改善脑动脉搏动性供血，促进脑部功能。

有学者对用线栓法制成的 SD 大鼠大脑中动脉阻塞再灌注模型进行推拿、针刺发现，治疗组缺血周边区皮质可见 Bcl - 2、Bax 大量表达（$P < 0.01$），其中各治疗组 Bcl - 2/Bax 值均高于造模组，说明推拿、针刺均可减少神经缺损评分，降低脑梗塞程度，减少缺血所致脑神经细胞的死亡，减少缺血所致 DNA 双链断裂，抑制细胞凋亡，从而保护脑神经细胞。

还有学者以脑电图变化为指标，观察了 500 例患者在颈椎推拿前后脑功能活动的变化，结果发现颈椎推拿可使颈椎病患者一侧大脑皮质的兴奋范围扩大，推拿干预前后患者脑电图结果的差异显著，具有统计学意义。因此，推测颈椎推拿造成了特定脑半球的皮质兴奋性改变，激活了特定的神经传导通路。

推拿可能影响神经递质水平。在一项观察经皮循经推拿手法对慢性应激模型大鼠行为学及下丘脑单氨类神经递质的影响的研究中，经皮循经推拿手法能显著增加慢性应激模型大鼠的糖水消耗量，维持旷场试验的水平及垂直得分成绩。提示推拿调治亚健康状态可能是通过增加下丘脑内 5 - HT 含量从而改善情绪低落等心理症状来实现。

（二）推拿对周围神经系统的作用机制

周围神经损伤后再生，主要依赖于由周围神经系统所特有的神经胶质细胞——雪旺细胞提供的微环境。周围神经损伤后，可应激性出现促进神经修复的营养物质分泌。有助于周围神经修复的除了神经营养因子外，还有一些激素，如 NE。

推拿治疗周围神经损伤主要有以下几个方面：提高神经髓鞘的再生能力，减轻雪旺细胞的水肿，促进超微结构的修复；促进肌肉、神经、脊髓中的神经营养因子表达，保护神经元，加速损伤部位微循环，提高神经营养物质的利用率，加速神经损伤的修复；通过刺激体表加速气血运行，改善局部血液循环，消除组织的肿胀，提高局部温度和痛阈，帮助损伤神经修复和再生；松解组织粘连，促进损伤神经修复。

周围神经损伤是临床中最为常见的病症，肢体任何部位的损伤均可造成周围神经的损伤。神经根型颈椎病、腰椎间盘突出症、梨状肌损伤综合征、腕管综合征等是推拿治疗周围神经损伤中较为常见、并具有典型意义的四种病症。通过推拿手法可以缓解肌肉痉挛、减轻水肿和渗出、调整局部的解剖位置，改善神经受压症状，激活神经修复因子，并最终实现功能恢复和行为改善。治疗神经根型颈椎病时，通过不同的手法作用于颈部，可以有效缓解颈部肌肉痉挛和韧带钙化的症状，增大椎体间隙，调整颈椎关节紊乱，松解粘连，进而有效改善颈部神经根受压的症状。推拿治疗腰椎间盘突出症时，通过放松类手法可加快局部血液循环，促进肿胀消除，缓解局部血管和肌肉痉挛，促进髓核中水分吸收；通过整复类手法则能够改善脊柱的力学平衡，恢复正常力学平衡。在对梨状肌损伤综合征的治疗中，手法治疗可以减轻梨状肌的水肿和充血，促进炎性反应物的消散与吸收，从而缓解坐骨神经粘连和受压迫的症状。推拿治疗腕管综合征的方法也在于通过改善局部血液循环，缓解周围组织的水肿，消除局部炎症等作用来降低腕管内压力，解除神经卡压症状。有学者采用手术方法复制周围神经损伤的动物模型，术后对模型动物进行电针、推拿和红外线理疗三种方法治疗，结果显示周围神经损伤后电针和推拿治疗均有促进损伤神经再生修复的作用，能有效地改善失神经肌肉的结构、代谢和功能失调状态，对失神经电位、肌肉收缩的神经干刺激阈和运动神经传导速度恢复有良好的影响；推拿对损伤中、后期酶活性的恢复有明显的促进作用。

四、推拿对循环系统的作用及机制

对循环系统的作用是推拿治疗的优势之一。推拿治疗对心脏、动静脉及毛细血管、淋巴系统和血液等都有较好的作用。它可扩张血管，增强血液循环，改善心肌供氧，加强心脏功能，对心律、脉搏、体温、血压等产生一系列的调节作用。

（一）推拿对心脏的调节作用及机制

推拿手法对心率、心律、心功能都有调节作用。心血管疾病在临床医学中是常见的疾病，引发心血管疾病的原因之一是自主神经功能紊乱，在一项颈部脊柱推拿对健康人的自主神经功能影响的研究中发现，颈部脊柱推拿产生作用的手法是颈部侧向牵拉刺激，交感干和迷走神经行走在颈部两侧，该部位给予刺激，可能影响交感系统的兴奋性，也可影响迷走神经系统的兴奋性，在心脏效应器上表现为心率和心肌收缩力的改变。颈总动脉行走于颈部两侧，在颈总动脉分叉处，有颈动脉窦压力感受器。该感受器对心率和血压具有重要的调节作用。刺激该感受器，可反射性地增加迷走神经张力，降低心率和血压。因此从作用部位考虑，颈部脊柱推拿可以影响自主神经系统的兴奋性，同时也可能刺激交感神经和迷走神经，使得心率变异性出现双向的调节变化。另外，心肌缺血、心律失常和心功能不全是临床心血管疾病中最常见的问题，推拿通过对自主神经系统的作用可产生对心脏机能的调节，从而改善患者的疾病发展及预后。

脊椎病因素补充了冠心病、心律失常的发病原因，交感神经节前纤维因脊椎错位或骨质增生导致椎间孔变窄而受损害，引起自主神经功能失调，从而继发性损害了正常的心脏功能而在临床上出现多种病症。对已确诊的冠心病，药物疗效不佳者，亦应重视颈、胸椎错位的治疗。因颈、胸椎的交感神经的分布和其节后神经纤维对心脏的支配，颈、胸椎错位可引发窦性心动过速、心动过缓、房性早搏及传导阻滞等。颈、胸椎的病变常累及脊神经后根、脊神经节、椎动脉和交感神经，从而对心脏的冠状血管舒缩产生反射性的影响。通过对颈椎或上胸椎进行整复手法的操作，可以明显改善此类脊柱疾病的相关病症。

推拿对冠心病患者临床症状及心电图影响的报道较多。有研究认为，推拿可明显改善患者的临床症状，在一定程度上改善冠状动脉血流量及电生理效应，从而引起心电图 ST 段、T 波的相应改变，甚至恢复心电图的正常状态。同时，推拿也可使冠心病患者的心律整齐化，房性早搏消失。研究还证实，推拿可使冠心病患者心率减慢、左心室收缩力增强，舒张期延长，使心脏负荷减轻、氧耗减少、冠状动脉灌注量增加，从而改善心肌缺血、缺氧状态，缓解心绞痛。

有学者通过实验研究后证实，经过推拿腧穴后，脉搏可很快恢复到安静时的状态，血压下降显著，且处于平稳状态，同时可增强心肌收缩力，加强心脏泵血功能，通过增加每搏输出量，达到减少脉搏次数的效果，且推拿后耗氧量下降，这充分表明心脏功能均得到了改善。

解剖学研究表明，心脏支配神经节段为 $C_6 - T_{10}$，而心俞穴所在的第五胸椎的棘旁为第五胸神经后支内侧皮支、深层为第五胸神经后支外侧支及上位 $2 \sim 3$ 个胸神经后支外侧支。两者在 $T_4 - T_6$ 节段有交叉。而脊髓 $T_4 - T_6$ 节段所含的一氧化氮合成酶（NOS）神经元又与心肌缺血相关。当推拿手法作用于背部的膀胱经时，可以通过神经支配，改善心血管中枢系统的功能活动。而心血管中枢又可通过改变交感与副交感神经的活动，进而改善冠状动脉的血流，也可以通过对 NOS 的调节改善心脏缺血状态，增加冠状动脉血供，加强心脏的功能。

（二）推拿对血压的作用及机制

推拿对高血压的作用机制主要包括神经机制、血管机制两方面。多数研究证明，推拿可以通过改善大脑皮层的功能以及血管内皮细胞的功能，以达到降低交感神经的紧张性、缓解周围小血管痉挛、降低血液黏稠度、改善血液循环的目的。而经过长期的推拿操作也可以增强血管的弹性，防止动脉痉挛、硬化等。

1. 神经机制方面

推拿属于机械刺激力，通过作用于机体的感受器以产生神经冲动，反射性地兴奋大脑皮层及延髓的血管运动中枢，引发各种心血管反射，从而起到调节血压的作用。而临床上推桥弓的即刻降压效果也已经被证实，其主要是因推桥弓时产生的机械刺激力间接地作用于颈动脉窦，其中的压力感受器受到影响，冲动通过窦神经上传到了延髓的心血管中枢，加强了心迷走中枢神经的紧张性，同时减弱了心交感中枢和交感缩血管中枢的紧张性，最终导致心率变慢和血管扩张，达到即刻降压的目的。

2. 血管机制方面

血管内皮细胞是一个能合成包括内皮素（ET）、NO 在内的多种血管活性物质在内的高度活跃的代谢库，在血管调节中起着极为重要的作用。特别是血管内皮舒张因子（EDRFs）和收缩因子（EDCFs），前者发挥生物学作用的活性方式即是 NO，具有强大的舒张血管、抑制血管平滑肌增生和抗血栓形成等重要生理作用，是调节血管基础张力、维持血管压力稳定的生理性缓冲剂。正常生理条件下 EDRFs 和 EDCFs 相互拮抗，维持着血管的正常张力和血压稳定。如平衡被打破，EDCFs 增多，则血管处于收缩状态，外周阻力增高，血压升高；反之，EDRFs 处于主导地位时，血管呈舒张状态，血压就下降。现已证实外界的机械刺激能够激活血管内皮细胞表面的机械型感受器，增强 EDRFs 活性，促进 NO 的生成，松弛血管平滑肌。推拿具有明显的力学性能和机械刺激特征，就可以通过该途径而降压。

在药物的基础上辅以传统推拿手法，可以明显改善症状，增强降压效果，且安全性能良好。当然，推拿过程中的入静调息和头面部柔和手法本身对神经、内分泌的调节也具有重要的作用。所以，推拿降压机制应是多方向、多途径的。

（三）推拿对血液流变学的影响

当机体因病理因素导致血黏度升高时，会使血液流速降低，而血液流速的降低又会进一步增加血液的黏稠度，形成恶性循环，最终使血液凝集。推拿通过节律性的机械刺激，可影响血管的内皮细胞和平滑肌细胞，降低外周循环的血管阻力，加快血液的流动速度，降低血黏度，使血黏度和血液流速之间进入良性循环，进而改变血液高凝、高黏和浓聚状态，改善微循环和脑循环。

临床上对腰椎间盘突出症、颈椎病患者进行推拿前后甲皱微循环的观察后发现，推拿前甲皱微循环表现为血流缓慢，存在着红细胞聚集现象，推拿后甲皱微循环表现为血流明显加快，且具有不同程度的红细胞解聚，说明推拿手法可以使组织的慢性缺血得到较为柔和的改善，局部气血运行加强，促进了炎症及水肿的吸收，临床症状逐渐减轻，患部的功能日渐恢复。通过整脊推拿治疗亚健康状态者的临床观察发现，整脊推拿治疗前后全血黏度高切、全血黏度低切、血浆黏度及纤维蛋白原均有较大变化，其差异性非常显著，表明该方法具有降低血黏度、改善血液循环的良好作用。

（四）推拿对椎动脉的影响及机制

推拿手法可以松解周围软组织的粘连，缓解肌肉痉挛，改善椎动脉受压情况；旋转复位手法可纠正颈椎的小关节紊乱，减轻突出物对椎动脉的压力刺激；推拿手法可加强对周围血管神经方面的刺激，从而缓解血管痉挛，使血管舒张，增加椎动脉血供；而颈椎的微调手法也可达到即刻改善颈部本体觉功能紊乱的作用；推拿点穴可降低血液中 D - 二聚体的含量，从而加快椎动脉的血流速度。

经颅多普勒分析证实，椎动脉型颈椎病患者血流峰速度明显低于正常人，但其血管的搏动指数、阻力指数均明显高于正常人。增生压迫、椎基底动脉供血不足是椎动脉型颈椎病的发病主因，临床上采用在腧穴上进行推拿手法治疗，往往可缓解其症状并明显改善椎基底动脉血流速度。研究结果显示，在腧穴上应用推拿手法治疗椎动脉型颈椎病，可明显改善眩晕、颈肩痛、头痛等症状并可明显提高基底动脉、左侧椎动脉、右侧椎动脉的血流速度和血流量，从而能有效地达到治疗的目的。

五、推拿对呼吸系统的作用及机制

推拿手法可以加强肺的呼吸运动，提高肺活量，增加氧气的吸收和促进废气的排出。长期推拿，也可以加强呼吸肌功能，使肺的弹性增加，有效地提高肺功能。

随着对肺康复的认识逐步加深，越来越多的慢性阻塞性肺疾病患者意识到了肺康复的重要性。中医推拿治疗对慢性阻塞性肺疾病缓解期患者的呼吸困难、肺功能、运动耐力的改善有积极作用。推拿通过对局部及相关腧穴的刺激，增加了内、外呼吸肌的肌力，改善了肺部通气状况。相关研究表明，推拿治疗后第 1 秒用力呼出量与用力肺活量比治疗前都有明显的升高。有文献报道，刺激肺俞可以改善肺功能。推拿还可改善患者的肌肉紧张度，纠正脊柱小关节紊乱，通过对脊神经的窦椎神经返支的良性刺激，对肺脏和膈肌产生影响，改善肺功能。推拿还可以增加患者的免疫力，减少继发感染机会，促进患者康复。

现代医学研究认为，推拿疗法可通过调节神经和体液系统，使机体产生免疫应答，反射性地提高机体的防御机能，并可以扩张毛细血管，使血流增快，改善血液循环；同时推拿也可增加血液中的白细胞的数量，增强吞噬能力，提升机体的免疫机能，进而抑制病原体的繁殖、清除毒素。交感神经中与身体各脏腑相关的区域位于脊髓的胸腰段，而交感神经对细支气管平滑肌具有抑制作用，可使细支气管扩张，缓解平滑肌痉挛，有利于通气。推拿手法中的捏脊及脏腑腧穴点穴时对相应部位的刺激可影响到相应的脏腑器官的功能。研究表明，推拿按揉肺俞穴可调整胸腔和肺脏的气血，起到消炎、解痉、止咳、化痰的作用。

推拿在治疗支气管哮喘方面也有一定的优势。支气管哮喘是一种气道慢性变应性炎症，有多种炎症细胞、炎性介质和细胞因子参与炎性过程，随着免疫学及分子生物学的研究不断进展，越来越多的证据表明，免疫功能紊乱在哮喘发病机制中起着重要作用。有学者采用头皮针、体针、艾灸结合推拿治疗支气管哮喘，发现患者肺活量、免疫球蛋白、CO_2结合力、血氧都有明显改善。还有学者研究发现，推拿可使患儿体内血清 IgG、IgA 和 IgM 的水平较治疗前有明显升高，说明推拿手法能使免疫器官产生局部应答反应。1 年后随访发现，因感冒而诱发的哮喘发作次数明显减少，程度明显减轻。另有学者在常规治疗（沙丁胺醇气雾缓解发作，适当配合平喘化痰止咳中药）的基础上加用推拿法治疗小儿哮喘，发现推拿能降低支气管哮喘患儿的气道高反应性及血中 IgE、EOS 水平。提示推拿疗法能改善患儿体质状况，在炎症介质的合成、介导、激活、释放等多方面能起到调控作用，符合现代医学以防治气道非特异性炎症为目标的哮喘病防治原则，是一个治病求本的疗法。

六、推拿对消化系统的作用及机制

腹部有独立于大脑之外的神经系统，即肠神经系统（ENS），由胃肠道壁内神经成分组成，是具有调节控制胃肠道功能的独立整合系统。属于自主神经系统的一个组成部分。

肠神经根据所释放的递质和功能分为胆碱能兴奋神经、非肾上腺素能抑制神经、中间神经元。胆碱能兴奋神经的神经末梢支配胃肠纵肌和环肌，所释放的神经递质乙酰胆碱可以激动平滑肌上的 M 胆碱受体或节细胞上的 N 胆碱受体，引起胃肠肌兴奋效应，参与胃肠蠕动。肠壁内的非肾上腺素能抑制神经可以调控胃肠平滑肌的松弛程度，可帮助食糜通过消化道。肠神经系统中大量神经元属于中间神经元，其机制的研究主要有 5-羟色胺能神经和肽能神经，前者既可以使胃肠平滑肌收缩，又能引起肠肌的松弛。肽能神经中又含有神经肽，如生长抑素和血管活性肠肽（VIP）等，有学者研究表明生长抑素可能会参与胃肠蠕动的下行抑制反射，VIP 不仅可能是直接作用于肠肌的抑制性递质，也可能是一种中间神经元，与肌间神经丛的其他神经元形成突触联系。

推拿对消化系统具有明显的调节作用，在临床治疗上已得到广泛应用。腹部的推拿操作可直接作用于与消化系统相关的腹腔脏器，促使胃肠管腔在形态上发生改变，并使胃肠蠕动的速度及力量发生变化，进而加快或延缓胃肠内容物的排泄过程。另外，点拨刺激背俞穴及脊神经背支，即对脊柱旁相应区域的刺激也能够对消化系统产生调节作用；推拿肢体远端腧穴亦可通过神经、内分泌途径，反射性地增强胃肠蠕动和消化液的分泌，进而促进对食物的消化吸收，增强消化系统的功能。

（一）推拿促进胃肠蠕动的作用机制

推拿促进胃肠蠕动的效应可以通过直接的腹部推拿及间接的脊柱推拿来实现。腹部推拿可直接刺激胃肠，会使胃肠平滑肌张力和收缩能力增强，从而促进胃肠蠕动。有研究显示，推拿可增强胃壁的收缩能力，钡餐造影可见推拿后轻、中度胃下垂出现明显改善。推拿对于功能性消化不良有积极的治疗作用。有一项针对功能性消化不良患者胃痉挛发作时进行治疗的研究表明，脊柱推拿对于缓解胃痉挛有显著效果，其机制在于：胃痉挛发作时，刺激首先传递到 $T_6 \sim T_{12}$ 脊髓侧角发出的节前纤维发生炎症反应，并引起周围肌肉的痉挛收缩，导致胸椎小关节紊乱，又加重胃痉挛状态，而脊柱推拿通过刺激产生的冲动效应迅速传递给 $T_6 \sim T_{12}$ 脊髓节段，反射性引起交感神经兴奋，使胃蠕动功能减弱，同时引起副交感神经兴奋，使胃肠道括约肌舒张，从而迅速缓解痉挛状态，改善胃肠功能。有研究表明，推拿足三里、上巨虚、内关等穴能使胃大部切除术后患者的肛门排气时间明显短于对照组，说明推拿可促进胃大部切除术后肠蠕动的恢复，使患者早日肛门排气，防止肠粘连，减轻患者痛苦，还可使患者早日进食，恢复体能。此外，曾有针对推拿健康人的足三里穴来观察胃电的变化的研究表明，推拿通过刺激局部压力感受器而使胫前神经兴奋，产生冲动并向上传导至延髓网状结构，兴奋迷走神经而产生一系列的胃电变化，使胃的活动功能得到调整。由于迷走神经中既含有兴奋性纤维，又含有抑制性纤维，推拿后胃电波幅呈双向反应性，除与胃的机能状态有关外，还可能与推拿强度的大小对激惹兴奋性或抑制性纤维有关，因此说明推拿健康人足三里穴对胃电有双向调节作用。

（二）推拿促进消化腺分泌的作用机制

研究发现，推拿能促进消化腺的分泌，提高营养物质的消化、吸收与利用。

捏脊是推拿治疗消化系统疾病的常用手法，尤其在治疗小儿厌食、疳积、腹泻等疾病方面应用广泛。有研究观察捏脊疗法对脾虚家兔血浆胃泌素的影响，观察各组家兔体重和血浆胃泌素含量的变化，结果显示捏脊疗法能显著改善脾气虚家兔的脾虚症状，使其体重增加，提高脾气虚家兔低下的血浆胃泌素含量，其疗效与四君子汤治疗组相近，明显优于自然恢复组（$P < 0.01$），提示捏脊疗法能改善脾虚家兔胃肠功能，其机制可能与增加脾虚家兔低下的血浆胃泌素有关。

有学者通过实验研究，探讨了捏脊法治疗小儿脾虚证的机理。通过捏脊能够使患儿尿 D - 木糖醇排泄率明显提高，脾虚症状明显改善，说明该法改善脾气虚症状的作用可能与促进小肠的吸收功能有关。提示捏脊疗法是通过胃肠激素的调节作用来改善脾气虚证的症状。脾气虚时消化道分泌、吸收、运动功能均低下，表现为唾液、胃酸、胃蛋白酶等活力降低，木糖排泄率降低，以及胃蠕动减慢，肠排空功能亢进，而推拿治疗脾虚证的获效机理，可能与捏脊手法通过神经体液免疫的调节作用，改善了脾气虚证患者消化道分泌、吸收功能有关。

七、推拿对泌尿系统的作用及机制

推拿对泌尿系统有一定的调节作用。从局部解剖的角度来讲,背俞穴和夹脊穴是位于各脊髓节段的脊神经节或神经根的出口,因此推拿可通过刺激背俞穴和夹脊穴,调控脊髓节段的脊神经和交感、副交感神经支等间接地刺激内脏,从而达到治疗相关疾病的目的。骶髓的 2~4 节段是排尿和储尿的中枢,推拿可通过点按或擦法透热八髎穴,改善局部血液循环、营养神经,促进损伤的神经元修复和再生,从而恢复神经功能以控制排尿。

腹部推拿通过机械力直接作用于膀胱等组织器官,可改善局部的血液循环,调节膀胱功能;也可加强膀胱的本体感觉,影响膀胱内压,改善膀胱动力。腹部推拿亦可通过刺激膀胱及周围的组织,反向调节支配该部位的交感、副交感、躯体神经等周围神经系统,从而可以更好地控制排尿。近年来诸多研究表明,脑桥是重要的调控排尿和储尿的神经结构。当推拿作用于膀胱等组织时,机械刺激的信号可以向上、向内传输至排尿中枢,排尿中枢产生反馈性的电刺激,使其功能活动增强,从而改善排尿功能。大量临床资料显示,推拿治疗小儿遗尿及尿潴留有良好的疗效。西医学认为,遗尿症是由于大脑皮层及皮质下中枢功能失调引起,一是由于尚未建立起排尿反射,功能发育尚不成熟(如膀胱内控制排尿机能差,膀胱容量较小)等;二是由于情绪及体质上的影响,如紧张、受惊、病后体虚、白天劳累过度等造成。通过各种推拿手法,作用于督脉及足太阳膀胱经,刺激五脏六腑的元气,调整脏腑基本功能,使气血正常运行,有效提高大脑皮层对排尿反射的敏感性,加强与自主神经和周围神经的联系,使功能协调,同时引起逼尿肌收缩,使膀胱内压升高,从而起到调节膀胱的功能。

有研究表明,对硬膜外麻醉术后留置镇痛管及尿管的患者在相应的腧穴上进行推拿治疗,能加快膀胱功能的恢复,减少尿潴留的发生。

八、推拿对免疫系统的作用及机制

"神经 – 内分泌 – 免疫"(NEI)网络学说,揭示了神经、内分泌、免疫系统之间的相互作用。神经系统对免疫系统的作用影响,主要是通过分布于免疫器官的自主神经即交感、副交感神经来实现。副交感神经可增强免疫,而交感神经可抑制免疫。研究表明,交感神经末梢分泌的神经递质 NE 对免疫细胞具有抑制作用。皮肤作为 NEI 网络的重要器官之一,在接受推拿手法刺激后产生相应的应激反应,导致交感神经兴奋性改变,减少交感神经末梢对于 NE 的释放,改善对免疫细胞的抑制作用,增强机体的免疫功能。

β – 内啡肽(β – EP)属神经肽,被公认是具有较强免疫调节作用的活性肽之一,参与机体的细胞免疫,在免疫学研究中具有重要意义。背部推拿手法既可以促进机体 β – EP 的合成、分泌,又可以有效调节其分布情况,加速血液中的 β – EP 进入淋巴组织中以发挥免疫作用,从而达到预防疾病、保健身体的目的。

推拿治疗是利用手法通过作用于人体体表特定部位而对机体的生理、病理产生影响，而发生变化的基础则是作用于机体的神经末梢感受器，通过"神经－内分泌－免疫调节"的过程，对人体的免疫系统起到积极干预的作用，促使人体自我调节与恢复，提高机体抵抗病痛的能力。推拿是通过对神经系统、免疫系统的作用来调节机体的免疫功能。推拿手法作用于机体体表，对体表游离神经束感受器产生一定的刺激，并将手法信号通过神经系统的反射功能反作用于人体而对免疫功能起到双向调节的作用。据报道，大脑皮质的中央后回、下丘脑和网状系为调节人体免疫系统的中枢所在，可根据所接受到的良性手法信息对免疫系统进行调节。根据前辈学者的研究表明，推拿可以通过补泻手法作用于中枢神经，影响自主神经的兴奋性来调节免疫功能。而又有最新的生理学发现，交感神经具有抑制免疫的效应，副交感神经具有增强免疫的效应，这就充分说明了补法手法可以通过兴奋自主神经而增强或抑制免疫反应。推拿手法通过一定量的刺激，调节神经内分泌系统活动的平衡，使其发挥正常功能，释放所需递质，从而调节机体免疫功能。一方面通过释放递质作用于淋巴细胞表面的受体；另一方面通过改变血液中神经肽含量而影响淋巴细胞的活动。

有学者用醋酸泼尼松注射建立阳虚大鼠模型，分别观察足三里、肾俞穴量化推拿法及黄芪注射液肌肉注射法对阳虚模型大鼠外周血 T 淋巴细胞亚群 $CD4^+/CD8^+$ 比值变化的影响。结果示阳虚模型大鼠经过足三里、肾俞穴量化推拿治疗后，与生理盐水灌服组比较，其外周血 T 淋巴细胞亚群中 $CD4^+$ 百分比和 $CD4^+/CD8^+$ 比值均升高，而 $CD8^+$ 百分比下降。表明通过推拿能够对免疫细胞的调节产生良性效应，推拿后机体血液中免疫细胞总数增加，吞噬功能加强，从而发挥细胞免疫功能的作用。

有学者用卵蛋白诱导类风湿关节炎（RA）家兔模型，药物组给予尪痹颗粒冲剂，推拿治疗组给予推拿手法治疗，均连续治疗 10 天，治疗结束后，对各组家兔血清中 IL－4、IL－6、IL－8 的浓度水平进行比较。结果显示，推拿组和药物组家兔血清中 IL－4 的浓度水平都显著上升，而 IL－6 和 IL－8 的浓度水平则明显下降；但推拿组和药物组家兔血清中 IL－4、IL－6、IL－8 的浓度水平比较均无统计学意义。表明推拿手法具有增强 RA 家兔血清中 IL－4 的表达，抑制 IL－6、IL－8 的异常分泌的作用，以调节 RA 家兔的免疫功能和抑制免疫性炎症的发展。

九、推拿对内分泌系统的作用及机制

"神经－内分泌－免疫"（NEI）网络学说，揭示了神经、内分泌、免疫系统三者间相互作用、相互影响的关系，共同维持机体内环境的平衡。神经内分泌系统对免疫系统有直接调节作用，而免疫系统在接受神经内分泌系统调节的同时，亦有反向调节作用。推拿手法作用于体表，对体表神经束感受器产生刺激，通过神经系统的反射作用于人体的免疫功能，而免疫系统又可通过免疫细胞产生的多种细胞因子和激素样物质反馈作用于神经内分泌系统。

研究表明，推拿手法的适度刺激，经内侧感觉传导系统，将上行冲动传至下丘脑和边缘系统，使人体处于一种良性应激状态中，促进机体 β－内啡肽及促激素，如促肾上腺皮质激素（ACTH）的合成与释放，通过下丘脑－垂体－肾上腺皮质轴，或者通过下丘脑-垂体-性腺轴和下丘脑-交感-肾上腺髓质及其他内分泌调节轴，对全身各种靶细胞的功能进行广泛的调整。推拿通过内分泌功能影响生长发育、消化吸收、损伤康复和免疫应激，其中可能是推拿的良性刺激通过感觉传入系统，作用于中枢神经有关部位，进而影响下丘脑的内分泌中枢，最终影响下丘脑-垂体-肾上腺皮质调节轴或下丘脑-垂体-性腺调节轴和交感-肾上腺髓质系统。

有研究以刚断奶的幼兔为实验对象，观察手法推拿、抚摸梳理对幼兔体重增长和生长激素、促肾上腺皮质激素、甲状腺素、胰岛素、胃泌素水平的影响。结果表明，手法推拿组与抚摸梳理组的体重增加均高于空白对照组，且手法推拿与空白对照组间差异有显著性；手法推拿组生长激素、促肾上腺皮质激素、甲状腺素、胰岛素、胃泌素水平也高于空白对照组，差异有显著性，而抚摸梳理组与空白对照组的差异无显著性意义。提示推拿有可能通过神经内分泌途径促进幼兔的生长发育。相同的研究也见于早产儿，与对照组相比，推拿可使早产儿血浆胃泌素及胰岛素水平明显升高，且两者具有明显正向相关性。一般认为，推拿刺激通过皮肤的触觉及压力感受器沿脊髓传至大脑，反射性地引起副交感神经系统兴奋，使机体处于更好的生理平衡状态，提高激素分泌水平。

有学者运用牵引推拿手法治疗腰椎间盘突出症患者，采用荧光法技术分析治疗前后唾液中单胺类神经递质含量变化及其与疗效的关系，5-HT 的含量治疗后明显下降，5-羟吲哚乙酸（5-HIAA）、去甲肾上腺素（NE）和多巴胺（DA）的含量治疗后下降，有显著意义。由此认为牵引推拿治疗中央型腰椎间盘突出症具有显著疗效，并与唾液中 5-HT 和 NE 含量有关。还有学者观察了损伤后和推拿前后家兔血中皮质醇（CS）、葡萄糖（GS）、NE、肾上腺素（A）和酪氨酸（Tyr）的含量，实验结果表明，损伤后家兔血中 CS、GS、NA、A 和 Tyr 含量均显著升高。推拿不仅可取得良好的治疗效果，还可以促进损伤家兔 CS、GS、NA、A 和 Tyr 含量的下降，提示推拿有助于抑制下丘脑-垂体-肾上腺皮质和交感-肾上腺髓质系统的异常机能，还可能减少 GS 和 Tyr 的浪费，表明推拿在创伤性疾病的临床应用方面有着广阔的前景。

众多研究认为推拿可降低糖尿病患者血糖水平，认为推拿可调节胰岛功能，促进胰岛素分泌，特别是振腹可能对胰岛产生一定的作用，同时推拿可增加机体的血糖代谢。

推拿可影响围绝经期综合征妇女雌激素分泌，调节自主神经功能，从而改善临床症状。有研究观察针刺结合腹诊推拿疗法对去卵巢更年期大鼠模型血清雌二醇（E_2）、黄体生成激素（LH）及促卵泡刺激素（FSH）的影响及机制。结果表明经针推结合疗法干预后，E_2 可明显回升，FSH 可显著下降，与模型组比较均有统计学意义。因此针推结合疗法可能通过直接或间接促进 E_2 的合成从而减缓去卵巢大鼠的生殖内分泌紊乱。

总之，推拿手法的治疗作用与机制的研究涉及范围非常广泛。目前，对推拿的临床与实验研究仍主要集中于肌肉骨骼系统及相关的神经、血管方面。而对肌肉骨骼系统的研究，特别是在脊柱生物力学方面的涉及面较广泛、研究较深入，为推拿临床提供了有益的指导。同时，尽管推拿手法治疗可广泛运用于各个系统的病症，但其作用还有待于临床研究的进一步证实，其机制研究还有待于进一步深入与系统规范化。相信随着科学技术的进一步发展及与推拿研究的进一步结合，推拿手法治疗的作用及机制会逐渐得到揭示，并推动推拿学科的临床实践及理论研究不断地有序发展。

（纪 清）

学习小结

1. 学习内容

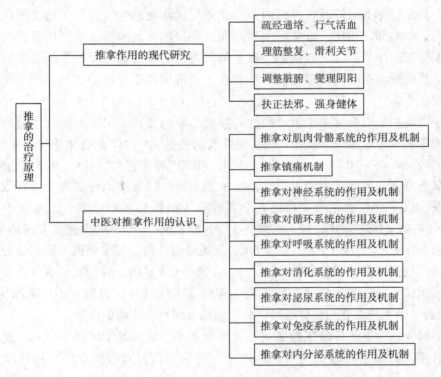

推拿的治疗原理

推拿作用的现代研究
- 疏经通络、行气活血
- 理筋整复、滑利关节
- 调整脏腑、燮理阴阳
- 扶正祛邪、强身健体

中医对推拿作用的认识
- 推拿对肌肉骨骼系统的作用及机制
- 推拿镇痛机制
- 推拿对神经系统的作用及机制
- 推拿对循环系统的作用及机制
- 推拿对呼吸系统的作用及机制
- 推拿对消化系统的作用及机制
- 推拿对泌尿系统的作用及机制
- 推拿对免疫系统的作用及机制
- 推拿对内分泌系统的作用及机制

2. 学习方法
掌握中医推拿治疗的主要作用，了解现代医学对推拿作用的研究。

复习思考题

（1）脊柱推拿的作用机制主要有哪些？
（2）推拿的主要作用有哪些？

第二章　推拿的治疗原则与治法

✳ **学习目的**

通过学习推拿的治疗原则与治法及相关知识，为本教材后续的各论疾病的治疗奠定理论基础。

✳ **学习要点**

推拿的治疗原则，推拿的基本治法。

第一节　推拿的治疗原则

推拿学是中医学的重要组成部分。推拿的治疗原则，是在中医基础理论的指导下，在辨证论治的基础上，制定的对推拿临床治疗的立法、处方具有普遍指导意义的治疗规则。推拿治疗与中医其他疗法治疗的原则既有共同之处，如整体观念、辨证施术，又具有自身的特点，如以动为主、动静结合。

由于疾病的临床证候表现多种多样，病理变化错综复杂，且病情又有轻重缓急的差别，因此要取得满意的临床治疗效果，必须善于从复杂多变的疾病现象中，抓住疾病的本质，治病求本；根据邪正盛衰消长变化，或扶正、或祛邪、或攻补兼施；根据阴阳的偏盛偏衰，损其有余，补其不足，或扶阳、或益阴、或阴阳双补；根据脏腑功能失调的状况，或调理脏腑，或未病先防，或既病防变；根据气血失调的不同程度，或补益气血、或调和气血；并针对病变个体的差异和发病时间、地点的不同，因人、因时、因地制宜。

一、整体观念、辨证施术

整体观念、辨证论治是中医治疗疾病的根本原则。

人体是一个有机的整体，构成人体的各个组成部分在结构上是不可分割的，在功能上是相互协调、相互为用的，在病理上是相互影响的。同时，人与自然环境也有密切关系。机体自身整体性、机体与自然界统一性的思想，贯穿在整个中医学生理、病理、诊法、辨证、治疗等各方面。在推拿临床治疗中，整体观念的原则，既要体现在分析局部症状时，要注意机体整体对局部的影响；又要在处理局部症状时，重视机体整体的调整。

在推拿临床工作中，辨证论治具体表现为辨证施术，即根据辨证的结果确立治疗法则，选择手法的操作方法、穴位和部位，进行具体的操作治疗。对按照西医学分类的疾病的推拿治疗，辨证施术的原则表现了同病异治和异病同治的特点。同病异治与异病同治是以病机的异同为依据的治疗原则。同病异治，即同一疾病采用不同的推拿手法治疗。某些疾病，病变部位和症状虽然相同，但因其具体的病机不同，所以在治疗方法上选用不同的推拿手法及穴位、部位。异病同治，即不同的疾病采用相同的的推拿手法治疗。某些疾病，病变部位和症状虽然不同，但因其主要病机相同，所以在治疗方法上可以选用相同的推拿手法及穴位、部位。

二、不治已病治未病

治未病是中医学的基本治疗原则，自然也是推拿学的治疗原则之一。早在《内经》中就有"不治已病治未病、不治已乱治未乱"的论述。《金匮要略》云："夫治未病者，见肝之病，知肝传脾，当先实脾；四季脾旺不受邪，即勿补之"，提出医生治病首先要考虑脏腑传变的疾病变化规律，即要注意既病防变，从而达到"治未病"的目的。

推拿临床上多运用五官保健、五脏保健和肢体保健以及自我保健推拿来预防疾病，体现中医学治未病的学术思想。如《五十二病方》中运用药巾按摩法作为养生保健和性保健法；张仲景在《金匮要略》中将膏摩、导引、吐纳、针灸一并列入养生保健方法；陶弘景的《养性延命录》有熨眼、搔目等养生保健按摩法；巢元方《诸病源候论》中记载了大量自我按摩推拿导引的内容，多是关于养生保健的；孙思邈注重日常保健："每日必须调气补泻，按摩导引为佳，勿以康健，便为常然；常须安不忘危，预防诸病也。"他的《备急千金要方》还指出："小儿虽无病，早起常以膏摩囟上及手足心，甚辟寒风"，将膏摩列为小儿保健方法。以上内容充分说明自古以来按摩推拿疗法重视预防，注重发挥人与疾病做斗争的主观能动性，即注重未病先防。

三、治病求本

治病求本，即寻求疾病的根本原因，并针对产生疾病的根本原因进行治疗。正如《素问·阴阳应象大论》说："治病必求于本。"所以治病求本是推拿临床辨证施治的基本原则之一。

任何疾病的发生和发展，总是通过若干症状体现出来的，但这些症状只是疾病的表象，而不是其本质。因此只有通过四诊收集疾病的所有资料，并综合分析，才能透过现象找到疾病的本质，找出发病的根本原因，从而制定相应的治疗方案。比如腰腿痛是推拿临床常见的病证之一，可由腰椎间盘突出症、第三腰椎横突综合征、梨状肌综合征、臀上皮神经损伤、腰椎管狭窄等病症引起，推拿治疗前应首先找出腰腿痛发生的根本原因，明确诊断，然后分别采用疏经通络、行气活血、理筋整复等方法进行治疗，真正做到"治病求本"。

在推拿临床运用治病求本这一治疗原则时，还须正确掌握"正治与反治""治标与治本"。

（一）正治与反治

所谓正治，就是通过对证候的分析，辨明疾病的寒热虚实后，采用"寒者热之，热者寒之""虚则补之，实则泻之"等不同的治疗方法。正治是推拿临床中最常用的治疗方法。比如用擦法温阳散寒、推法行气活血、点法疏通经络、扳法纠正关节错位等均属正治法。

所谓反治，是指在疾病的临床表现与其本质不相一致的情况下，顺从证候而治的治疗方法。常用的方法有"热因热用，寒因寒用""塞因塞用，通因通用"等法，这些治疗方法都是顺从证候而设的，所以又称"从治法"。临床中有些病情比较复杂，往往表现出来的证候与病变的性质不相符合，出现假象症状，比如少阴阳衰，阴寒内盛，格阳于外所致的发热，虽然其症状表现的是发热，但治疗时不能采用清热泻火之法，必须用峻补命火、破阴回阳的方法才能达到治疗目的，这便是反治法的"热因热用"。又如脾虚所致的腹胀，虽然症状表现的是腹部胀满，但在治疗中不能使用通腑泻下之法，而必须采用健脾益气的方法治疗才能收效，这便是反治法的"塞因塞用"。

（二）治标与治本

由于疾病的发展变化复杂多样，因此，在临床治疗时就需要根据其标本、主次、缓急，而采取"急则治标，缓则治本"的原则，以达到治病求本的目的。掌握疾病的标本，就能分清主次，从复杂的疾病矛盾中找出主要矛盾或矛盾的主要方面，从而抓住治疗疾病的关键。推拿临床中经常遇到一些病症的急性发作，如急性胃痛、急性颈痛、急性腰痛等。面对这些情况，消除疼痛往往处于需要首先考虑的因素。虽然这些症状不是需要治疗的"本"，但在治疗时，必须先使用相应的手法止痛，然后再在辨证论治的基础上治疗其"本"。所以说，治标只是在应急情况下的权宜之计，而治本才是治病的根本意图，同时治标也是为治本创造必要条件，其本质上仍是服从"治病必求其本"这一根本原则的。

四、扶正祛邪

疾病的发生、发展及其转归，是正邪矛盾双方相互斗争的结果。一般情况下，人体正气旺盛之时，机体抵抗疾病的能力较强，邪气难以侵犯人体，因此不会发生疾病，所以《素问·刺法论》说："正气存内，邪不可干。"反之，当人体正气不足之时，机体抵抗疾病的能力减弱，邪气容易乘虚而入，导致人体脏腑功能失调而发生疾病，所以《素问·评热病论》说："邪之所凑，其气必虚。"通过扶正祛邪，可以改变邪正双方的力量对比，使之有利于疾病向痊愈方向转归，所以扶正祛邪也是推拿临床辨证施治的基本原则之一。

临床中运用本法时，必须全面分析正邪双方的消长盛衰状况，根据正邪双方在矛盾斗争中所处的地位，决定扶正与祛邪的主次先后，或以扶正为主，或以祛邪为主，或扶正与祛邪并重，或先扶正后祛邪，或先祛邪后扶正。在扶正祛邪同时并用时，要注意扶正而不留邪，祛邪而不伤正。

补虚泻实是扶正祛邪这一原则在推拿临床中的具体应用。扶正是补法，一般而言，推拿手法中凡力量轻、频率慢、顺经脉循行走向操作的手法为补法，适用于虚证；祛邪是泻法，一般而言，推拿手法中凡力量重、频率快、逆经脉循行走向操作的手法为泻法，适用于实证。

五、调整阴阳

阴阳的对立统一运动，是自然界一切事物发生、发展、变化及消亡的根本原因。所以《素问·阴阳应象大论》说："阴阳者，天地之道也，万物之纲纪，变化之父母，生杀之本始。"由于人体阴阳失去相对平衡而出现的阴阳偏盛偏衰是人体发生疾病的根本原因，它贯穿于疾病发生及转归过程的始终。所以调整阴阳也是推拿临床辨证施治的基本原则之一。

阴阳偏盛，即阴或阳的过盛有余。《素问·阴阳应象大论》说："阴胜则阳病，阳胜则阴病。"对阴或阳偏盛的疾病，推拿临床采取"损其有余"的方法进行治疗，即温散阴寒或清泻阳热。阴寒盛则易损伤阳气，阳热盛则易耗伤阴液，故在治疗阴阳偏盛时，应注意有无阴阳的虚损，若有所损伤，则当兼顾其不足，适当配合以扶阳或益阴之法。阴阳偏衰，即阴或阳的虚损不足。《素问·调经论》说："阳虚则外寒，阴虚则内热。"对阴或阳偏衰的疾病，推拿临床采取"补其不足"的方法进行治疗。阴虚致阳热亢盛者，宜滋阴以制阳，即所谓"壮水之主，以制阳光"。阳虚而致阴寒偏盛者，宜扶阳以抑阴，即所谓"益火之源，以消阴翳"。由于阴阳是互根的，所以阴损可及阳，阳损可及阴，从而出现阴阳两虚的证候，推拿治疗时当阴阳双补。同时由于阴阳是相互依存的，因此在推拿治疗阴阳偏衰时，还应注意"阴中求阳""阳中求阴"，即在补阴时，应适当扶阳，扶阳时，应适当滋阴，从而使"阳得阴助而生化无穷，阴得阳升而泉源不竭"。

此外，由于阴阳是辨证的总纲，因此疾病的各种病机变化均可用阴阳失调加以概括，所以表里出入、寒热进退、邪正虚实、营卫不调、气血不和等，都属于阴阳失调的具体表现。因此，从广义上讲，运用推拿解表攻里、寒热温清、虚实补泻、调和营卫以及调理气血等治疗方法，也都属于调整阴阳的范畴。

六、调节脏腑功能

脏腑是维持人体内外环境平衡以及正常生命活动的主要器官，它们通过经络互相络属组成的一个有机的整体。脏与脏，脏与腑，腑与腑之间在生理上相互协调、相互促进，在病理上则相互影响。所以调整脏腑功能不仅是中医学临床，也是推拿学临床的基本治疗原则之一。

人体是一个以五脏为中心的有机整体，不同脏腑各有其生理功能，但相互之间又协调配合，共同完成人体正常机能活动。比如心主血脉、肝主藏血、脾主统血，心肝脾三脏协调统一，共同维持人体血液的正常运行。而在病理上，脏腑之间互相影响，当人体某一脏腑发生病变时，与其生理功能密切相关脏腑的功能也必然会受到一定的影响。比如哮喘，其症为肺气上逆，虽然其表象为肺脏病变，其实本病多由肺、脾、肾三脏虚损所致，因此推拿临床治疗时不仅仅治疗肺脏，同时还应调理脾肾，以收宣肺健脾、补肾平喘之效。

七、调理气血

气血是构成人体的基本物质，是维持人体生命活动的重要物质基础。气血来源于父母的先天之精和后天的水谷精微，具有濡养脏腑、抵御外邪、维持人体正常生理机能的重要作用。气血相互依存、相互作用。在生理上气能生血、行血、摄血，故称"气为血之帅"。而血能为气的生成和活动提供物质基础，血能载气，故称"血为气之母"。在病理上，当由于各种原因导致气血虚亏或气血化生不足等情况时，就会出现各种气血失调的病症。因此，调理气血也是推拿临床的基本治疗原则之一。

对气血失调，推拿临床采取"损其有余，补其不足"的方法来治疗。比如由于气滞血瘀所导致的痛经，可通过腹部、腰骶部操作以及点按相关经穴来达到行气活血、化瘀止痛的目的。

八、因时、因地、因人制宜

因时、因地、因人制宜，是指治疗疾病时，必须充分考虑季节、地区、个体的体质、性别、年龄等实际情况来制定适当的治疗方法。三因制宜也是推拿临床的基本治疗原则之一。

（一）因时制宜

因时制宜，是指在推拿临床治疗时应根据季节气候的不同及时辰的变化来制定相应的治疗措施。一年分四季，春温、夏燥、秋凉、冬寒；一日分十二时，昼阳夜阴。因此推拿临床治疗时，要考虑季节气候变化以及人体阴阳气血盛衰变化的影响。比如冬季天寒，多伤寒痹痛等症，推拿治疗时宜多用温热类手法以温经散寒；夏季湿热，多暑湿伤脾等症，推拿治疗时宜多用清泻类手法以清热祛湿。

（二）因地制宜

因地制宜，是指在推拿临床治疗时应根据地域生态环境的不同而制定不同的治疗措施。不同的地域生态环境，会形成不同的生活习性，从而具备不同的体质条件；而居住环境的差异也会导致身体机能状态的不同改变。比如北方多燥寒，人体腠理致密，则推拿治疗时手法宜深重；南方多湿热，人体腠理疏松，则推拿治疗时手法宜轻柔。

（三）因人制宜

因人制宜，是指在推拿临床治疗时应根据患者的年龄、性别、体质、生活习惯等不同特点来制定不同的治疗措施。由于推拿主要是通过手法作用于人体而产生治疗效果，因此治疗时必须根据患者的个体情况来确定治疗时手法所用的力度和治疗量。比如青壮年气血充盛，脏腑机能旺盛，中老年气血亏虚，脏腑机能减退，因此，临床推拿治疗时，对青壮年患者力量宜略重，而对中老年患者力量宜略轻。对病程较短或体质壮实者治疗时可适当加大治疗量，而对病程较长或体质虚弱者则需减少治疗量。另外，由于女性有经、带、胎、产等生理现象，因此，对女性治疗时必须考虑相关因素。

九、以动为主，动静结合

推拿治疗，是一种运动疗法。不论手法对机体的作用方式，还是指导患者所进行的功法训练，都是在运动。推拿"以动为主"的治疗原则，是指在手法操作时，或指导患者进行功法锻炼时，应该根据不同的疾病、不同的病情、不同的病理状况，确定其作用力的强弱、节奏的快慢、动作的徐疾和活动幅度的大小。适宜的运动方式，是取得理想疗效的关键。同时，推拿治疗在"以动为主"时，也必须注意"动静结合"，一是在手法操作时，要求医者和患者都应该情志安静，思想集中，动中有静；二是推拿治疗及功法锻炼后，患者应该注意安静休息，使机体有一个自身调整恢复的过程。医者在制定治疗方案时，动和静要合理结合。

第二节　推拿的基本治法

推拿是用手法来治疗疾病的一种疗法，属于中医学外治法的范畴。推拿的基本治法既以中医基础理论为依据，同时又具有其自身的特殊性。《素问·至真要大论》说："寒者热之，热者寒之，坚者削之，客者除之，劳者温之，结者散之，散者收之，损者益之。"根据推拿手法的性质、治疗量以及治疗部位，结合疾病性质以及推拿作用等，推拿治法分温、通、补、泻、汗、和、散、清、吐、消十法。

一、温法

温法，即温经散寒的方法。温法具有温经散寒、补益阳气的作用，适用于虚寒证的治疗。《素问·至真要大论》说："寒者热之……劳者温之。"《素问·举痛论》说："寒气客于背俞之脉则脉泣，脉泣则血虚，血虚则痛，其俞注于心，故相引而痛。按之则热气至，热气至则痛止矣。"这说明手法治疗可产生温热效应，可散寒止痛。温法类手法多为摆动类、摩擦类、挤压类以及振动类手法，其手法多缓慢而柔和，手法操作时间相对较长，治疗完毕后患者可感到治疗局部或全身有较深沉的温热刺激感。温法有温经散寒、补益阳气的作用，适用于阴寒虚冷的病证。比如脾胃虚寒所致的胃痛，临床推拿治疗时可按揉中脘、摩腹、振丹田以温中散寒，擦脾俞、胃俞温补脾阳，揉合谷、足三里等穴健脾和胃，共收温补脾胃、散寒止痛之效。

二、通法

通法，即疏通经络的方法。通法具有活血通脉、调畅气机的作用，适用于经络不通、气机不畅之证。经络遍布全身，内连脏腑，外络肢节，行气血而营阴阳。人体依靠经络系统维持气血的运行，保证脏腑生理功能的正常运转，调节机体内外环境的平衡。当人体正气不足受到病邪侵袭时，经络则成为病邪传注的途径之一，邪客于经络，或传注脏腑，经络闭塞不通，气血运行不畅，使脏腑生理功能发生异常而发病。《素问·缪刺论》说："夫邪之客于形也，必先舍于皮毛，留而不去，入舍于孙脉，留而不去，入舍于络脉，留而不去，入舍于经脉，内联五脏，散于肠胃。"要恢复人体正常生理功能，则必须疏通经络，并保持经络运行的通畅。《素问·血气形志》说："形数惊恐，经络不通，病生于不仁，治之以按摩醪药。"《医宗金鉴》说："按其经络，以通郁闭之气……。"《圣济总录》说："大抵按摩法，每以开达抑遏为义，开达则壅蔽者以之发散，抑遏则剽悍者有所归宿。"这些都说明手法治疗可以疏通经络、促进气血的运行。通法类手法一般以摆动类、摩擦类、振动类以及挤压类手法为主，其手法多刚柔相济，深入透达，治疗完毕后患者可感到治疗局部或全身轻松舒适、肢体通畅。通法应用较为广泛，根据其具体作用临床上还可以分为开通、宣通、温通、通调、通散、通利、通降、通关、通窍、通闭、通经、通络、通血脉、通脏腑等法。比如擦膀胱经可温通经络，点按俞募穴可通调脏腑气血，拿揉肩井可调节全身气机等。

三、补法

补法，即滋补的方法，补气血津液之不足、脏腑功能之虚衰。补法具有补益气血、培元固本、扶助正气的作用，适用于一切虚证。《灵枢·根结》说："形气有余，病气不足，急补之。"《素问·三部九候论》说："必先度其形之肥瘦，以调其气之虚实，……虚则补之。"这些说明对正气虚弱不足之症应当用补法治疗。

补法类手法一般以摆动类、摩擦类手法为主，手法操作时宜轻柔深透，缓慢深长。推拿手法补泻具体要求一般如下：按经络循行，有"顺经为补，逆经为泻"；按手法旋转方向，有"顺转为补、逆转为泻"；按手法操作时间来看，有"长时为补，短时为泻"；按手法运动方向，有"推上为补、推下为泻"；按手法性质有"旋推为补、直推为泻"；按手法缓急，有"缓摩为补、急摩为泻"；按血液循环方向，有"向心为补，离心为泻"之说。虚证皆可用补法。

推拿临床中对脾胃虚弱、气血两亏、精气失固、肾气不足等引起的虚证应当用补法治疗。比如脾胃虚弱常以摩腹，揉中脘、气海、关元，按揉足三里，推擦膀胱经，揉脾俞、胃俞，以健脾和胃、补中益气；而肝肾亏虚常以捏脊，擦命门、肾俞，揉关元、气海，按揉太冲、三阴交等穴，以培补元气、调肝益肾。

四、泻法

泻法，即泻下通腑的方法。泻法具有通腑、泻实、消积的作用，适用于下焦实证。《灵枢·根结》说："形气不足，病气有余，是邪胜也，急泻之。"《素问·三部九候论》说："必先度其形之肥瘦，以调其气之虚实，实则泻之……。"这些说明对邪盛以及气有余之症推拿应当用泻法。泻法类手法一般以摆动类、摩擦类以及挤压类手法为主，手法操作时力量宜稍重，频率由慢至快。使用药物泻下法，易损伤正气，而推拿临床运用泻法，对体质虚弱、津液不足、气血亏虚者，均有祛邪而不伤正的效果。推拿临床中对于实热结滞所致下腹胀满或胀痛、大小便不通等症，皆可用本法治疗。比如胃肠燥热而致便秘者，多采用揉中脘、天枢、长强穴以通腑泻实，顺时针摩腹、按揉三阴交、照海穴润肠通便。

五、汗法

汗法，即发汗、发散的方法。汗法具有开泄肌肤腠理、驱邪外出的作用，适用于外感风热或风寒的表证。《素问·阴阳应象论》说："其有邪者，渍形以为汗，其在皮者，汗而发之。"《素问·生气通天论》说："体若燔炭，汗出而散。"这说明对外感表邪之证应使用发汗的方法来治疗。汗法类手法一般以摆动类、挤压类手法为主。推拿临床汗法一般用于外感风寒和风热两类病症。对外感风寒表证，推拿临床治疗时手法宜先轻后重，使汗出邪透，以祛风散寒解表；而对外感风热表证，推拿临床治疗时应用柔和轻快的手法，使微微汗出，以疏风清热解表。比如推拿临床中多用一指禅推风池、风府以疏风；按拿合谷、外关以祛风解表；推按揉大椎、风门、肺俞以散热通经、祛风宣肺；拿揉肩井以通调气机。小儿外感则要配合开天门、推坎宫、掐二扇门及黄蜂入洞法。《幼科推拿秘书》："黄蜂入洞，此寒重取汗之奇法也。"

六、和法

和法，即和解、调和的方法。和法具有调经脉、和气血、扶正气、驱客邪的作用，适用于邪在半表半里，且不宜汗、不宜吐、不宜下的病证。《伤寒明理论》说："伤寒邪在表者，必渍形以汗；邪气在里者，必荡涤以为利；其于不外不内，半表半里，即非发汗之所宜，又非吐下之所对，是当和解则可矣。"《医学心悟》说："有清而和者，有温而和者，有消而和者，有补而和者，有燥而和者，有润而和者，有兼表而和者，有兼攻而和者，和之义则一，而和之法变化无穷焉。"

调和之法，以和阴阳为重。同时，和脏腑、和经络、和气血、和营卫、和脾胃、和肝胃、和脉气、和经血、和筋脉均为常用之法。和法类手法多以摆动类、振动类以及摩擦类手法为主，操作时手法要求平稳柔和、频率较缓，以达气血和顺、透表达里、阴阳平衡的目的。正如周于藩所说："揉以和之，可以和气血，活筋络。"推拿临床中，和法常用于气血不和、经络不畅所引起的肝胃气滞、脾胃不和、月经不调、周身胀痛等证。比如推揉膀胱经之背俞穴，可调和脏腑阴阳；摩腹、揉天枢、按揉足三里，可调和脾胃；揉太冲、中脘、章门，搓摩胁肋，可调和肝胃；揉按关元、中极，搓擦八髎等，可调和经血；拿揉肩井，可调和全身气机。

七、散法

散法，即消散、疏散的方法。散法具有活血散瘀、消肿散结、行气导滞的作用，适用于气滞、血瘀、积聚等证。《素问·至真要大论》说："结者散之，留者攻之"，这说明对气血瘀滞、痰食积滞，应当用消散、疏散的方法治疗。推拿散法疗效突出，通过手法操作能较好地起到"摩而散之，消而化之"的效果。散法类手法一般以摆动类、摩擦类、振动类及挤压类手法为主，操作时手法要求轻快柔和、深透病灶，不论风痰积聚、气血瘀滞、食滞肠腑等皆可疏通消散。比如摩腹，振腹，揉中脘、天枢，可去肠腑积滞；气郁胀满则施以轻柔的一指禅推、摩法；有形的凝滞积聚，可用一指禅推、摩、揉等手法散之，频率由缓慢而转快，起到消结散瘀的作用。

八、清法

清法，即清除热邪的方法。清法具有清热、凉血的作用，适用于热性病证。《素问·至真要大论》说："温者清之"，这说明对于热性病证应当采用清泻热邪的方法治疗。清法类手法一般以摆动类、摩擦类手法为主，操作时多快速、重施、具有爆发力，但要刚中有柔。推拿介质多用寒凉之水、滑石粉等。施术部位多见皮肤红、紫等郁热外散之象。推拿用清法，无中药苦寒伤脾胃之虞。

临床中热性病的症状极其复杂，谚语说："走马看伤寒，回头看痘疹"，表明热性病瞬息万变。对于热性病的推拿治疗，首先必须辨明是表热还是里热，是气分热还是营分热，是实热还是虚热，然后根据不同情况采取相应的治疗方法。热在表者，当治以清热解表；热在里且属气分热者，当清气分之邪热，在血分者，当清热凉血；实热则清热泻火解毒，虚热则滋阴清热降火。比如表实热者，逆经脉循行方向重推膀胱经，揉大椎穴以清热；表虚热者，顺经脉循行方向轻推膀胱经，揉太阳穴以退热；病在里且属气分大热者，逆经脉循行方向轻推督脉，揉大椎穴以清热；病在里且属营分实热者，逆经脉循行方向重推督脉，重揉大椎穴、合谷穴以清热凉血；虚热者，轻擦腰部，摩腹，推揉涌泉穴，按揉太溪、三阴交等穴以滋阴清热。

九、吐法

吐法，即催吐法。吐法是运用手法刺激，使病邪或有毒有害物质从口中吐出的治疗方法，适用于误食有毒有害食物必须迅速催吐，或喉中痰涎壅盛堵塞气道导致呼吸困难，或宿食停滞胃脘而致腹部胀痛等病证。《素问·阴阳应象大论》说："其高者，因而越之。"《小儿推拿秘诀》说："小儿外感伤寒，内伤乳食……用右手中食两指插入喉间，捺舌根令吐，有乳吐乳，有食吐食，有痰吐痰。"在推拿中"吐法"一般用于汗之不可、下之不能的痰涎壅塞、宿食停留等。吐法以挤压类、摩擦类手法为主。推拿吐法操作以手指探喉刺激舌根催吐为主，或两手拇指置下脘处，由下向上推至天突穴，也可以催吐。吐法是临床应急情况下采用的治疗方法，一般中病即止，不可久用。由于吐法易伤胃气，所以对虚证、妇女妊娠或产后应慎用。

十、消法

消法，即消导法，使用消散和破削体内有形积滞，以祛除病邪的治疗方法，适用于由气、血、痰、湿、食等壅滞而形成的积滞痞块等证。《素问·至真要大论》说："坚者削之。"推拿中"消法"常用于治疗食物停滞、血瘀、气块、痛肿、痰核、顽痹等病证，用以消积导滞、活血祛瘀、行气除痞、散结消肿、软坚化痰、祛瘀通络等。消法类手法以摆动类、摩擦类和挤压类手法为主。由于致病的原因和病情的不同，消法可分为消食导滞、消痞化积、软坚散结、消肿溃坚等。消法与下法均可消除有形之邪，但两者作用不同，下法是在燥屎、淤血、停痰、留饮等有形实邪必须急于排除，且有可能排除的情况下使用；消法则是在慢性的积聚，尤其是气血积聚而成的癥瘕痞块，不可能且无条件排除的时候采用。下法猛攻急下，消法渐消缓散。消法虽较泻下法缓和，但由于该法行气作用较强，因此对孕妇及体虚者慎用。推拿消法具体运用时有理气法、升陷法、降逆法、消食法、利湿法。

1. 理气法

由于气机紊乱而出现的各种病证推拿当用理气的方法治疗。比如肝气郁结而出现的胁痛、脘腹胀痛、妇女乳房胀痛等症，可搓摩胁肋，按揉肝俞、胆俞、三阴交、太冲等穴。

2. 升陷法

由于阳气虚衰，升举无力所致的下陷之证推拿当用升阳举陷的方法来治疗。比如中气下陷的胃下垂，采用摩腹，按揉脾俞、胃俞、中脘、气海、关元、足三里等升提阳气。

3. 降逆法

由于气机升降失常导致气机上逆而出现的肝气上逆、胃气上逆、肺气上逆等证，推拿当用降气、降逆之法治疗。比如揉风门、肺俞，推膀胱经、膻中，按揉气海、足三里等以肃降肺气；按揉内关、中脘、足三里等穴以和胃降逆。

4. 消食法

由于食滞胃腑而出现胃肠气机阻滞等证推拿应用消食化积的方法治疗。比如摩腹、揉中脘、天枢、足三里等穴健脾助运以消食化积。

5. 利湿法

由于水湿痰饮停滞阻塞气机而出现的病证推拿当用利湿的方法治疗。比如水肿，可按揉阴陵泉、三阴交、丰隆等穴以利湿消肿。

（樊 云）

学习小结

1. 学习内容

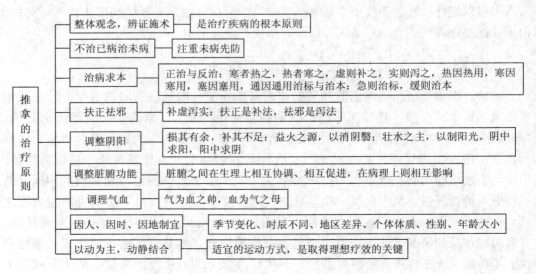

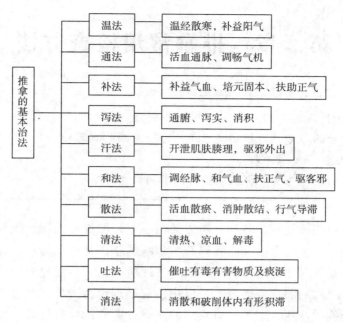

2. 学习方法

学习本章首先要系统复习中医基础理论知识，其次掌握推拿各类手法的动作要领和治疗作用，结合推拿治疗原理与作用，加深对推拿治疗原则与治法的理解。

复习思考题

（1）推拿的治疗原则有哪些？

（2）推拿的基本治法有哪些？

（3）推拿补泻法的原则是什么？

（4）散法和消法有什么区别？

第三章 推拿常用检查方法

❈学习目的

通过本章节的学习，为推拿临床正确诊断疾病打下基础。

❈学习要点

脊柱部、四肢部、头面部及胸腹部的常用检查方法。

推拿治病的范围涉及临床各科，所以要当一个好的推拿医师，既要掌握临床各科的诊断方法及技术，又要懂得临床各科有关疾病的临床特征及转归。在具体诊断疾病时，除四诊外，必要时还应结合现代医学的物理检查、实验室检查等手段，来全面了解患者的全身情况和局部病变表现，并以中医基础理论为指导，通过辨证进行综合分析，从而得出正确的诊断，这不但对疾病的正确诊断和治疗有好处，而且对推拿学的提高和发展亦是有益的。

第一节 脊柱部的检查

一、望诊

脊柱部望诊时患者可以正立位、正坐位或俯卧位。暴露脊柱部，首先观察脊柱部的生理曲度有无改变，生理曲度的改变多见于脊柱的退行性病变、强直性脊柱炎等椎体的病变。其次观察姿势有无异常，如脊柱侧弯、倾斜、驼背、骨盆歪斜等。脊柱前突畸形，多由于姿势不良或小儿麻痹症引起；脊柱后突畸形，表现为成角如驼峰状，多见于小儿佝偻病和脊柱结核。另外观察颈部有无侧向歪斜、胸锁乳突肌有无挛缩、有无先天性斜颈。尤其重视腰椎的观察，腰椎异常弯曲、角状后突畸形，则多见于单个椎体或 2～3 个椎体病变所致，如椎体的压缩性骨折、脱位、椎体结核或肿瘤而致椎体骨质破坏。腰椎弧形后凸畸形，则由多个椎体病变所致，如类风湿关节炎、老年性骨质疏松症；脊柱侧弯畸形多由姿势性或结构性引起；腰椎生理前凸加大，可见于水平骶椎、下腰椎滑脱、小儿双侧先天性髋关节脱位等。

观察脊柱部皮肤的颜色是否正常，有无肿块、瘀斑。如直接外伤时，可见损伤部局部肿胀，并有青紫瘀斑。局部皮肤发红伴有肿胀，多由感染引起。腰背部有毛发斑、皮肤色浓，表明可能有脊椎裂存在；皮肤若见散在的咖啡色斑，可能是属于神经纤维瘤病继发的皮肤改变。

观察有无疮疹、瘢痕、脓肿、窦口。腰椎骨髓炎、结核时可形成脓肿及窦口，以腰背筋膜、腹外斜肌、髂嵴所构成的腰三角处为好发部位。腰部中线软组织肿胀，多为硬脊膜膨出。

二、触诊

触摸脊柱部的体表标志，从枕骨开始，枕外隆凸成半圆形隆起，位于枕部中线上。第七颈椎、第一胸椎棘突比其余颈椎棘突长，触摸时，以一手掌轻按连续的 3 个长的突起，另一手转动患者头部，在手掌后感觉滑动与不滑的分别为第七颈椎棘突和第一胸椎棘突，亦有患者在低头时很明显地有一长的突起，这就是第七颈椎棘突。

检查脊柱的棘突的情况，患者取俯卧位，医者站立于一旁，以一手的示、中二指挟压于脊柱的棘突两旁，另一手加压叠于示、中二指上，从上向下拖动示、中二指，如两指运动为一直线，则棘突无偏歪为正常，反之，棘突若偏向一侧，说明脊柱有侧弯或棘突有偏歪。另外医者以示指和无名指挟压于棘突两侧，中指指面压于棘突上，从上往下运动，如中指在两棘突之间有阶梯状感觉，可能有椎体的滑脱，最常见的是第五腰椎在第一骶椎上方向前滑脱或第四腰椎在第五腰椎上方向前滑脱。若在胸椎部，感觉到棘突有明显的滑脱，多表明胸椎体有压缩性骨折或胸椎结核、肿瘤等。

用手触摸各部肌肉的张力、大小、形状等，并做两侧对比。肌张力减低，多见于劳损性的损伤；肌张力增高，多见于急性损伤、炎症刺激等。如落枕时，胸锁乳突肌、斜方肌张力增高。在胸锁乳突肌上触摸到结节状的硬块多为肌性斜颈。压痛点的检查在脊柱部有重要意义，为了全面地确认压痛点的存在，在检查压痛点时，分为浅压痛、深压痛、间接压痛。轻轻按压时，患者即感疼痛为轻压痛，多表明病变部位比较表浅，如棘上韧带、棘间韧带的损伤等，其压痛点多位于棘突上或棘突与棘突之间。在一些部位，用力重按压时，患者感觉疼痛，且感疼痛位置较深称为重压痛。用力重压时，在所压部位无疼痛，而在与所压点相关的部位出现疼痛称为间接压痛。有时推拿临床检查时用相关的叩击痛来表示，医者一手掌轻置于检查部位，另一手握拳，轻叩其手背，如患者在叩击部或与叩击相关的部位出现疼痛，说明叩击痛存在，深压痛、间接压痛、叩击痛均表明深部的组织，如椎体、小关节、椎间盘等组织病变。在用拳叩击腰部时，部分患者反觉舒适。多表明有子宫后倾、肾下垂、神经衰弱等症状性腰痛。压痛检查时在部位上的要求常常是先上后下，先健侧后患侧，先脊柱两旁，后脊柱中央。背部的压痛点，应注意区分是否是由于内脏疾病在腰背部的反射性疼痛点，如心脏疾患可以在右侧心俞处有压痛。各反射部位列表如下：

内脏体表反应区

内脏	体表反应部位	脊髓节段	腧穴所在节段
心	颈、胸肩部、上背部、左前臂尺侧	$C_{3\sim5}$，$T_{1\sim5}$	心俞 T_5
肺支气管	上胸部、中背部	$T_{1\sim7}$（多见于 $T_{2\sim5}$）	肺俞 T_3
肝	上腹部、下背上腰部（右侧）	$T_{8\sim10}$	肝俞 T_9
胆囊	右下胸、上腹部、右肩背	$T_{8\sim9}$ 或 $T_{5\sim7}$	胆俞 T_{10}
胃	上腹部、下背部	$T_{7\sim9}$	胃俞 T_{12}

续表

内脏	体表反应部位	脊髓节段	腧穴所在节段
肠	腰部、中下腹部	$T_{9\sim12}$	脾俞 T_{11}
食管	胸及下胸部、中背部	主要 T_5 或 $T_{6\sim8}$	大肠俞 L_4
肾	下腹部、下腰部、或腹股沟区上下及上臀部	多在 T_{10} 也可在 $T_{11\sim12}$ 和 L_1	肾俞 L_2

脊柱部触诊还须注意各部有无肌痉挛或肌萎缩，是否有肿块存在等。

三、关节运动功能检查

（一）颈椎

颈部的活动有屈伸、旋转、侧弯。虽然整个颈椎都参与了颈部的活动，但50%的前屈、后伸活动发生在枕骨与第一颈椎之间，其余则分布在其他各颈椎之间；50%的旋转活动发生在第一颈椎（寰椎）和第二颈椎（枢椎）之间，其余的旋转活动则分布在其他颈椎之间；侧弯时往往伴有了颈椎的旋转，因此，它是整个颈椎的联合活动。

（1）屈伸运动 正常时颈椎可以前屈35°～45°。检查时让患者头部尽量前屈，下颌部可以触及胸部。

（2）旋转运动 正常时颈椎的左旋和右旋可分别达到30°～40°。检查时让患者尽量向一侧转动头部，其下颌可以接近肩部。

（3）侧弯运动 正常时头部能向每侧的肩部倾斜45°。检查时嘱患者将耳朵向肩部靠近，防止抬高肩部靠近耳朵以代偿颈部的运动。

（二）腰椎

腰部因没有肋骨的限制，其活动范围较大，主要的运动有屈伸、旋转、侧弯等。

（1）屈伸运动 正常时腰部的前屈可达80°～90°，后伸可达30°。检查时患者取站立位，医者站立于患者的一侧，一手扶住胸前部，另一手扶胸背部，嘱患者向前弯腰，观察患者的棘突运动，是否有节律地逐渐形成均匀弧形。亦可嘱患者站立位时前屈弯腰，正常时，手指尖可触及足趾。检查过程中必须注意防止患者膝关节和髋关节的屈曲。后伸检查时，患者取站立位，医者站立于患者身后，扶住其肩背部，嘱患者向后作腰部后伸。

（2）旋转运动 正常时腰部的左右旋转运动可分别达到30°。检查时一般两侧对比。嘱患者取站立位，医者立于其前，以两手固定住患者两侧髂嵴，保持骨盆平衡，患者转动躯干。

（3）侧弯运动 正常时腰部的左右侧弯可分别达到20°～30°。临床检查时两侧进行对比。嘱患者取站立位，医者站立于其后，以双手固定住患者髂嵴部，防止骨盆向一侧倾斜，患者尽量向一侧侧弯，然后再向另一侧作侧弯运动。

四、特殊检查

（1）椎间孔挤压试验

［检查方法］患者坐位。医者位于其后方，双手手指互相嵌夹相扣，以手掌面下置于患者头顶，两前臂掌侧夹于患者头两侧保护，向各个不同的方向挤压。

［阳性体征］当挤压时，颈部或上肢出现疼痛加重。

［临床意义］本试验阳性，提示颈椎有病变。

（2）颈椎分离试验

［检查方法］患者坐位。医者位于其侧方，一手托住患者颏下，另一手托住枕部，然后逐渐向上牵引头部。

［阳性体征］颈部和上肢的疼痛或麻木减轻。

［临床意义］本试验阳性，提示颈椎有病变。

（3）叩顶试验

［检查方法］患者坐位。医者站立于其后方，以一手掌面置于患者头顶，另一手握拳轻叩于手掌背。

［阳性特征］叩击时颈部或上肢部出现疼痛或麻木。

［临床意义］本试验阳性，提示颈椎有病变。

（4）屏气收腹试验

［检查方法］患者仰卧位屏住呼吸，收缩腹部肌肉以增加腹压。

［阳性体征］颈部出现疼痛。

［临床意义］本试验阳性，提示颈椎有病变。

（5）吸气转头试验　又称艾迪森（Adson）试验。

［检查方法］患者坐位。医者位于其后方，以一手握住其腕部用手指摸到患者的桡动脉，同时将其上肢外展、后伸并外旋。然后嘱患者深吸气并把头部下颏转向被检查的一侧。

［阳性体征］医者感到患者的桡动脉搏动明显减弱或消失。

［临床意义］本试验阳性，提示有颈肋或前、中斜角肌挛缩等病变。

（6）屈颈试验

［检查方法］患者坐位或仰卧位，两下肢伸直。医者位于一侧，患者做主动或被动的屈颈1~2分钟。

［阳性体征］腰部疼痛，下肢放射性痛。

［临床意义］本试验阳性，提示腰神经根受压。

（7）臂丛神经牵拉试验

［检查方法］患者坐位，头微屈。医者立于患者被检查侧头部，一手推头部向对侧，同时另一手握该侧腕部做相对牵引，其臂丛神经受牵拉。

［阳性体征］患肢出现放射痛、麻木。

［临床意义］本试验阳性，提示颈椎综合征。

（8）直腿抬高试验

［检查方法］患者仰卧位，两侧下肢伸直靠拢。医者位于其一侧，嘱患者先将一侧下肢伸直抬高到最大限度，然后放回到检查床面，再将另一侧下肢伸直抬高到最大限度，两侧作对比，正常时，腿和检查床面之间的角度应 > 60°，且两侧对等、无不适感。

［阳性体征］两侧抬高不等且 < 60°，一侧腿抬高过程中出现下肢放射性疼痛。

［临床意义］本试验阳性，提示腰椎间盘突出症、梨状肌综合征、椎管内肿瘤、髂胫束挛缩等病变。

（9）直腿抬高加强试验

［检查方法］患者仰卧位。医者位于其一侧，一手握患者踝部，在直腿抬高中如患者出现腰部、下肢的疼痛，将患腿放低 5°~10°，直至疼痛减轻或消失，然后握住足尖做被动足背屈动作。

［阳性体征］腰部疼痛及下肢放射痛再度出现。

［临床意义］本试验阳性，提示单纯性坐骨神经受压。

（10）挺腹试验

［检查方法］患者仰卧位。医者站立于一侧，嘱患者以足及肩着力，挺起腹部，使腰部、骨盆部离开床面，同时作一声咳嗽。

［阳性体征］腰部疼痛，下肢放射性痛。

［临床意义］本试验阳性，提示腰部神经根受压。

（11）仰卧屈膝屈髋试验

［检查方法］患者仰卧位，两腿靠拢。医者位于一侧，并嘱患者尽量屈髋、屈膝。医者双手按压患者双膝，使大腿尽量靠近腹壁。

［阳性体征］腰骶部出现疼痛。

［临床意义］本试验阳性，提示腰骶韧带有损伤或腰骶关节有病变。

（12）骨盆挤压试验

［检查方法］患者仰卧位。医者站立于一侧，两手分别于髂骨翼两侧同时向中线挤压骨盆。

［阳性体征］骨盆或骶髂关节部位发生疼痛。

［临床意义］本试验阳性，提示有骨盆骨折或骶髂关节病变。

（13）骨盆分离试验

［检查方法］患者仰卧位。医者两手分别置于两侧髂前上棘前面，两手同时向外下方推压。

［阳性体征］骨盆或骶髂关节部位发生疼痛。

［临床意义］本试验阳性，提示骨盆骨折或骶髂关节的病变。

（14）床边试验 又称盖斯兰（Gaenslen）试验。

［检查方法］患者仰卧位，医者将患者移至检查床边，使其患侧的下肢放置于床外下垂，健侧下肢屈曲，一手固定骨盆，同时以一手按压下垂之大腿，使髋后伸。

[阳性体征] 骶髂关节发生疼痛。

[临床意义] 本试验阳性,提示骶髂关节有病变。

(15)"4"字试验 又称帕切高(Patrick)试验。

[检查方法] 患者仰卧位,被检查一侧下肢膝关节屈曲,髋关节屈曲、外展、外旋,将足架在另一侧的膝关节上,双下肢呈"4"字形。医者一手放在屈曲的膝关节内侧,另一手放在另一侧髂前上棘前面,然后两手同时向下压。

[阳性体征] 骶髂关节处出现疼痛。

[临床意义] 本试验阳性,提示骶髂关节有病变。

(16)跟臀试验

[检查方法] 患者俯卧位,两下肢伸直。医者站于一侧,一手握患者踝部,使其屈膝并使患者足跟部触及到臀部。

[阳性体征] 腰骶部出现疼痛,甚至骨盆、腰部随着抬起。

[临床意义] 本试验阳性,提示腰骶关节有病变。

第二节 四肢部的检查

一、上肢部

(一)肩部

1. 望诊

患者取坐位或站立位,并充分暴露肩部,需作两侧对比。观察双侧是否对称,高低是否一致。锁骨骨折时,患者为了缓解肩部肌肉牵拉所引起的疼痛,其肩部常向患侧倾斜,两侧不对称。肩锁关节脱位时可在肩上部出现高凸畸形;肩关节脱位时,肩峰突出,肩峰下空虚而出现"方肩"畸形;继发性肩关节半脱位日久也会出现类似"高肩"畸形。臂丛神经损伤引起肩部肌肉麻痹,可出现"垂肩"畸形。肩胛高耸多见于先天性高肩胛症,若双侧病变,颈部可呈现短缩畸形。"翼状肩胛"是由于前锯肌麻痹致肩胛胸壁关节松弛,肩胛骨向后突起而成。

观察肩关节有无肿胀、瘢痕、窦道、皮肤颜色改变等。局部肿胀,且皮肤青紫瘀斑,多见于骨折、脱位。肩关节肿胀,皮肤发红,多见于肩关节急性化脓性炎症。皮肤紫暗、窦道多见于肩关节慢性化脓性炎症。

观察有无肌肉萎缩。肩关节周围肌肉的萎缩,多见于肩部疾病的晚期。如肩关节周围炎,疼痛日久、活动受限,则出现肩部肌肉的萎缩;肩部骨折,长期固定,则肩部肌肉出现废用性萎缩;肩部神经损伤,肌肉麻痹,失去运动功能,则肩部肌肉出现神经性萎缩。

2. 触诊

医者用手指沿锁骨滑动触摸,先触摸锁骨内侧2/3的凸面,再触摸其外侧1/3的凹面,注意有无骨突出、骨擦音或骨折而引起的骨中断。在锁骨凹面的最深处,离锁骨前缘约2.5cm，医者手指向下，往后外侧斜向压迫，可以触摸到喙突，注意喙突处有无压痛或异常的活动。在锁骨外侧端可触摸到肩锁关节，让患者伸屈活动肩关节数次，即可触到肩锁关节的活动，注意有无压痛、摩擦音和锁骨外端的弹性活动。在肩外侧的最高点的骨性突起为肩峰，检查有无压痛、异常活动。肩峰下方的骨性高突处为肱骨大结节，检查有无压痛、异常活动。肩峰向后、向内触摸，肩峰和肩胛冈形成一个连续的弓形，依次检查肩胛骨的脊柱缘、外缘、内上角、下角的骨轮廓，两侧进行对比，注意有无压痛。肩肱关节脱位时，在肩峰的外侧向下可触及明显的凹陷和空虚感，在腋窝部或肩前方能触摸到球形的肱骨头。肌腱袖由冈上肌、冈下肌、小圆肌和肩胛下肌四块肌肉组成。前三块肌肉止于肱骨大结节，可以触及，检查肌腱袖时医者以一手固定肩部上方，另一手握住患者肘关节，使肩关节被动后伸，肌腱袖滑向肩峰前下方，此时肩峰前下方即可触摸到半圆形肌腱袖，肌腱袖撕裂或在止点处撕脱，触摸时有压痛，以冈上肌最易发生撕裂，尤其易发生在靠近其止点处。肩峰下滑囊在肩峰和喙肩韧带的下方，检查时，使患者肩关节被动后伸，滑液囊从肩峰下旋向前面，以利于触摸，注意滑囊有无肥厚、肿块。肩峰下滑囊炎时，可以有触痛和肩关节活动受限。腋窝中有血管和神经通向上肢，医者站于患侧前方，将其上肢外展，用示指与中指轻柔地触摸腋窝部，然后将患者上肢放在体侧以使周围软组织松弛，手指向腋窝的内侧壁移动，当手指压在肋骨上时，可触及前锯肌，注意压痛和两侧对比。触诊外侧的肱骨结节间沟时，在腋窝外侧壁的喙肱肌和三角肌之间，用手指对着肱骨干向下扪压，可触及一搏动，此为肱动脉搏动。使患者上肢外展，可触及腋窝的胸大肌、背阔肌，注意有无压痛及肌肉的张力、形状、大小。触摸胸大肌、肱二头肌、三角肌等肩胛带肌肉，两侧对比，以了解肌肉的张力、形状等有无异常。外旋患者肩关节，检查肱骨近端的结节间沟及穿过该沟的肱二头肌长头腱，如触及到明显压痛，多为肱二头肌长头肌腱炎；如触摸到异位的长头肌腱，多为肱二头肌肌腱的滑脱；长头肌腱撕裂时，在上臂前中部可触及到隆起的球形。三角肌构成了肩部明显的外观形状，肩部外伤或腋神经的损伤，均可使三角肌萎缩。

3. 关节运动功能检查

肩部的运动以上臂自由下垂时作为中立位，其运动有外展、内收、外旋、内旋、前屈、后伸等。

（1）外展运动　肩部正常外展可达90°。检查时患者取坐位或站立位，医者站立于其后方，嘱患者屈肘90°，然后作肩关节的外展。

（2）内收运动　肩部正常内收可达40°。检查时患者取坐位或站立位，医者站立于被检查的一侧，嘱患者屈肘，上臂于胸前部向内移动。

（3）外旋运动　正常时肩部的外旋运动可达30°。检查时患者取坐位或站立位，医者站于其前方，嘱患者屈肘90°，肘部贴紧躯干侧方，以固定肢体，前臂于中立位开始作外展动作，前臂外展活动范围，即肩部外旋运动幅度。

（4）内旋运动　正常时肩部的内旋运动可达80°。与外旋运动相同，使患者的前臂于中立位开始作内收动作，其前臂内收活动范围，即为肩关节内旋范围。

（5）前屈运动　正常时肩部的前屈可达90°。检查时患者取坐位或站立位，医者站立于被检查的一侧，一手固定其肩部，嘱其屈肘90°，再前屈肩关节。

（6）后伸运动　正常时肩部的后伸可达45°。检查时患者取坐位或站立位，医者站立于其被检查的一侧，一手固定其肩部，嘱患者屈肘关节，再后伸上臂。

此外，肩部还有提肩、缩肩、伸肩等运动。

4. 特殊检查

（1）搭肩试验　又称杜加（Dugas）试验。

［检查方法］患者坐位或站立位。医者立于患者前方，嘱患者将患侧上肢屈肘，并将手搭于健侧肩上。

［阳性体征］手能搭到对侧肩部，肘部不能贴近胸壁；或肘部能贴近胸壁，手不能搭到对侧肩部。

［临床意义］本试验阳性，提示肩关节脱位。

（2）落臂试验

［检查方法］患者站立位。嘱患者将患肢外展90°，然后令其缓慢地放下。

［阳性体征］不能缓慢放下，并出现突然直落到体侧。

［临床意义］本试验阳性，提示肩部肌腱袖有撕裂或断裂。

（3）肱二头肌抗阻力试验

［检查方法］患者坐位。医者位于其前方，嘱患者屈肘90°，医者一手扶住患者肘部，一手扶住腕部，给予阻力同时嘱患者用力屈肘。

［阳性体征］肱二头肌腱滑出，或肱骨结节间沟处产生疼痛。

［临床意义］出现肱二头肌腱滑出，多提示有肱二头肌长头腱滑脱；出现疼痛，多提示为肱二头肌长头肌腱炎。

（4）直尺试验

［检查方法］患者坐位或站位。医者用直尺贴于患者上壁外侧，一端接触肱骨外上髁，另一端接触肱骨大结节。

［阳性体征］出现肩峰位于肱骨外上髁与肱骨大结节的连线上。

［临床意义］本试验阳性，提示肩关节脱位或有肩胛骨明显移位骨折。

（5）肩关节外展活动试验

［检查方法］患者坐位或站立位。医者位于一侧，观察患者肩关节的外展活动，对肩部疾病作大致鉴别。

［阳性体征及临床意义］①肩关节功能丧失，并伴有剧痛时，多提示有肩关节的脱位或骨折。②肩关节从外展到上举过程中皆有疼痛，多提示有肩关节炎。③肩关节外展开始时不痛，越接近水平位时肩部越痛，多提示有肩关节粘连。④肩关节外展30°～60°时，可以看到患侧三角肌明显收缩，但不能外展上举上肢，越用力越耸肩。若被动外展患肢越过60°，则患者又能主动上举上肢，多提示有冈上肌肌腱的断裂或撕裂。⑤肩关节外展过展中疼痛，上举时反而不痛，多提示有三角肌下滑囊炎。⑥肩关节外展开始时不痛，在60°～120°范围内出现疼痛，越过此范围后，疼痛消失，多提示冈上

肌肌腱炎。⑦肩关节外展时，动作小心翼翼，并有锁骨部位突然疼痛者，多提示有锁骨骨折。

（二）肘部

1. 望诊

正常的肘关节上臂的纵轴与前臂的纵轴在肘部形成一个外翻的携带角，男性为5°～10°，女性为10°～15°。因肘部骨骼先天性发育异常、肱骨远端骨折复位不良，或损伤了肱骨远端骨骺，可在生长中形成肘外翻畸形，携带角增大超过15°。因肱骨髁上骨折复位不良形成发育型畸形，或创伤中损伤了肱骨远端骨骺造成生长发育障碍，可引起肘内翻畸形，携带变小、消失甚至出现内翻的角度。肱骨髁上骨折复位不良，使肱骨远端前倾角消失甚至骨折远端过伸，造成肘部后突畸形；类风湿关节炎时，肘部可形成梭形畸形。肘关节局部出现肿胀，多见于外伤造成的撕脱性骨折，如肱骨内上髁撕脱性骨折，肿胀多发生在肘内侧；肱骨外上髁骨折、桡骨头骨折，肿胀多发生在肘外侧；尺骨鹰嘴骨折时，肿胀多出现在肘后方。因肘关节炎症，引起关节内积液时，在早期表现为肘后尺骨鹰嘴两侧正常的凹陷消失，变得饱满，积液较多时，则肱桡关节也出现肿胀；当大量积液时，肘关节呈现半屈位，肿胀严重。肘关节出现弥漫性肿胀，超出关节界线部位，多见于肘部骨折或严重的挤压伤。

2. 触诊

肘部触摸时，医者一手握住患者前臂的外侧，另一手握住上臂，使上臂成一定角度的外展，肘关节屈曲近90°，此时尺骨鹰嘴突起明显可见，触摸尺骨鹰嘴，如鹰嘴骨折，大多数可触及连续性中断，局部有明显压痛。尺骨鹰嘴的内侧可触及肱骨内上髁、外侧可触及肱骨外上髁，如触及压痛，多见于肱骨内上髁炎、肱骨外上髁炎。肱骨外上髁远端有一凹陷，桡骨头位于该凹陷深部，触摸桡骨头，并嘱患者慢慢转动前臂，了解有无位置的异常及压痛。肘关节屈曲成90°时，尺骨鹰嘴、肱骨内上髁、肱骨外上髁构成一等腰三角形，临床称为肘后三角，当肘关节位于伸直位时，则以上三点在一条直线上。肘后三角关系的破坏，多见于肘关节脱位，尺骨鹰嘴、肱骨内上髁或肱骨外上髁骨折移位，但当肱骨髁上发生骨折时，以上三点间的关系不发生改变。在肘后部如触摸到软而肥厚的囊性包块，多见于尺骨鹰嘴滑囊炎；如在尺骨鹰嘴的两侧触摸到可移动的结节或硬块，多见于关节内的游离体。

3. 关节运动功能检查

肘部的运动主要有屈肘、伸肘、前臂旋前、前臂旋后等四种。

（1）屈肘运动　肘关节以伸直位为0°，正常时屈曲可达140°。检查时患者取坐位或站立位，医者位于其前方，嘱患者伸直肘关节后屈肘，其手指可摸到同侧肩部。

（2）伸肘运动　正常时肘关节有0°～5°的伸肘运动。检查时患者取坐位或站立位，医者位于其前方，嘱患者作最大限度的屈肘，然后伸直。

（3）旋前运动　以前臂中立位为0°，正常时肘关节有约80°的旋前范围。临床上两侧进行对比。检查时患者取坐位或站立位，医者位于其前方，患者屈肘90°，两上臂紧贴胸壁侧面，两手半握拳，拇指向上，嘱患者前臂作旋前运动。

（4）旋后运动　以前臂中立位为 0°，正常时肘部的旋后运动可达 90°。临床上两侧进行对比。检查体位与旋前运动相同，嘱患者前臂作旋后运动。

4. 特殊检查

（1）网球肘试验　又称密耳（Mill）试验。

［检查方法］患者坐位或站立位。医者位于其前面，嘱患者前臂稍弯曲，手半握拳，腕关节尽量屈曲，然后将前臂完全旋前，再将肘伸直。

［阳性体征］在肘伸直时，肱桡关节的外侧发生疼痛。

［临床意义］本试验阳性，提示肱骨外上髁炎，即网球肘。

（2）腕伸肌紧张试验

［检查方法］患者坐位。医者位于其前方，一手握住患者肘部，嘱其屈肘 90°，前臂旋前位，掌心向下半握拳，医者另一手握住手背部使之被动屈腕，然后于患者手背部施加阻力，嘱患者伸腕。

［阳性体征］肱骨外上髁处发生疼痛。

［临床意义］本试验阳性，提示肱骨外上髁炎，即网球肘。

（三）腕掌部

1. 望诊

正常的腕关节有轻度尺偏，10° ~ 15° 的背伸。腕关节部位的餐叉样畸形，多发生于桡骨远端伸直型骨折，骨折后远端向背侧移位，从侧面观察形如餐叉。爪形手，可见于前臂缺血性肌痉挛而引起的损伤，掌指关节过伸，近端指间关节屈曲，形似鸟爪，当臂丛神经或尺神经损伤时，则掌指关节过伸，无名指、小指不能向中间靠拢，且小鱼际肌、骨间肌萎缩。猿形手见于尺神经和正中神经的合并损伤，表现为大鱼际肌、小鱼际肌萎缩，掌部的两个横弓消失，掌心变得扁平，亦称铲形手、扁平手。桡神经损伤时，前臂伸肌麻痹，不能主动伸腕，形成"正垂腕"。锤状指，多由于手指伸肌腱止点及止点附近断裂，或手指伸肌腱止点处发生撕脱骨折。短指畸形、并指畸形、巨指畸形、缺指畸形、多指畸形则多与先天性遗传有关。匙状指甲多是霉菌严重感染的结果，杵状指甲多见于呼吸系统疾病或先天性心脏病。

腕部出现肿胀，多由于关节内损伤或病变，如关节囊或韧带撕裂、腕骨骨折或月骨脱位。腕部呈梭形肿胀，不红不热，多见于腕关节结核。双腕对称性肿胀，多见于风湿性关节炎。腕舟骨的骨折多可引起鼻烟窝的饱满肿胀。

2. 触诊

触压桡骨茎突和尺骨茎突，以判断其骨轮廓是否正常，是否存在压痛。桡骨茎突处压痛明显，多见于拇短伸肌或拇长展肌腱鞘炎；鼻烟窝处如有压痛，应考虑腕舟骨的骨折；手腕背侧中央触摸，如有空虚感，并在腕掌侧中央能触摸到向前移动的骨块，多提示为月骨脱位；尺骨茎突高凸且有松弛感，下尺桡关节处压痛，多为下尺桡关节分离。腕部背侧触摸到局限性肿块，且肿块可顺肌腱的垂直方向轻微移动，但不能平行移动，多为腱鞘囊肿。指间关节侧方压痛或伴有侧向活动，多为侧副韧带损伤。腕掌部的骨折时，多在其骨折断端有明显的肿胀、压痛、畸形、轴心叩击痛等，其发生率最高的第五掌骨、第一掌骨基底部骨折也较常见。按压腕管部，如患者正中神经分布区皮肤麻木加重，并有疼痛放射至中指、示指，多见于腕管综合征。

3. 关节运动功能检查

腕关节以掌骨与前臂成一直线为中立位 0°，有伸腕、屈腕、桡偏、尺偏等运动。掌指关节与远、近端指间关节以掌骨、指骨是一直线为中立位 0°，有屈指、伸指、外展、内收等运动。

（1）伸腕运动　正常时腕关节可伸腕 60°。检查时患者取坐位，医者位于其前方，嘱患者屈肘 90°，前臂位于旋前位，掌心向下，作伸腕运动。

（2）屈腕运动　正常时腕关节可屈腕 60°。检查时患者取坐位，医者位于其前方，嘱患者屈肘 90°，前臂旋前位，掌心向下，作屈腕运动。

（3）桡偏运动　正常时桡偏运动幅度可达 30°。检查时同前体位，嘱患者手向桡侧作桡偏。

（4）尺偏运动　正常时尺偏运动幅度可达 40°。检查时同前体位，嘱患者手向尺侧作尺偏。

（5）屈指运动　正常时掌指关节可屈曲 80°~90°，近端指间关节屈曲 60°~90°。检查时体位同前，嘱患者屈掌指关节、近端指间关节、远端指间关节。

（6）伸指运动　正常时掌指关节伸直位为 0°时，可过伸 15°~25°。近端指间关节、远端指间关节伸直时为 0°，无过伸运动。检查时同前体位，嘱患者作掌指关节的过伸运动。

（7）手指外展、内收运动　正常时小指、无名指、示指有 20°的外展运动。检查时体位同前，嘱患者将手指伸直，分别以中指为轴线，作小指、无名指、示指的外展或内收（内收运动为 0°）。

（8）拇指背伸、屈曲运动　正常时拇指背伸，拇指与示指之间的夹角可达 50°，拇指掌指关节屈曲可达 50°，指间关节屈曲可达 90°。检查时患者取坐位，医者位于其前方，患者肘关节屈曲紧贴胸部，掌心向上，检查拇指背伸，即患者拇指向桡侧外展。检查拇指屈曲，即患者拇指运动，横过手掌，拇指端可触及小指基底。

（9）拇指掌侧外展、背侧内收运动　正常时拇指掌侧外展，拇指与掌平面构成的角度约为 70°，背侧内收为 0°。检查时体位同前，嘱患者手伸直，拇指离开手掌平面向掌前方作掌侧外展运动。然后拇指在充分掌侧外展位回到解剖位置，作背侧内收。

（10）拇指对掌运动　正常时拇指端可触及其他各手指指端。检查时体位同前，嘱患者先将拇指置于掌侧外展位，然后向各指端作对掌运动。

4. 特殊检查

（1）握拳试验　又称芬格斯坦（Finket – stein）试验。

［检查方法］患者坐位，屈肘 90°，前臂中立位握拳，并将拇指握在掌心中。医者位于其前方一手握住前臂远端，另一手握住患者手部使腕关节向尺侧屈腕。

［阳性体征］桡骨茎突部出现剧烈疼痛。

［临床意义］本试验阳性，提示桡骨茎突狭窄性腱鞘炎。

（2）屈腕试验

［检查方法］患者坐位。医者位于其前方，嘱患者将腕关节极度掌屈。

［阳性体征］手指部出现麻木、疼痛。

［临床意义］本试验阳性，提示腕管综合征。

二、下肢部

（一）髋部

1. 望诊

患者取站立位。观察两侧髂前上棘、髂后上棘是否等高，如髂前上棘不等高，多由两侧下肢不等长继发骨盆倾斜所致；髂后上棘不等高，一侧向上移位或向后突出，表明有骶髂关节错位。观察骨盆区皮肤有无青紫瘀斑、肿胀等。从侧面观察腰臀部，腰椎部分前凸弧度消失，可能是由于椎旁肌肉痉挛所引起；如果弧度明显加大，可能是由于腹壁肌肉无力、髋部屈曲畸形或先天椎体滑脱引起；如弧度明显加大且臀部明显后突、髋部呈现屈曲位，则可能为髋关节结核等病变。

臀部后面有臀横纹，婴幼儿时期，臀横纹不对称，多由先天性髋关节脱位、肌肉萎缩、下肢不等长、骨盆倾斜等原因引起。髋关节的慢性疾病可导致臀部废用性肌萎缩；小儿麻痹后遗症可引起臀部神经性肌萎缩。

髋部的前面，注意观察腹股沟是否对称，如一侧饱满肿胀，多提示髋关节肿胀；如一侧出现凹陷空虚，多提示股骨头脱位或有严重的破坏。髋内翻畸形时，可引起患侧下肢短缩，髋外翻外旋畸形时，则患侧下肢内收、外展受限并较健侧下肢为长。

2. 触诊

患者取仰卧位，医者触摸髂前上棘，沿髂嵴检查，是否有压痛，了解骨轮廓，注意两侧是否等高，有无骨盆倾斜。沿腹股沟内侧斜向下方移动，如触及腹股沟间的肿胀，多见于腰大肌脓肿流注。在腹股沟韧带中点下2cm处，用力按压，如引起患者髋关节疼痛，多提示髋关节有病变。在股三角区有肿块、压痛，多提示为急性化脓性髋关节炎、髋关节结核、股骨颈骨折。触摸两侧股骨大转子，若浅表压痛，并有柔软的波动感，多提示有大转子滑囊炎；如局部有深压痛，多提示大转子骨折、结核或肿瘤等；若大转子有增厚感，髋关节屈伸活动时大转子处有弹响声，多提示大转子处髂胫束增厚；轻叩大转子，髋关节产生疼痛，多见于股骨颈、股骨头、髋臼骨折。在股骨颈骨折有移位或髋关节脱位时，大转子的位置可上移。患者取俯卧位，触摸髂后上棘，如两侧髂后上棘不等高，骶髂关节处有压痛，多提示有骶髂关节的半脱位。若外伤引起尾骨部疼痛，直肠指诊检查尾骨位置有改变，多提示有尾骨的骨折或脱位。按压臀大肌区，如压痛明显，多见于臀大肌筋膜炎。在大转子和坐骨结节连线中点用力下压，如产生深压痛或压痛沿坐骨神经放射，多见于梨状肌综合征。患者取侧卧位，尽量屈曲髋关节和膝关节，可触摸到坐骨结节表面，如该处有明显压痛，则提示有坐骨滑囊炎，如该处触摸到囊性肿物，多提示有坐骨结节囊肿。

3. 关节运动功能检查

髋部的运动有前屈、后伸、外展、内收、外旋、内旋运动等。

（1）前屈运动 正常髋关节前屈可达145°。检查时患者取仰卧位，两下肢中立位、放平骨盆，使两髂前上棘之间的连线与身体长轴垂直。医者站立于其一侧，一手放于患者腰椎下面，并固定骨盆，嘱患者作屈髋运动。

（2）后伸运动 正常时髋关节可后伸30°~40°。检查时患者取俯卧位，双下肢伸直。医者位于其一侧，以一手按于患者的髂嵴和下部腰椎上，固定骨盆，嘱患者尽量主动后伸大腿。

（3）外展运动 正常时髋关节外展可达45°。检查时患者取仰卧位，两下肢置于中立位。医者位于其一侧，一手按住髂骨，固定骨盆，另一手握膝部缓缓地向外移动，当移动到一定角度或达到最大限度时，医者一手可感到骨盆开始移动，此时外展运动的度数即为髋关节外展运动度。

（4）内收运动 正常时髋关节的内收可达30°。检查时患者取仰卧位，两下肢置于中立位。医者位于其一侧，一手按住髂骨，固定骨盆，嘱患者下肢内收，从另一侧下肢前方越过中线继续内收，至骨盆开始运动为止，此时的角度即为髋关节内收运动角度。

（5）外旋运动 正常时髋关节的外旋可达30°。检查时患者取仰卧位，下肢置于中立位。医者位于其一侧，嘱患者作下肢的外旋运动，当外旋至最大限度时，足底与检查床面垂直的纵轴的夹角即为外旋角度。

（6）内旋运动 正常时髋关节的内旋可达35°。检查时患者取仰卧位，下肢作内旋运动，当旋至最大限度时，足底纵轴与床面垂直的纵轴的夹角即为内旋角度。

4. 特殊检查

（1）髋关节承重机能试验 又称站立位屈髋屈膝试验，也称存德林伯（Trendelen-burg）试验。

[检查方法] 患者站立位。医者位于其后，嘱患者单腿站立，并保持身体直立，当一腿离开地面时，负重侧的臀中肌立即收缩，将对侧的骨盆抬起，表明负重侧的臀中肌功能正常。

[阳性体征] 不负重一侧的骨盆不抬高，甚至下降。

[临床意义] 本试验阳性，提示负重侧臀中肌无力或功能不全。此试验须两侧对比检查，常用于诊断脊髓灰质炎后遗症、先天性髋关节脱位、陈旧性髋关节脱位、髋内翻、股骨头坏死等疾病。

（2）髋关节屈曲挛缩试验 又称托马斯（Thomas）试验。

[检查方法] 患者仰卧位，双下肢伸直。医者位于一侧，一手握住患者的踝关节，另一手扶住膝部，嘱患者一侧屈髋屈膝，使大腿贴近腹壁，腰部贴近床面。

[阳性体征] 伸直一侧的腿自动离开床面，大腿与床面之间形成夹角。

[临床意义] 本试验阳性，提示髋关节屈曲挛缩畸形，多由于髋关节结核、类风湿关节炎等疾病所引起。

（3）髂胫束挛缩试验　又称欧伯（Ober）试验。

[检查方法] 患者取侧卧位，健侧在下并屈膝屈髋。医者位于其前方，嘱其尽量外展患肢然后屈膝 90°，使髂胫束松弛，然后放松外展的大腿，正常时大腿下降到内收位。

[阳性体征] 外展的大腿放松后仍保持在外展位，不下落。

[临床意义] 本试验阳性，提示有髂胫束挛缩。

（4）髋关节过伸试验　又称腰大肌挛缩试验。

[检查方法] 患者俯卧位，屈膝 90°。医者位于一侧，一手握踝部，将下肢提起，使髋关节过伸。

[阳性体征] 骨盆亦随之抬起。

[临床意义] 本试验阳性，提示腰大肌脓肿、髋关节早期结核、髋关节强直等。

（5）髂坐连线检查

[检查方法] 患者侧卧位，从髂前上棘到坐骨结节的连线（Nelaton 线），正常时股骨大转子的顶点恰好在该连线上。

[阳性体征] 大转子超过此线以上。

[临床意义] 本试验阳性，提示股骨大转子上移，多见于髋关节脱位、股骨颈骨折移位、髋内翻等疾病。

（6）掌跟试验

[检查方法] 患者仰卧位，下肢伸直。医者位于一侧，嘱患者将足跟放在医者的掌面上。

[阳性体征] 足尖偏向一侧，呈外旋位。

[临床意义] 本试验阳性，提示股骨颈骨折、髋关节脱位或截瘫。

（7）足跟叩击试验

[检查方法] 患者仰卧位，双下肢伸直。医者位于一侧，一手将患者患肢稍作抬起，另一手以拳叩其足跟。

[阳性体征] 叩击足跟时髋关节处疼痛。

[临床意义] 本试验阳性，提示髋关节有病变。

（8）望远镜试验　又称杜普纯（Dupuytren）试验。

[检查方法] 患者仰卧位。医者位于一侧，一手固定骨盆，另一手握住膝部将大腿抬高 30°并上下推拉股骨干。

[阳性体征] 觉察有松动感。

[临床意义] 本试验阳性，提示有先天性髋关节脱位。双侧对照检查。

（9）屈膝屈髋分腿试验

[检查方法] 患者仰卧位。医者位于一侧，嘱患者两下肢屈曲外旋，两足底相对，两下肢外展外旋。

[阳性体征] 两下肢不易完全分开，被动分开即产生疼痛。

[临床意义] 本试验阳性，提示股内收肌综合征。

（二）膝部

1. 望诊

正常的膝关节有5°～10°的生理外翻角，伸直时，可以有0°～5°的过伸，佝偻病、脊髓灰质炎后遗症、骨折畸形愈合、骨骺发育异常等可使膝关节的外翻角改变，超过15°时，形成外翻畸形，单侧外翻时为"K"型腿；双侧外翻时为"X"型腿；外翻角消失，形成小腿内翻畸形，两侧对称为"O"型腿。膝关节滑膜炎、风湿性关节炎、膝关节结核、肿瘤等病变均可引起膝关节的肿胀，如肿胀时伴有局部皮肤发红，灼热而剧痛，多见于膝关节的急性化脓性炎症。在髌上囊部位出现局限性包块，多为髌上滑囊炎。在胫骨结节处出现明显的肿块，多为胫骨结节骨骺炎。膝关节后侧的囊性肿块多为腘窝囊肿。股骨下端或胫骨上端的内、外侧有局部隆突时，要注意是否为骨软骨瘤。在膝关节检查时，尤其要注意股四头肌的萎缩，任何引起下肢活动障碍的病变，如膝关节半月板的损伤、膝关节结核、腰椎间盘突出症、下肢骨折的长期固定等，均可引起股四头肌的萎缩。

2. 触诊

检查膝关节前面。在屈膝位时，髌骨位于膝关节前面，位置固定，不能移动，在伸膝位时，髌骨可以移动，髌骨下面的内侧与外侧的一部分可以摸清，如触摸到髌骨边缘凹凸不平时，多见于继发性骨关节炎。按压髌骨，如髌骨下脂肪垫出现触痛，多提示有脂肪垫肥厚或挫伤。股四头肌腱越过髌骨上缘和内缘，形成髌韧带，当髌韧带撕裂时，可触摸到缺损，并在其附着点有明显压痛。

检查膝关节内侧。膝关节的内侧副韧带是膝关节囊的一部分，经常在膝关节受到外翻力量时发生撕裂，检查时从起点向止点依次触摸，是否有连续中断或触痛，若内侧副韧带从内上髁处撕裂，常附带有撕裂的小骨片，若内侧副韧带从中点处断裂，则可触摸到局部缺损。

检查膝关节外侧。患者膝关节屈曲，医者用拇指按压外侧关节间隙，触摸外侧半月板有无压痛。髂胫束位于膝关节外侧的稍前方，触摸髂胫束的紧张度及有无挛缩。

检查膝关节后面。对腘窝深部进行触摸，如触及囊性肿块，多为腘窝囊肿。

一般来说，膝关节的压痛点及临床意义如下：髌骨边缘异常提示髌骨软化症，关节间隙异常提示半月板损伤，侧副韧带附着点异常提示侧副韧带损伤，髌骨下极异常提示髌下韧带病，髌韧带两侧异常提示髌下脂肪垫病变，胫骨结节异常提示胫骨结节骨骺炎。

3. 关节运动功能检查

膝关节的运动主要有屈曲、伸直、外旋、内旋等。

（1）屈曲运动　正常时膝关节的屈曲度可达145°。检查时患者俯卧位，下肢伸直。医者位于其一侧，一手握住患者足踝部，另一手按住其大腿下端，嘱患者作屈膝运动。

（2）伸直运动　正常时膝关节的伸直角度为0°，青少年及女性有5°～10°的过伸。检查时患者坐于床边，两小腿自然下垂。医者立于一侧，嘱患者主动伸膝。

（3）外旋、内旋运动　正常时膝关节在伸直位时无外旋、内旋运动，但在屈曲90°

时，有 $10° \sim 20°$ 的内、外旋运动。检查时患者仰卧位，屈膝 $90°$。医者位于一侧，一手握住患者足踝部，另一手扶住其膝部，作外旋、内旋运动。

4. 特殊检查

（1）研磨提拉试验　又称阿普莱（Apley）试验。

①挤压或研磨试验

[检查方法] 患者俯卧位，膝关节屈曲 $90°$。医者一手固定腘窝部，另一手握住患者足部，向下压足，使膝关节面靠紧，然后作小腿旋转动作。

[阳性体征] 膝关节有疼痛。

[临床意义] 本试验阳性，提示半月板破裂或关节软骨损伤。

②提拉试验：本试验有助于鉴别损伤发生在半月板还是在侧副韧带。

[检查方法] 患者俯卧，膝关节屈曲 $90°$。医者一手按住大腿下端，另一手握住患肢足踝部，提起小腿，使膝离开检查床面，作外展、外旋或内收、内旋活动。

[阳性体征] 出现膝外侧或内侧疼痛。

[临床意义] 本试验阳性，提示有内侧或外侧副韧带损伤。

（2）膝侧副韧带损伤试验

[检查方法] 患者仰卧位，膝关节伸直。医者一手扶膝侧面，另一手握住踝部，然后使小腿作被动的内收或外展动作。如检查内侧副韧带，则一手置患者膝外侧推膝部向内，另一手拉小腿外展。若检查外侧副韧带，则一手置膝内侧推膝部向外，另一手拉小腿内收。

[阳性体征] 膝关节产生松动感，内侧（外侧）有疼痛。

[临床意义] 本试验阳性，提示膝关节内侧（外侧）副韧带损伤。

（3）抽屉试验

[检查方法] 患者仰卧位，双膝屈曲 $90°$。医者坐在床边，用大腿压住患者的足背，双手握住小腿近端用力前后推拉。

[阳性体征] 关节内疼痛或小腿近端向前移动或向后移动。

[临床意义] 本试验阳性，提示膝关节前或后交叉韧带损伤。

（4）浮髌试验

[检查方法] 患者腿伸直。医者一手压在髌上囊部，向下挤压使积液局限于关节腔。然后用另一手拇、中指固定髌骨内、外缘，示指按压髌骨。

[阳性体征] 可感觉髌骨有漂浮感，重压时下沉，松指时浮起。

[临床意义] 本试验阳性，提示膝关节腔内有积液。

（5）回旋挤压试验　即膝关节旋转试验，又称麦克马丽（Mc Murray）试验。

[检查方法] 患者仰卧。医者位于一侧，一手握足，一手固定膝关节，使患者膝关节极度屈曲，尽力使胫骨长轴内旋，医者固定膝关节的手放在膝外侧推挤膝关节使其外翻，小腿外展，慢慢伸直膝关节。按上述原理作相反方面动作，使膝关节外旋内翻，小腿内收，然后伸直膝关节。

[阳性体征] 膝关节有弹响和疼痛。

［临床意义］本试验阳性，提示外侧或内侧半月板损伤。

（三）踝部

1. 望诊

踝关节的肿胀，多由踝部的外伤所引起。肿胀明显，早期以踝部前方为主，进而发展为全关节的肿胀，多见于内、外踝骨折或胫骨下端骨折。若肿胀形成缓慢，多见于踝关节结核或骨性关节炎。

2. 触诊

踝关节触摸时，为便于检查姿势的变换，一般让患者坐于检查床边，两小腿自然下垂，医者一手握住足跟，固定住足部。先在足底前部触摸第一跖骨头和第一跖趾关节，注意跖骨头周围是否有骨疣；跖趾关节是否肿胀、变型；皮肤颜色是否异常、有无滑囊增厚等，此处为痛风和滑囊炎好发部位。触摸足内、外踝，注意压痛、异常活动等。紧靠内踝远端的后面可摸到距骨内侧结节，是踝关节内侧副韧带后侧部的附着点，注意该处有无压痛。在足外侧面触摸第五跖骨粗隆，该部位易发生骨折。沿骨外侧缘向近端触摸，可触到跟骨，注意压痛点，在跟骨周围的压痛点往往就是病灶的位置。如压痛位于跟腱上，可能是腱本身或腱膜的病变；在跟腱的止点处，可能是跟腱后滑囊炎，如果 8 ~ 12 岁的小孩跟部后下方压痛，可能是跟骨骨骺炎（塞渥病）；压痛点在跟骨的跖面正中偏后，可能是跟骨棘或脂肪垫的病变，靠前部可能是跖腱膜的疼痛；压痛点在跟骨的内外侧，可能是跟骨本身的病变；压痛点在跟骨两侧靠内、外踝的直下方，则可能是距下关节病变。

3. 关节运动功能检查

踝及足部的主要运动有踝背伸，踝跖屈，踝内、外翻及足趾的运动。踝关节检查时以足长轴与小腿纵轴成 90°角为中立位。检查时患者坐于检查床边，两小腿自然下垂。医者站于其前方，一手托住足跟，踝关节置于中立位。

（1）踝背伸运动　正常时踝关节的背伸可达 30°。嘱患者作踝关节的背伸运动。

（2）踝跖屈运动　正常时踝跖屈运动可达 45°。嘱患者作踝关节的跖屈运动，两侧对比检查。

（3）踝内翻运动　踝内翻运动主要发生在跟距关节，正常时可达 30°。嘱患者作内翻运动，两侧对比检查。

（4）踝外翻运动　正常时踝外翻可达 30°。嘱患者作外翻运动，两侧对比检查。

（5）足趾运动　足趾的屈曲主要发生在远端和近端趾间关节，背伸主要发生在跖趾关节。如第一跖趾关节屈曲可达 30°，背伸可达 45°。嘱患者屈曲足趾。

4. 特殊检查

（1）足内、外翻试验

［检查方法］患者坐位或仰卧位。医者一手固定小腿，另一手握足，将踝关节极度内翻或外翻。

［阳性体征］出现同侧或对侧疼痛。

［临床意义］本试验阳性，提示内踝或外踝的软组织损伤或骨折。

（2）伸踝试验

［检查方法］患者坐位或仰卧位。伸直小腿，然后用力背伸踝关节。

［阳性体征］小腿肌肉疼痛。

［临床意义］本试验阳性，多提示小腿有深静脉血栓性静脉炎。

第三节　头面部、胸腹部的检查

一、头面部

（一）望诊

观察头颅的大小形状是否与年龄相称，如头形过大者常见于脑积水，亦可见于呆小病；头形过小者见于大脑发育不良。额骨及颞骨双侧凸出，顶部扁平，呈方形为方头畸形，多见于佝偻病患儿，头发多稀疏不华。正常时眼睑裂两侧对称，大小相宜，睑裂变小多见于动眼神经麻痹、颈交感神经损害以及面肌痉挛；眼睑裂变大多见于面神经麻痹。眼球单侧突出多见于眶内肿瘤，双侧突出多见于颅内压增高等，眼球震颤多见于脑部病变。头轻度前倾、姿势牵强，多为颈椎病、落枕。小儿头倾向患侧，额面转向健侧，呈倾斜状态，多见于小儿肌性斜颈。一侧不能闭眼，额部皱纹消失，作露齿动作时，口角斜向健侧，鼻唇沟消失，多为面神经麻痹。头部不自主震颤，可见于老年人或震颤麻痹患者。下颌关节强直，发生于单侧时，则见颏部偏斜于患侧，患侧丰满，健侧扁平；发生于双侧时，则见整个下颌骨发育不良，颏部后缩。

（二）触诊

婴儿的前囟门一般在出生后 12~18 个月闭合，检查时医者两手掌分别放在左右颞部，拇指按在额部，用中指和示指检查囟门，正常未闭时，囟门与颅骨平齐，稍有紧张感，前囟门可触及与脉搏一样的跳动，小儿哭闹、高热或颅内出血等颅内压增高可使前囟隆起。落枕、颈椎病患者常可摸到肌肉的强硬痉挛。

头部触诊时尚需注意压痛，如额窦、筛窦或上颌窦等压痛多见于鼻窦炎等。

（三）特殊检查

张口度测定

［检查方法］张口时，上下颌牙齿之间的距离，相当于自己示、中、无名指三指并拢时末节的宽度。

［阳性体征］上下颌牙齿之间的距离减小。

［临床意义］本试验阳性，提示下颌关节强直。

二、胸腹部

（一）望诊

充分暴露胸腹部，观察胸廓前面两侧是否对称，若一侧隆起，另一侧变平，而胸廓后面亦一侧隆起，另一侧变平，胸椎棘突连线变成弯曲弧线，往往是由胸椎侧弯而成畸形。正常胸廓横径长，前后径短，上部窄，下部宽近似圆锥形。如胸廓高度扩大，尤其是前后径扩大，外形似桶状，俗称"桶状胸"，多见于肺气肿及支气管哮喘患者。如胸骨，尤其是胸骨下部显著前突，胸廓的前后径扩大，横径缩小，形似鸡胸，多见于佝偻病患者。胸椎的畸形，亦可使胸廓发生改变，如脊柱结核、老年驼背造成脊柱后凸，使胸部变短，肋骨互相接近或重叠，胸廓牵向脊柱；如发育畸形，脊柱的某些疾患或者脊柱旁一侧肌肉麻痹，使脊柱侧凸，脊柱突起的一侧胸廓膨隆，肋间隙加宽，而另一侧胸廓下陷，肋骨互相接近或重叠，两肩不等高。

观察胸腹部有无明显凹陷或膨隆，如站立时，见患者上腹凹陷，而脐部及下腹部隆起，多为胃下垂患者。若胸部发生多发生肋骨骨折，伤侧胸部可明显塌陷，并出现反常呼吸，胸部严重损伤时，患者为减轻疼痛而采用腹式呼吸。腹部膨隆并见静脉曲张时，多见于肝硬化腹水。

注意观察皮肤的颜色，若胸部外伤，皮肤可见青紫瘀斑。

（二）触诊

先在胸部沿肋骨走行方向进行触摸，如有明显压痛点，提示有肋骨骨折；在触摸肋软骨部时，有如高凸、压痛，多提示有肋软骨炎。在沿肋间隙触摸时，如找到疼痛点，多因肋间神经痛引起。胸壁有皮下气肿时，用手按压可有捻发或握雪感，多由于胸部外伤后，使肺或气管破裂，气体逸至皮下所致。腹部内脏病变按照该脏器的解剖位置，在相应的体表有疼痛反应及压痛，如阑尾炎发作时，在右髂前上棘与脐连线的中、外 1/3 交点处有压痛，此点在临床上叫麦克伯尼（McBurney）点；在足三里直下 2 寸的阑尾穴常有压痛或酸胀感，以右侧较为明显。胆囊炎时在右季肋缘与腹直肌右缘的交角处有压痛，胃溃疡时在上腹部正中和偏左有范围较广的压痛，十二指肠溃疡时在上腹部偏右有明显的局限压痛点。若腹腔内实质性脏器损伤出血时，腹部有广泛压痛、移动性浊音，肝浊音界消失。肝、脾包膜下破裂或系膜、网膜内出血，可触摸到腹部包块。

胃肠道、胆道等空腔脏器破裂，因漏出的胃液或胆汁造成对腹膜的强裂刺激，产生腹膜炎，触摸时腹壁强硬如板，称为板状腹。

下腹部触痛应进一步了解盆腔脏器中有无膀胱、输尿管、尿道、直肠等的损伤，如在腹部触摸到肿块时，应进一步了解肿物的大小、界限、质地的软硬程度，表面是光滑还是结节感，有无波动及搏动，有无活动度，触痛是否敏感。

（三）特殊检查

压胸试验

[检查方法] 患者坐位。医者一手抵住患者脊柱，另一手按压其胸骨，两手轻轻地相对挤压。

[阳性体征] 胸壁处出现疼痛。

[临床意义] 本试验阳性，提示肋间肌损伤或肋骨骨折。

（李守栋）

▪▪ 学 习 小 结 ▪▪

1. 学习内容

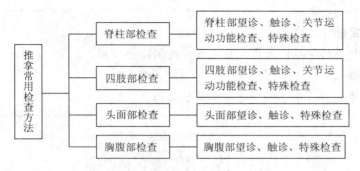

2. 学习方法

掌握推拿临床软组织、骨关节等损伤的望诊、触诊、特殊检查内容，熟悉全身关节运动功能检查。

▪▪ 复 习 思 考 题 ▪▪

（1）脊柱部望诊各畸形的临床意义？

（2）脊柱部触诊压痛点的临床意义？

（3）脊柱部触诊如何区分浅压痛、深压痛、间接压痛？

（4）颈椎、腰椎关节运动功能各有哪些，其正常范围值有多大？

（5）脊柱部的特殊检查有哪些？简述其检查方法及临床意义？

（6）四肢部望诊各畸形的临床意义？

（7）肩部触诊如何检查肌腱袖，其临床意义是什么？

（8）四肢部各关节运动功能各有哪些，其正常范围值多大？

（9）四肢部的特殊检查有哪些？简述其检查方法及临床意义。

（10）肩关节外展活动试验的临床意义是什么？

（11）膝关节周围压痛点的临床意义是什么？

（12）踝关节周围压痛点的临床意义是什么？

（13）头面部望诊各畸形的临床意义是什么？

（14）张口度测定的检查方法及其临床意义是什么？

（15）压胸试验的检查方法及其临床意义是什么？

第四章　推拿的基本知识

第一节　推拿的特点

1. 适应证广

推拿作为一种绿色疗法，对伤科、儿科、内科、妇科、五官科等科的许多病症都有较好的疗效，而且亦被广泛应用于亚健康状态的身体保健。

2. 操作方便

推拿是应用手法作用于人体特定部位起到治疗疾病的目的，不需要借助任何医疗器械，简便易行。

3. 安全有效

中医推拿只要手法应用恰当，操作认真，一般无明显副作用，十分安全。在伤科及儿科疾病的治疗中，推拿具有非常好的疗效，为其他疗法所不能取代。

4. 推拿是力量与技巧的完美结合

力量是基础，技巧是关键。推拿是通过手法治疗疾病的，而手法的操作必须是力量与技巧的完美结合，才能产生最佳临床疗效。

5. 中西医理论为指导，明确诊断，辨病或辨证施法

推拿治疗疾病应在中医理论及现代医学理论的指导下，明确诊断，再辨病、辨证施法，才能保证推拿的安全、有效。

第二节　推拿的注意事项

1. 事先解释

推拿医师对初次接受推拿治疗和精神紧张的患者，应作好解释工作，以利于手法操作。治疗前应先与患者讲解在手法治疗过程中的注意事项，以及有可能出现的某些现象或反应，争取患者的信任和配合，消除患者的精神紧张及不必要的顾虑或疑惧心理。

2. 集中精力

在手法操作过程中，推拿医师要集中精力，避免谈笑，做到手随意动，功从手出。同时还要密切观察患者对手法的反应（如面部表情的变化、肌肉的紧张度以及对被动运动的抵抗程度等），询问患者的自我感觉，根据具体情况随时调整手法刺激的方法与强度，避免增加患者的痛苦和不必要的损伤。

3. 操作卫生

推拿医师应注意保持个人卫生及工作环境的卫生，经常修剪指甲，手上不得佩带戒指及其他装饰品，以免擦伤患者的皮肤和影响治疗。推拿前后均应洗手，防止交叉感染。天气寒冷时，要注意双手的保暖，以免冷手触及皮肤引起患者的不适或肌肉紧张。在治疗时，除直接接触患者皮肤操作的手法如擦法、捏脊法外，其余手法在施术时，一般用治疗巾覆盖被治疗的肢体或局部。

4. 力量适当

手法操作必须具备一定的力量，达到一定的刺激阈值，才能获得良好的治疗效果。力量太过或不及均会影响疗效，故推拿医师在施用手法时，必须根据患者体质、病证、部位等不同情况而灵活地增减手法的力量。如新病、剧痛宜轻柔，久病、痿麻宜深重。力量太过或施用蛮力、暴力，有可能加重患者的痛苦或增加人为的损伤；不及则难以产生良好的治疗作用。对老年体弱、久病体虚，或饥饿、剧烈运动后患者，手法不宜过重。

5. 熟练掌握医学基础理论

推拿医师不仅手法操作要熟练，还要掌握中医基础理论、经络腧穴，西医学的解剖、生理、病理学等，才能用好手法，保证推拿的安全有效。

6. 手法准确

首先，推拿医师应准确掌握每一手法的动作要领，严格按照规范化的动作结构进行操作；其次，在治疗过程中具体运用什么手法，应根据疾病的性质、病变的部位而定。如对关节运动障碍者，应用被动运动类手法，一定要在正常的生理活动范围内和患者能够忍受的情况下进行，最终使手法刺激准确地传导到相应的组织结构和层次，直达病所，起到相应的治疗作用。推拿手法种类繁多，但是每一个临床推拿医师掌握和习惯使用的手法不一定很多，手法宜精不宜滥，贵专不贵多。

7. 诊断明确，辨证施法

治疗前应详细诊察，全面了解患者的病情，排除推拿禁忌证，再选择合适的手法治疗。

8. 治疗有序

手法操作要有一定的顺序，一般从头面→肩背→上肢→胸腹→腰骶→下肢，自上而下，先左后右，从前到后，由浅入深，循序渐进，并可依具体病情适当调整。局部治疗，则按手法的主次进行。手法强度的控制要遵循先轻后重、由重转轻、最后结束手法的原则。

9. 时间灵活

手法操作时间的长短对疗效有一定的影响。时间过短，往往达不到疗效；时间过长，局部组织有可能产生医源性损伤，或令患者疲劳。所以，操作时间长短，要根据患者的病情、体质、病变部位、所施手法的特点等因素灵活确定。每次治疗一般以10～20分钟为宜，对内科、妇科疾病可适当延长。

10. 体位舒适

手法操作要选择适当的体位。对患者而言，宜选择肌肉放松、呼吸自由，既能维持较长时间，又有利于推拿医生手法操作的体位。对医者来说，宜选择一个有利于手法操作、力量发挥的体位，同时也要做到意到、身到、手到，步法随手法相应变化，保持整个操作过程中身体各部动作的协调一致。

第三节　推拿的适应证与禁忌证

一、推拿的适应证

1. 骨伤科疾病

颈椎病、枕寰枢关节失稳、颈椎间盘突出症、落枕、前斜角肌综合征、项背肌筋膜炎、胸椎后关节紊乱、腰椎间盘突出症、急性腰肌损伤、慢性腰肌劳损、腰椎退行性脊柱病、棘上韧带损伤、棘间韧带损伤、第三腰椎横突综合征、腰椎后关节紊乱、退行性腰椎滑脱症、强直性脊柱炎、髂腰韧带损伤、骶髂关节综合征、梨状肌综合征、臀上皮神经损伤、肩关节周围炎、肱二头肌长头肌腱滑脱、肱二头肌长头肌腱腱鞘炎、肱二头肌短头肌腱损伤、冈上肌肌腱炎、肩峰下滑囊炎、尺骨鹰嘴滑囊炎、肱骨外上髁炎、肱骨内上髁炎、桡侧伸腕肌腱周围炎、桡骨茎突部狭窄性腱鞘炎、桡尺远侧关节损伤、腱鞘囊肿、腕管综合征、腕关节扭伤、指部腱鞘炎、指间关节软组织损伤、髋关节滑囊炎、髂胫束损伤、退行性髋关节炎、退行性膝关节炎、膝关节侧副韧带损伤、膝关节半月板损伤、膝关节创伤性滑膜炎、髌下脂肪垫劳损、踝关节软组织损伤、踝管综合征、跟腱损伤、足跟痛等。

2. 内科疾病

感冒、哮喘、心悸、胸痹、不寐、头痛、眩晕、高血压、中风后遗症、面瘫、胃痛、胃下垂、胁痛、呃逆、腹泻、便秘、癃闭、淋证、遗精、阳痿、早泄、消渴、郁证、慢性疲劳综合征、痹证、痿证等。

3. 妇产科、外科疾病

经前期紧张症、痛经、月经不调、不孕症、产后身痛、带下病、子宫脱垂、慢性盆腔炎、围绝经期综合征、乳少、产后耻骨联合分离症、急性乳腺炎等。

4. 儿科疾病

咳嗽、发热、顿咳、泄泻、呕吐、疳积、惊风、佝偻病、肌性斜颈、夜啼、遗尿、小儿麻痹后遗症、臂丛神经损伤、斜视、桡骨头半脱位、脱肛、脑性瘫痪等。

5. 五官科疾病

假性近视、慢性单纯性鼻炎、过敏性鼻炎、慢性扁桃体炎、声音嘶哑、斜视等。

二、推拿的禁忌证

（1）各种急性传染性、感染性疾病，如病毒性肝炎、骨结核、肺结核等不宜应用推拿治疗，以免贻误病情。

（2）诊断不明确的急性脊柱损伤或伴有脊髓损伤症状的患者，禁用推拿治疗，否则可能加重脊髓损伤。

（3）恶性肿瘤的患者一般不宜推拿治疗。

（4）化脓性疾病（如化脓性关节炎等）所引起的运动器官病症，不宜推拿治疗，以免加重病情。

（5）有血液病或出血倾向的患者，如血友病、恶性贫血、紫癜等，推拿可能导致局部组织内出血，应慎用推拿治疗。脑出血的患者，应在出血停止2周后再行手法治疗。

（6）推拿治疗部位有皮肤破损（如烫伤、烧伤）、皮肤病（湿疹、癣、疱疹、脓肿）者，患处不宜推拿治疗，以免引起局部感染。

（7）严重心、脑、肺、肾等器质性疾患，禁用推拿治疗。

（8）精神病患者不能配合医生操作，故不宜推拿。

（9）剧烈运动后、饥饿或极度劳累时，或体质极度虚弱的患者，不宜立即推拿治疗，以免发生晕厥。

（10）妇女在妊娠期、月经期，其腰骶部和腹部不宜推拿，以免出现流产、月经出血量过多。

（井夫杰）

学 习 小 结

1. 学习内容

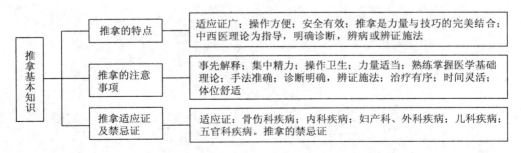

2. 学习方法

本章要重点理解和掌握推拿的适应证与禁忌证，熟悉推拿的特点及推拿的注意事项。

复习思考题

（1）推拿具有哪些特点？

（2）简述推拿的注意事项。

（3）推拿的禁忌证有哪些？

第五章　推拿异常情况的处理

❋学习目的

通过本章的学习，可以为避免出现推拿意外以及出现推拿意外后如何处理提供指导。

❋学习要点

常见推拿意外的诊断及处理。

如果诊断不明确，误用手法，或手法操作不当，刺激过大，或做超关节正常生理活动范围的被动运动，可能会导致骨关节及软组织的损伤，甚至危及患者生命。因此，一旦发生推拿意外，应当及时正确处理。临床常见推拿意外有以下几种，简述如下。

一、寰枢关节脱位

【病因】

当上段颈椎患有炎症或肿瘤病变，或存在齿状突发育不良等先天异常，在未明确诊断情况下施用手法；或手法操作不当，或暴力推拿，或做超关节正常生理活动范围的颈部被动运动，均可能引起寰椎横韧带的损伤，导致寰枢关节脱位。

【诊断】

（1）临床表现　颈部疼痛，僵硬不适，颈部活动受限，活动后可引起剧烈疼痛，有"咔扎"声；枕部有麻木感，自觉头颅向前下坠，无力支撑；上肢麻木无力，手指精细动作障碍，下肢无力，行路不稳，有踩棉花感。

（2）体征　颈肌痉挛，第2颈椎棘突向后隆突并偏歪，头部前倾或伴有颏部旋转。第2颈椎棘突压痛，枕大神经区压痛，项肌压痛。若脊髓受压，肱二、肱三头肌腱反射亢进，Hoffmann 征阳性，上肢肌力减弱，深感觉减退。下肢膝腱、跟腱反射亢进，Babinski 征阳性，并有深感觉障碍。

（3）辅助检查　X 线检查是诊断寰枢关节脱位最可靠的依据。正位片显示两侧齿状突与寰椎侧块间隙不对称，患侧间隙变窄、消失和重叠（只有当投照位置正确，门齿中缝对准齿状突中线时，两侧间隙不对称才有临床意义）。侧位片显示寰椎前弓后面与齿状突前缘间隙增宽（正常为 3～6mm）。此外，炎症性寰枢关节自发性半脱位，骨质可出现缺钙现象，尤以寰椎前弓最明显，但无骨质破坏。

【预防】

（1）明确诊断　由于寰枢关节有自发性脱位的倾向，无需强大的颈部旋转外力，即可致寰枢关节的脱位；颈部、咽后部感染，可引起寰枢韧带损伤，而逐渐发生脱位。

因此，推拿治疗之前（特别是做颈部旋转复位类手法之前），应常规拍摄颈椎正、侧位X线片，血常规和红细胞沉降率等检查，以排除寰枢关节异常、颈咽后部及其他感染病灶。

（2）手法操作准确　颈部旋转的幅度不超过颈椎正常生理活动范围；不要片面强求弹响声。

（3）儿童慎用旋转类手法　10岁以下的儿童，因韧带松弛，颈部活动范围较大，或齿状突发育不良等先天异常，轻微外伤即可引起脱位。因此，对10岁以下的儿童尤须慎用颈部旋转手法。

【处理】

正确搬运骨折、脱位的患者，尤其是高位病损者，在急救时搬运不当，往往会造成脊髓不可挽救的严重损伤的恶果。或明确诊断后，急转外科手术治疗。

二、肩关节脱位

【病因】

推拿治疗肩部疾病时，患者患有局部器质性病变（如恶性肿瘤、结核病、严重骨质疏松等），诊断不明确；或手法操作不当，或暴力推拿，或操作骨关节类手法时超过肩关节正常活动范围，特别是在麻醉下进行无规范的手法操作，就可能造成医源性的肩关节脱位，甚至合并肱骨大结节骨折、肱骨外科颈骨折等。

【诊断】

（1）临床表现　肩部疼痛，功能活动障碍。

（2）体征　肩部失去正常圆形膨隆的外观，而变为平坦的方肩。肩峰下部有空虚感，如旋转肱骨干时，可在脱出处扪到滑动的肱骨头。Dugas征阳性（即患手不能触及健侧肩部）。

（3）辅助检查　X线摄片可明确肩关节脱位类型，或有无骨折并发症。

【预防】

（1）遵循手法操作的解剖学原则　施术者应熟悉肩关节的解剖结构和关节正常的活动范围，手法操作是运动幅度要由小到大，顺势而行，切不可急速、猛烈、超生理活动范围强行操作。

（2）明确诊断　排除肩关节其他病变（如严重骨质疏松、恶性肿瘤等）。

（3）手法操作准确　禁止使用强刺激手法及做大幅度的肩关节外展、外旋的被动运动。对肩周炎做外展、外旋位被动运动以仰卧位为佳。

【处理】

（1）单纯肩关节脱位　应使用手牵足蹬法进行复位。患者取仰卧位，医者立于患侧，用双手握住患肢腕部，把足底放在患肢腋下（左肩用左足，右肩用右足），缓慢地作纵向拔伸牵引患肢，同时逐渐地向外旋转患肢，此时可将肱骨头自前方（锁骨下、喙突下、盂下）离开，从关节囊的破裂口滑入关节盂内，完成整复。

（2）肩关节脱位合并骨折　若合并肱骨大结节骨折，骨折块无移位者，只要脱位一经整复后，骨折块也随之复位；若推拿肩部时造成肱骨外科颈骨折，应分析其骨折类型，明确整复手法，必要时须转科行手术治疗，以免贻误治疗时机。

三、软组织损伤

【病因】

（1）手法操作有失要领　初学推拿者，手法生硬粗暴，不能做到持久、柔和、均匀，从而损伤皮肤；或骨关节类手法操作超生理活动范围亦导致肌肉、韧带、关节的损伤。

（2）手法操作时间过长或刺激强度过大　粗蛮施加压力或小幅度急速而又不均匀地使用擦法，极易致皮肤损伤。又如掐法操作时用力过猛或时间过长，造成皮肤损伤。其次，长时间在局部进行手法操作，导致痛阈提高，皮肤感觉迟钝，则易损伤皮肤。

（3）诊断不明确　若患者患有血液病，或局部存在韧带、肌腱断裂等，误用手法操作，则可致皮下血肿或肌腱韧带进一步损伤。

【诊断】

（1）临床表现　皮肤损伤轻者局部表现明显的灼热感或剧痛。肌肉、肌腱、韧带损伤则表现出局部红肿热痛，伴有局部关节功能活动受限。关节囊损伤表现出关节肿胀疼痛，功能活动受限。

（2）体征　皮肤破损，皮下可见有大小不等的出血瘀斑，皮下出血的局部皮肤张力增高，有压痛；肌肉痉挛，甚至有关节腔积液。

（3）辅助检查　MRI 检查可明确诊断韧带、肌腱是否断裂。

【预防】

（1）规范操作手法　医者应加强手法基本功训练，正确掌握各种手法的动作要领，以提高手法的熟练程度。对初诊患者要注意手法的强度，力量由轻到重，以患者能忍受为度。

（2）注意保护皮肤　在使用擦法、指揉法时，一定要用油膏、滑石粉等介质以保护皮肤。在面部使用推法或指揉法时，可加用治疗巾保护。勤修指甲，以免损伤皮肤。

（3）明确诊断，排除推拿禁忌证　若伴有肌腱韧带断裂或关节囊严重损伤者，禁止手法操作，以免加重损伤；若伴有血小板减少的患者、或有血友病病史的患者，禁止推拿治疗，以免造成软组织损伤或关节内出血。

【处理】

（1）表皮损伤　一般无需特殊处理。但是一定要保持伤口的清洁，以防继发感染，局部可外涂红药水，若组织液渗出较多时，可外涂紫药水，不要包扎，数日后即可获痊愈。

（2）皮下轻微出血　首先是制动，局部可用轻快的摩、揉手法，以疏通气血，消散淤血，促进渗出液的吸收。

（3）皮下血肿 若属血液病由于手法刺激后引起肌肉内或关节内出血者，应作局部和全身治疗。

（4）肌腱韧带断裂 诊断明确后，转外科手术治疗。

四、肋骨骨折

【病因】

（1）手法操作用力过大 在推拿治疗时，由于过度挤压胸廓的前部或后部，使胸腔的前后径缩短，左右径加长，导致肋骨的侧部发生断裂，造成骨折。如患者俯卧位，医者在其背部使用双手重叠掌根按法或肘压法等重刺激手法，易造成肋骨骨折。

（2）诊断不明确，误用手法 未对患者肋骨有无病理变化（如严重骨折疏松、恶性肿瘤等）进行明确诊断，误用重刺激按压手法，易导致肋骨骨折。

【诊断】

（1）临床表现 局部疼痛，深呼吸、咳嗽、喷嚏或转动躯体时疼痛加剧。若出现胸闷、气急、呼吸短浅、咯血、皮下气肿时，应考虑肋骨骨折导致胸部并发症。若出现胸壁下陷，在呼吸运动时与正常胸廓步调一致，出现反常呼吸，属多根肋多处骨折所造成。

（2）体征 局部肿胀，见有皮下血肿、淤血等；明显压痛，有时可摸到骨擦音，两手前后位或左右位挤压胸廓均可引起骨折处剧痛。

（3）辅助检查 胸部 X 线摄片检查，可以明确骨折的情况，而且对有无胸内并发症提供依据。

【预防】

（1）因人而异选用手法，勿暴力推拿 在上背部俯卧位推拿时，要根据患者年龄、体质，慎选重刺激手法，尤其是对于老年人，由于其肋骨失去弹性，在受到外力猛烈挤压时极易造成肋骨骨折。

（2）诊断明确 若患者肋骨有转移性恶性肿瘤或严重骨质疏松，在诊断明确的情况下，上背部及胸部的按压手法应禁止使用。

【处理】

（1）单纯的肋骨骨折 由于固有肋间肌的固定，骨折很少发生移位。因此，可用胶布固定胸廓，限制胸壁呼吸运动，让骨折端减少移位，以达到止痛目的。胶布固定法：每条胶布宽 5～7cm，长度为胸廓的半周加 10cm。患者取坐位，两臂外展或上举，当呼气之末，即胸围最小时，先在后侧超过中线 5cm 处贴紧胶布，由后绕向前方跨越前正中线 5cm。第一条贴在骨折部，而后以叠瓦状（重叠 1cm）向上和向下各增加 2～3 条，以跨越骨折部上、下两肋为宜。此法对多根肋骨骨折、老年、肥胖及皮肤有过敏的患者不宜使用。

（2）肋骨多处骨折或伴有胸部并发症 患者若出现胸壁下陷，伴有反常呼吸，属多肋多处骨折所造成，或者患者出现胸闷、气急、呼吸短浅、咯血、皮下气肿，应考虑肋骨骨折所产生的胸部并发症，应及时转胸外科会诊、治疗。

五、胸腰椎压缩性骨折

【病因】

（1）暴力推拿　推拿操作时，当患者取仰卧位，过度地屈曲双侧髋膝关节，使腰椎生理弧度消失，并逐渐发生腰椎前屈，胸腰段椎体前缘明显挤压，在此基础上，再骤然增加屈髋、屈腰的冲击力量，则容易造成胸腰段椎体压缩性骨折。

（2）诊断不明确，误用手法　若患者胸腰椎存在严重骨质疏松或有肿瘤转移的情况下，未明确诊断，误用手法操作，则易导致胸腰椎压缩性骨折。

【诊断】

（1）临床表现　胸腰部有局限性自发性疼痛，脊柱功能活动障碍，活动时疼痛加重。

（2）体征　局部有向后成角畸形、血肿，局部压痛、叩击痛。若有脊髓损伤者，则出现大小便障碍，下肢腱反射亢进，病理征阳性。

（3）辅助检查　X线摄片检查可以确定脊柱骨折损伤的部位、程度、类型和治疗的方法。

【预防】

（1）在正常生理活动范围内操作骨关节手法　临床推拿屈膝屈髋操作时，只要在正常的髋、膝关节活动范围内，且双下肢屈髋、膝关节的同时，不再附加腰部前屈的冲击力，可以避免腰椎压缩性骨折。

（2）手法操作前，对患者病情进行评估，明确诊断　在临床推拿治疗时，特别是对于老年人、体质较弱或伴有骨质疏松的患者，一定全面了解患者病情及身体状态，明确诊断，再辨病或辨证施法。

【处理】

（1）搬运要确当　搬运不当，可引起脊髓不可挽回的严重损伤。即使对于脊柱损伤的可疑患者，也应按脊柱损伤患者的方法搬运。在搬运时最好用木质担架，亦可用铺板或门板代用。搬运方法：对疑有脊柱损伤的患者搬运时，以四人搬运法为最佳。先让侧卧或仰卧的患者四肢伸直，上肢贴附在胸壁两侧，再将担架置于患者的一侧。搬运时一人扶头、一人抬脚，中间两人用宽布带托住脊柱骨折部，避免屈曲，抬起或放下时务求动作的一致。

（2）明确诊断，治疗要及时、正确　单纯性椎体压缩性骨折，是指椎体压缩变形小于1/2、无脊髓损伤，可采用非手术疗法，急性期卧床休息，待疼痛逐渐缓解后，可指导患者锻炼腰背伸肌，以促使压缩的椎体复原。早期锻炼不至于产生骨质疏松，通过锻炼增强背伸肌的力量，避免慢性腰痛后遗症的发生。脊柱不稳定的损伤，是指椎体压缩变形大于1/2，同时伴有棘上、棘间韧带损伤或附件骨折，或伴有脊髓损伤，应以手术治疗为主。

六、昏厥

【病因】

（1）手法刺激过强 推拿治疗的过程中，如果使用特重的手法持续刺激，尤其是踩跷法是造成痛性休克的重要原因。

（2）患者处于虚弱疲劳状态下接受推拿 在患者空腹、过度疲劳、剧烈运动后行手法治疗，会出现昏厥。

【诊断】

（1）临床表现 休克早期，患者表现为烦躁不安；休克加重时，表现为表情淡漠、反应迟钝、嗜睡、意识模糊甚至昏迷。

（2）体征 皮肤苍白、口唇和甲床轻度发绀、四肢皮肤湿冷、脉搏细弱而快、血压下降、呼吸深而快、尿量明显减少等。

【预防】

（1）严格掌握推拿适应证及禁忌证 为了防止推拿治疗诱发休克意外，临床上必须做到：对空腹患者不予推拿治疗，对剧烈运动后或过度劳累后的患者不予重手法治疗。

（2）少用重刺激手法 尽量避免使用重刺激手法。若必须应用时，应当在患者能够耐受的范围内。

【处理】

（1）停止推拿治疗，卧床休息 出现昏厥时应立即终止手法操作。若仅表现为头晕、恶心、心慌气短、皮肤苍白、出冷汗，应立即取平卧位，或头低足高位，予口服糖水或静脉注射 50% 葡萄糖。

（2）抗休克治疗 如病情较重，应立即给予抗休克治疗，补充血容量，维持水、电解质和酸碱平衡，应用血管扩张剂，以维护心、肺、肾脏的正常功能，必要时立即请内科会诊治疗。

七、脑血管意外

【病因】

（1）手法操作刺激强度过大 患者患有高血压或脊髓血管畸形，由于手法刺激强度过大，导致血压骤然升高，引起脑出血或蛛网膜下腔出血。

（2）未明确诊断，误用手法 若患者颈部血管壁上存在附壁血栓，在颈部粗暴误用骨关节类手法，导致栓子脱落，可引起脑栓塞。

【诊断】

（1）蛛网膜下腔出血 突发剧烈头痛及呕吐，面色苍白，冷汗，脑膜刺激征阳性以及血性脑脊液或头颅 CT 见颅底各池、大脑纵裂及脑沟中积血等。少数患者，特别是老年人头痛等临床症状不明显，应注意避免漏诊，及时腰穿或头颅 CT 检查可明确诊断。

（2）脑出血　大多数发生在 50 岁以上高血压病患者。发病多较突然，病情进展迅速，严重时在数分钟或数小时内恶化，患者出现意识障碍、偏瘫、呕吐和大小便失禁等，并可有头痛和血压升高。脑脊液压力增高，多数为血性；头颅 CT 扫描可确诊。

（3）脑栓塞　发病急骤，症状多在数分钟或短时间内达到高峰。部分患者可有意识障碍，较大栓塞或多发性栓塞时患者可迅速进入昏迷和出现颅内压增高症状。局部神经缺失症状取决于栓塞的动脉，多为偏瘫或单瘫、偏身感觉缺失、偏盲及抽搐等。主侧半球病变时可出现失语、失用等。脑脊液除压力增高外多正常。脑血管造影检查可明确栓塞部位、但阴性者不能排除本病。CT 检查常有助于明确诊断，同时还可发现脑水肿及有无脑室受压、移位及脑疝形成等。

【预防】

（1）及早发现脑血管畸形　脑血管畸形的患者，应禁止使用重刺激手法。

（2）手法刺激强度不宜过大　对有严重高血压、出血倾向、凝血酶原缺乏或有动脉血管硬化的患者，应尽量避免应用重刺激手法治疗。

【处理】

若初步诊断为脑血管意外，当及时转到神经内科或神经外科进行治疗，以免加重病情。

（井夫杰）

学习小结

1. 学习内容

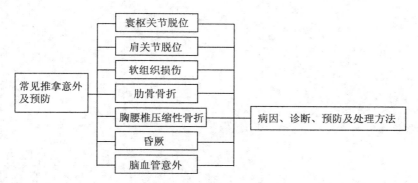

2. 学习方法

本章要熟悉和了解常见推拿意外的临床表现、预防及处理方法。

■ 复习思考题 ■

（1）简述因推拿意外引起的寰枢关节脱位的临床表现及预防方法。

（2）简述因推拿意外引起的肩关节脱位的临床表现及预防方法。

（3）简述因推拿意外引起的胸腰椎压缩性骨折的临床表现、预防及处理方法。

（4）简述因推拿意外引起的脑血管意外的临床表现及预防方法。

（5）如何预防推拿意外引起的软组织损伤？

（6）简述因推拿意外引起的昏厥的处理方法。

下篇

各论

第六章　骨伤科疾病

✱学习目的

通过本章节的学习，为推拿临床治疗骨伤科疾病打下坚实的基础。

✱学习要点

常见骨伤科疾病的概念、解剖生理、病因病机、诊断、鉴别诊断、推拿治疗、功能锻炼、注意事项。

第一节　脊柱躯干部疾病

一、颈椎病

颈椎病又称"颈椎综合征"，是由于颈椎间盘退行性改变、颈椎骨质增生以及颈椎部损伤等原因引起脊柱内外平衡失调，刺激或压迫颈神经根、椎动脉、脊髓或交感神经而引起的一系列临床症状。本病是中老年人的常见病、多发病。属中医学"项痹""项肩痛""眩晕"等范畴。

【解剖生理】

颈椎共有 7 个，其间有椎间盘 6 个，有 8 对颈脊神经。由椎体和椎弓组成椎管和椎间孔。第 1、第 2 颈椎为寰、枢椎，第 3 ~ 7 颈椎的基本结构大致相同，每节椎骨均包括椎体、椎弓及突起等。

椎管前面椎体的连接，主要是钩椎关节，后缘是关节突关节。第 3 ~ 7 颈椎相邻上方椎体后面形成左右方向的凹陷，在下方椎体两侧后方有向上的嵴状突起，称为钩突，左右两侧的钩突呈臼状包绕上方的椎间盘，并与上方椎体形成滑膜性关节，即钩椎关节。该关节从左右增强了颈椎的稳定性，防止椎间盘向侧方脱出，当椎间盘退化变薄时，上下椎体缘往往发生碰撞而磨损，因而极易产生骨质增生，导致椎间孔缩小。

颈椎的椎弓根较短而细，因此，椎骨的上、下切迹较为狭窄，深浅也近似。相邻椎骨的上、下切迹组合形成椎间孔，颈椎的椎间孔为斜位的骨性管，呈卵圆形，其纵径大于横径。由于椎间孔的前后径小，若后关节突和椎体向前、后移位或骨赘形成，则可使前后径进一步缩小，临床上易出现神经根受挤压。

关节突间关节：位置接近水平，因而稳定性较差，脊神经根位于此关节的前方，一旦椎间盘发生萎缩性退变，椎间隙变窄，关节突间关节囊松弛，就容易发生椎体滑脱，从而使椎间孔变窄而发生神经根刺激症状。

颈椎横突：由椎弓和椎体相连合成，其根部有一圆孔，称为横突孔或椎动脉孔。

椎动脉从颈总动脉的后上方上升，进入第 6 颈椎的横突孔，向上于寰椎横突孔上方穿出。

【病因病机】

（1）颈椎椎间盘退变　颈椎椎间盘的退变是引起颈椎病的内因。颈椎椎间盘从 30 岁以后出现退变，软骨板开始并逐渐骨化，通透性降低，髓核中的水分逐渐减少，最终形成纤维化，缩小变硬成为一个纤维软骨性实体，进而导致椎间盘变薄，椎间隙变窄。因此，颈椎前、后纵韧带松弛，椎体失稳，后关节囊松弛，关节腔变小，使颈段的脊柱稳定性下降，故椎体前后形成代偿性骨质增生。椎体后关节、钩椎关节等部位的骨质增生以及椎间孔变窄或椎管前后径变窄是造成脊髓、颈神经根、椎动脉及交感神经受压的主要病因。

（2）颈椎的急性外伤或慢性劳损　颈椎的急性外伤或慢性劳损是引起颈椎病的外因。由于损伤或长期低头伏案工作均可使颈椎间盘、后关节、钩椎关节、颈椎周围各韧带及其附近软组织发生不同程度的损伤，从而破坏了颈椎的稳定性，促使颈椎椎体及附件发生代偿性骨质增生。若增生物刺激或压迫邻近神经、血管和软组织就会出现各种症状。此外，颈项部受寒，肌肉痉挛，使局部缺血缺氧，也可引起临床症状或诱发颈椎病。

（3）畸形　某些颈椎先天性畸形也可导致颈椎病，如颈椎先天性椎管狭窄、椎体融合、齿状突发育不良等。这些畸形或严重的解剖学变异由于改变了颈椎受力状态，可造成相邻椎骨的应力集中或活动度加大，加速了颈椎退变过程。

【诊断】

1. 临床表现

（1）颈型颈椎病

①早期的颈椎病，增生一般发生在第 5 颈椎以上，可见颈项、肩背的痉挛性疼痛，颈部活动受限，当转动颈部时，通常借助身体代偿转动。

②急性期过后时常感到颈肩和上背部疼痛，颈部有疲劳感，不能长时间伏案工作；可有头痛、后枕部疼痛及上肢无力；晨起颈项部僵硬发紧、活动受限，反复出现"落枕"现象。

（2）神经根型颈椎病

①颈枕部或肩背部呈阵发性或持续性的隐痛或剧痛。

②增生一般发生在第 5 颈椎以下，受刺激或压迫的颈脊神经走行方向有烧灼样或刀割样疼痛，伴针刺样或电击样麻感。受累脊神经在相应棘突旁有压痛，并可向上肢放射。

③当颈部活动、腹压增高时，上述症状会加重。

④颈部活动受限、僵硬，可呈强迫体位。或颈呈痛性斜颈畸形。

⑤患侧上肢发沉、无力，握力减弱或持物坠落。受累神经支配的肌力减弱，重者出现肌肉萎缩。

（3）脊髓型颈椎病

①颈部症状轻微或无症状。

②以慢性进行性四肢瘫痪为特征，早期双侧或单侧下肢麻木、疼痛、僵硬、无力，步态笨拙、走路不稳或有踏棉花感。

③后期出现一侧或双侧上肢麻木、酸胀、烧灼、疼痛、发抖或无力感，精细活动失调，握力减退。

④严重者可见四肢瘫痪，小便潴留或失禁。

（4）椎动脉型颈椎病

①大多数患者出现眩晕，可伴有复视、眼震、耳鸣、耳聋、恶心、呕吐、血压升高等症状，头部活动到某一位置时诱发或加重。

②肢体突然失去支撑而猝倒，猝倒时尚能保持头脑清醒。

③头痛多位于枕部、枕顶部或颞部，多呈跳痛。

④可有肢体麻木，感觉异常，还可出现失音、声嘶、吞咽困难等症状。

⑤颈部肌肉发僵、活动受限及枕部、项韧带部位有压痛，触之常有局部增厚及摩擦感。

（5）交感神经型颈椎病

①头痛或偏头痛，头沉或头晕，枕部痛。

②心跳加快或缓慢，或有心前区疼痛。

③肢体发凉、局部皮温降低，肢体遇冷时有刺痒感，继而出现红肿、疼痛加重，或指端发红、发热、疼痛或痛觉过敏。

④伴有耳鸣、耳聋等。

（6）混合型颈椎病

是指同时出现2型或2型以上者。

2. 检查

（1）颈型颈椎病

①颈部肌肉痉挛，肌张力增高。

②颈项部有广泛压痛，斜方肌、冈上肌、菱形肌、大小圆肌等部位有压痛点，可触及棘上韧带肿胀、压痛及棘突移位。

③椎间孔挤压试验阳性。

④X线检查可见颈椎生理曲度变直、反弓畸形，有轻度骨质增生。

（2）神经根型颈椎病

①在病变节段间隙、棘突旁及其神经分布区可出现压痛。

②生理前凸减少或消失，脊柱侧凸。

③颈部肌肉张力增高，棘突旁有条索状或结节状反应物。

④椎间孔挤压试验、压顶试验阳性。

⑤臂丛神经牵拉试验阳性。

⑥X线片示椎间隙变窄，椎间孔有骨刺突出并狭小等。

（3）脊髓型颈椎病

①肢体张力增高，肌力减弱。

②肱二、三头肌肌腱及膝、跟腱反射亢进，同时还可出现髌阵挛和踝阵挛。

③腹壁反射和提睾反射减弱。

④Hoffmann 征和 Babinski 征阳性。

⑤X 线片示椎体后缘骨质增生。

⑥CT 或 MRI 检查颈椎段硬脊膜受压变形。

（4）椎动脉型颈椎病

①有病变节段横突部压痛。

②颈椎旋转到一定的方位即出现眩晕，改变位置时，症状多可消失。

③X 线片示钩椎关节侧方或后关节部骨质增生，椎间孔变小。

④椎动脉造影可见椎动脉扭曲、狭窄或中断状。

⑤经颅彩色多谱勒超声（TCD）检查显示椎－基底动脉供血不足。

（5）交感神经型颈椎病

①颈 5 椎旁压痛。

②X 线片示椎体和钩椎关节骨质增生。见图 6－1。

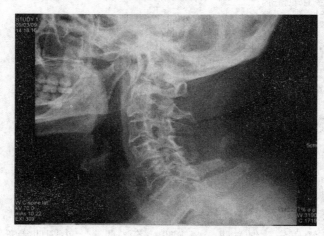

图 6－1　X 线片示颈椎病

【鉴别诊断】

1. 颈型颈椎病

（1）颈部风湿病　有颈肩上肢以外多发部位的疼痛史，无放射性疼痛，无反射改变，麻木区不按脊神经根节段分布，该病与天气变化有明显关系，服用抗风湿类药物症状可缓解。

（2）落枕　起病突然，颈项强痛，活动受限明显，无手指发麻症状，以往无颈肩症状。

2. 神经根型颈椎病

（1）颈部风湿病　同上。

（2）落枕　同上。

（3）前斜角肌综合征　颈项部疼痛，前斜角肌痉挛发硬，患肢有放射痛和麻木触电感；肩部下垂时症状加重，肩上举时症状可缓解，艾迪森试验阳性。

（4）肩周炎　无上肢的放射性疼痛，疼痛不按神经走向分布，患侧上肢可发生运动功能障碍，是主动运动与被动运动均受限，颈椎间孔挤压试验、臂丛神经牵拉试验均呈阴性。而神经根型颈椎病患者是患侧上肢主动运动受限，而被动运动不受限。

3. 脊髓型颈椎病

（1）颈脊髓肿瘤　颈、肩、枕、臂、手指疼痛或麻木，同侧上肢为下运动神经元损害，下肢为上运动神经元损害。症状逐渐发展到对侧下肢，最后到达对侧上肢。压迫平面以下显示椎间孔增大、椎体或椎弓破坏。造影片示梗阻部造影剂是"倒杯状"。

（2）脊髓粘连性蛛网膜炎　可有脊神经感觉根和运动根的神经症状，亦可有脊髓的传导束症状。腰椎穿刺，脑脊液呈不全或完全梗阻现象。脊髓造影，造影剂通过蛛网膜下腔困难，并分散为点滴延续的条索状。

（3）脊髓空洞症　好发于20～30岁的年轻人，痛觉与其他深浅感觉分离，尤以温度觉的减退或消失较为突出。

4. 椎动脉型颈椎病

（1）美尼尔综合征　平时可无症状，常因劳累、睡眠不足、情绪波动而发作，多为女性。其症状有发作性眩晕、头痛、恶心、呕吐、耳鸣、耳聋、眼球震颤等症。

（2）位置性低血压　患者突然改变体位时，尤其从卧位改为立位时，突然头晕，而颈部缓慢活动都无任何表现。

（3）内听动脉栓塞　突发耳鸣、耳聋及眩晕，症状严重且持续不减。

5. 交感神经型颈椎病

（1）心绞痛　有冠心病史，发作时心前区剧烈疼痛，伴胸闷、气短、出冷汗，心电图有异常表现。含服硝酸甘油片有效。

（2）神经官能症或自主神经紊乱症　X线片示颈椎无改变，神经根、脊髓无受累现象。使用调节自主神经类药物有效。对此患者需长期观察，以防误诊。

【治疗】

（1）治则　舒筋活血，解痉止痛，理筋整复。

（2）部位及取穴　颈肩背及患肢，太阳、百会、风府、风池、缺盆、肩井、天宗、极泉、曲池、手三里、小海、合谷等。

（3）手法　㨰法、拿法、捏法、点揉法、拔伸法、扳法、搓法、抖法、拍法、颈部的被动运动等。

（4）操作　患者坐位。医者用㨰法放松患者颈、肩背部的肌肉5分钟左右。用拇指与示、中三指拿捏颈项两旁的软组织，由上而下操作3分钟左右。拿风池穴1分钟左右，以有酸胀感并向头顶放散为佳。点揉太阳、百会、风府、肩井、天宗、曲池、手三里、合谷穴，每穴约1分钟，以局部有酸胀感为度。弹拨缺盆、极泉、小海穴，每穴约1分钟，以患者手指有触电样感为宜。医者两前臂尺侧放于患者两肩部并向下用力，双手拇指顶按在风池穴上方，其余四指及手掌托住下颌部，医者双手向上用力，前臂与手同时向相反方向用力，把颈牵开，持续约半分钟；接上势，边牵引边使头颈部前屈、后伸及左右旋转，其活动度由小逐渐加大，当达到最大限度时结束，反复5次。有颈椎棘突偏歪者，可施以颈部斜扳法或颈椎旋转定位扳法。用拍法拍打肩背部和上肢，约1分钟。搓患肢，约1分钟。抖上肢，约半分钟。

【功能锻炼】

（1）颈部前屈后伸法　又称与项争力势。在练习前先进行深呼吸，在呼气时头后伸看天，使前额尽量保持最高位置，然后吸气使颈部还原，再头前屈看地尽量紧贴前胸，然后还原。反复7~8次。

（2）颈部侧屈法　吸气时头向左偏，呼气时头部还复原位；然后吸气时头向右偏，呼气时头部还复原位。反复7~8次。

（3）颈部前下伸展法　又称哪吒探海势。在深吸气时头颈伸向左前下方，双目注视左前下方，呼气时头颈还原，然后深吸气时头颈伸向右前下方，双目注视右前下方。伸颈时应使颈部尽量保持伸长位置。反复7~8次。

（4）颈部后上伸展法　又称犀牛望月势。深吸气时头颅向左后上方尽量旋转，双目视左后上天空，呼气时头颅还原，然后深吸气时再使头颅向右后上方尽量旋转，两目视向右后上天空，方法同前。反复7~8次。

（5）环绕颈项　又称金狮摇头势。头颈先向左环绕一周，再向右环绕一周，反复7~8次。

【注意事项】

（1）在使用扳法时，动作应缓慢，切忌暴力、蛮力和动作过大，以免发生意外。脊髓型颈椎病、严重骨质疏松或颈枕滑脱者，禁用扳法。

（2）低头位工作不宜太久，需坚持做颈部功能锻炼。

（3）注意颈肩部保暖，预防感冒。

（4）睡眠时枕头高低和软硬要适宜。

（5）神经根型颈椎病炎性反应较重者，可配合静脉滴注消炎脱水药物治疗及针灸治疗。

【按语】

颈椎病患者在发病后，如果能得到合理恰当的治疗，配合相应的功能锻炼，并注意自我保护，一般情况下预后尚可。脊髓型颈椎病若出现痉挛性瘫痪和排便障碍时，以及骨质增生严重使椎间孔狭小、神经根受压不能缓解者，可考虑手术治疗。神经根型、椎动脉型和交感型颈椎病如未经正规治疗而发展，会严重影响患者的生活和工作。

二、落枕

落枕是指因劳累、扭挫、牵拉或受寒等原因而引起的颈部某些肌肉的痉挛、肌张力骤然增高所致的以颈部僵硬、活动受限为主要临床表现的病症，中医学也称为"失枕"。本病多发于青壮年，与职业有关，男多于女，冬春季多发。成年人若反复发作者，常是颈椎病的前驱症状。

【解剖生理】

颈部的肌群有颈阔肌、胸锁乳突肌、斜方肌、头夹肌、半棘肌、肩胛提肌、斜角肌等。这些肌群掌管头和颈肩部各种活动。若受到外力牵拉或劳损，致使颈部肌肉群张力平衡失调，可致使颈部肌筋损伤性痉挛和疼痛。颈部的筋膜位于浅筋膜及颈阔肌的深面，各处厚薄不一，围绕颈项部的肌肉、器官，并在血管和神经周围形成纤维鞘，以维护其完整性而起保护作用。若受外力牵拉过久，造成损伤，颈项部的相应部位便可出现疼痛不适的症状。

【病因病机】

（1）卧姿不当　多由于平素体质虚弱，加之睡眠姿势不良，或因睡眠时枕头高低不适，使头颈部肌肉处于过伸或过屈状态，以致颈项部的肌肉尤其是胸锁乳突肌、斜方肌或肩胛提肌发生痉挛。

（2）急性损伤　颈部突然向某一方向转动或屈伸可引起颈部软组织撕裂损伤，致使部分肌肉扭伤牵拉，而发生肌肉痉挛或使颈椎关节突关节滑膜嵌顿等。

（3）外感风寒　多由于素体亏虚，气血不足，循行不畅，或夜寐肩部外露，颈肩复受风寒侵袭，致使气血凝滞，肌筋不舒，经络痹阻，不通则痛，故而拘急疼痛，活动失灵。

【诊断】

1. 临床表现

（1）颈项强痛常发生在起床后。

（2）颈部活动困难，头部常呈强迫体位，当转动颈部时，通常借助身体代偿转动。

（3）被动活动颈部可诱发疼痛或使疼痛加剧。

2. 检查

（1）颈活动受限　颈部呈僵硬态或歪斜，活动受限往往限于某个方位上，强行被动活动，则加重疼痛。

（2）肌痉挛伴压痛　胸锁乳突肌、斜方肌及肩胛提肌发生痉挛。胸锁乳突肌痉挛者，在胸锁乳突肌处有压痛明显的结节或条索状物；斜方肌痉挛者，在锁骨外 1/3 处或肩井穴处或肩胛骨内侧缘有压痛明显的结节或条索状物；肩胛提肌痉挛者，在上 4 个颈椎横突上和肩胛骨内上角处有明显压痛的结节或条索状物。

（3）棘突位置变化　可触及棘突偏移，或有棘突间隙的改变。

（4）颈椎 X 线检查　多无特殊改变，偶见颈椎生理曲度减小、椎体增生等。

【鉴别诊断】

（1）寰枢关节半脱位　临床表现为颈项疼痛、僵直，颈椎旋转活动严重受限。往往有外伤史，可摄颈椎 X 线张口位片确诊。

（2）颈椎病　反复落枕，起病缓慢，病程长。因颈椎退变和劳损受凉而引起，常伴有椎间隙狭窄，骨质增生。可摄颈椎 X 线片确诊。

（3）颈椎结核　有结核病史和全身体征，如低热、消瘦、盗汗等，多发于儿童及青壮年，可摄颈椎 X 线片确诊。

【治疗】

（1）治则　舒筋活血，温经通络，解痉止痛，理筋整复。

（2）部位及取穴　颈项部，风池、风府、肩井、天宗、肩外俞、阿是穴。

（3）手法　滚法、揉法、点揉法、拿法、推法、拔伸法、扳法、擦法、按揉法。

（4）操作　患者坐位。医者用轻柔的滚法、揉法在患侧颈项及肩部施术约 3～5 分钟。用三指拿或五指拿颈椎棘突旁的软组织，以患侧为重点部位，往返操作 3 分钟左右。点揉风池、风府、肩井、天宗、肩外俞穴，每穴 1 分钟左右，以酸胀为度。用按揉法按揉紧张的肌肉约 3 分钟。用掌根推患侧斜方肌，反复 5 遍。用拇指推患侧桥弓穴，反复 20 遍。嘱患者自然放松颈项部肌肉，医者一手持续托起其下颌，另一手扶持后枕部，使颈略前屈，下颌内收，双手同时用力向上提拉，维持牵引力量半分钟左右，并缓慢左右旋转患者头部 3～5 次。作颈部斜扳法，左右各扳动 1 次。以小鱼际擦患部，以透热为度。

【功能锻炼】

待患者颈部疼痛减轻后，适当进行颈部的功能锻炼。具体参照颈椎病中的功能锻炼法。活动速度不宜过快，活动幅度由小到大逐渐进行。早晚各 1 次，每次约 10 分钟。

【注意事项】

（1）合理用颈，注意颈项保护，可减少复发机会。

（2）经常发生落枕的患者，睡卧时垫枕高低要适当，并注意颈项部的保暖。

（3）坚持做颈部的功能锻炼。

【按语】

落枕是临床常见症状，常因睡眠时头部姿势不良，加之感受寒凉而发病。此病虽可自愈，但轻者需 3～5 日，重者可延续数周。推拿治疗本病，大多疗效显著，一般 1～2 次即可痊愈。推拿治疗本病过程中，手法宜轻柔，忌用强刺激手法，作颈部斜扳法时注意力度和幅度，不可强求关节弹响，以免发生意外。

三、寰枢关节失稳

寰枢关节失稳是指由于劳损、外伤、感染等原因导致寰枢关节脱位或半脱位的稳定性缺失而产生相应血管神经刺激症状为主症的病症，严重时可危及生命的疾病。多发于青壮年，女性多见。中医学称为"骨错缝""筋痹"等。

【解剖生理】

第 1 颈椎（寰椎）与第 2 颈椎（枢椎）组成寰枢关节。寰椎上连枕部，组成寰枕关节。寰椎无椎体，也无棘突，适宜头部做环转运动。枢椎在椎体上方有一齿状突起，称为齿突，与寰椎构成寰齿关节。头做旋转运动时，齿突为轴枢，故又称枢椎。第 2

颈椎棘突长而粗大，横突较小，下垂不分叉，便于头向左右运动。寰椎由前后弓和2个侧块组成，前弓较短，与枢椎的齿状突构成寰齿关节。后弓较长，有向后上方的结节，是项韧带和头后小直肌的附着处，侧块上方与枕骨构成枕寰关节，侧块下方与枢椎构成寰枢关节。

先天性发育异常、外伤和咽喉部慢性炎症是寰枢关节失稳的常见原因。在正常情况下，寰椎椎管矢状径大多超过20mm。其中前1/3为齿突占据，中1/3容有脊髓，后1/3为代偿间隙。因此，外伤和局部炎症所造成的半脱位如未超过椎管矢状径的1/3时，一般不易引起脊髓的受压症状。但由于颈椎之关节突关节面均近似水平状，因此，颈椎在遭受外伤时易引起完全脱位，以致脊髓受压引起瘫痪或致死。由于椎动脉穿行于横突孔并从寰椎上方穿出，过度活动可刺激椎动脉，以致出现椎基底动脉供血不足症状。

【病因病机】

（1）劳损　长期伏案读写及睡眠体位不正，改变了颈椎的生理曲度，使椎旁肌肉受到牵拉，造成肌肉血管痉挛，导致肌筋膜炎，寰枢关节失稳。

（2）外伤　车祸或外力使头颈突然扭转屈曲，或从高处坠下以头撞地，重则截瘫，轻则引起本病，且常伴有颅脑损伤。

（3）感染　由于小儿上段颈椎的淋巴相互交通，且扁桃体及颈深淋巴结环绕其前方及两侧，上呼吸道感染、颈部淋巴结炎、中耳炎、乳突炎及类风湿关节炎等疾患很容易浸润寰枢关节，使其稳定性下降，引起半脱位。

（4）先天畸形　齿突发育不良、齿突缺如、先天性齿突不连、寰枕融合等先天畸形，也可导致本病。

【诊断】

1. 临床表现

斜颈及颈部活动障碍、颈痛或眩晕等症状为本病的主要临床表现。

2. 检查

（1）颈椎各方向活动受限，尤以棘突偏斜侧明显。

（2）压痛点多在枕骨粗隆下1~2cm处，即项韧带和寰枢关节处压痛明显。

（3）重者可见膝腱反射亢进，行走不稳，四肢麻木、疼痛及过敏等感觉障碍，以及 Hoffmann 征和 Babinski 征等阳性。

（4）X 线检查　侧位片可见寰椎前弓后缘与齿状突前缘之间距离增大。一般认为 X 线片上寰齿间距（AOI）成人大于3mm、儿童大于4mm时，说明有寰椎向前脱位或半脱位；如大于5mm，则可诊断横韧带断裂，开口位片可见两侧块与齿状突距离不相等。

影像学检查可排除发育性畸形、骨折和韧带断裂。先天性发育异常包括 Klippel – Feil 短颈畸形，齿突发育畸形，某些与染色体异常有关的畸形等。

【鉴别诊断】

（1）落枕　起病突然，颈项强痛，无手指发麻症状，以往无颈肩症状。

（2）颈椎病 反复落枕，起病缓慢，病程长。因颈椎退变和劳损受凉而引起，常伴有椎间隙狭窄，骨质增生。可摄颈椎 X 线片证实。

（3）颈椎结核 有结核病史和全身体征，如低热、消瘦、盗汗等，多发于儿童及青壮年，可摄颈椎正侧位 X 线片证实。

【治疗】

（1）治则 舒经活血，解痉止痛，理筋整复。

（2）部位及取穴 颈部，风池、颈夹脊、天柱、翳风、阿是穴。

（3）手法 一指禅推法、滚法、推法、拿法、按揉法、拔伸法、点揉法。

（4）操作 患者坐位。医者用较轻压力的点揉法点揉风池、颈夹脊、天柱、翳风、阿是穴，每穴约 1 分钟。用滚法、拿法、一指禅推法等手法在颈椎两侧及肩部治疗，时间约 8～10 分钟，使紧张痉挛的肌肉放松。然后应用下面的整复手法：

①坐位颈椎拔伸整复手法 患者坐于凳上，颈部肌肉放松。医者站于其侧面，以一手拇指和其余四指呈"八"字形顶住后枕（及两侧乳突）部，另一手掌或前臂托住患者下颌部。患者坐稳，医者托住患者后枕和下颌部之手同时向上提托，对患者头颈施以适当的纵向拔伸力量。

②坐位上颈椎旋转定位整复手法 患者坐于凳上，颈部肌肉放松。医者站于其背后，以一侧拇指顶住患者错位颈椎骨对侧（棘突偏歪侧的对侧）后凸之关节突内下侧，另一侧前臂肘关节托住患者下颌部，手掌托住患者患侧下颌及颞枕骨下缘。医者托患者头颈部之手先将其向上提托，在对患者头颈施加纵向拔伸力量下引导患者头颈向患侧旋转 10°左右；觉患者颈部肌肉放松，与医者手法操作协调的前提下，再突然加大头颈旋转运动幅度 3°～5°，拇指同时向上、向外推关节突，即可整复。

【功能锻炼】

待患者疼痛明显缓解，病情稳定后，可进行颈部肌肉的锻炼，可增强肌肉的力量，提高关节的稳定性。具体方法可参照颈椎病的功能锻炼方法。

【注意事项】

（1）检查时应谨慎小心，切勿过度用力以防意外发生。避免手法操作过重和牵引过度导致病情加重。

（2）纠正平时的不良习惯姿势，枕头高低要适宜，平时戴颈围固护，立足于预防。

（3）注意颈肩部的保暖。

【按语】

本病轻者预后良好。失稳较重者预后欠佳，可影响患者的生活和工作。失稳严重者可能引起严重后果。

四、颈椎间盘突出症

颈椎间盘突出症是由于颈部急性的或反复轻微的外伤，或者颈椎间盘发生退行性改变，引起纤维环破裂，髓核脱出，压迫颈神经根或脊髓，出现相应支配区域症状和体征的病症。本病好发于青壮年，男性多于女性。

【解剖生理】

椎间盘是椎体之间的连接部分，除第 1、2 颈椎之间、骶椎和尾椎之间无椎间盘外，其余椎体之间均存在，颈椎有 6 个椎间盘。椎间盘由髓核、纤维环和软骨板 3 部分组成，是一个富有弹性的软垫，其长度总和约占脊柱全长的 1/4～1/3，它和脊柱后关节构成脊柱运动的基础，同时可承受压力、缓冲震荡。各椎体和椎间盘前后面分别为前、后纵韧带。前纵韧带宽大坚强，后纵韧带较窄，椎弓间则有坚韧而富有弹性的弓间韧带，棘突间有棘间韧带，棘突顶端有棘上韧带。椎体和附件上附着的肌肉、韧带既是脊柱运动的动力，又能对椎间盘起很好的保护作用。

椎间盘的髓核、纤维环、软骨板随年龄的增长，可有不同程度的退变。至 30 岁以后，退变明显，由于负重和脊柱运动的机会增多，椎间盘经常受到来自各方面力的挤压、牵拉和扭转应力，因而容易发生脱水、纤维化、萎缩、弹力下降，致脊柱内外力学平衡失调，稳定性下降。

【病因病机】

下部颈椎由于负重较大，活动较多，又与相对固定的胸椎相连，因而易于劳损而发生退行性病变。纤维环发生退变后，其纤维肿胀变粗，发生玻璃样变，最后断裂。由于变性纤维环弹性减弱承受不了盘内张力，当受到头颅屈伸中的重力作用，肌肉牵拉以及外伤等影响时，不仅纤维环向外膨出，而且髓核也由破裂纤维环裂隙向后突出，压迫颈脊神经或颈脊髓而引起症状。

【诊断】

1. 临床表现

（1）有长时间低头位工作的职业史，发病前有慢性颈痛史。

（2）患者有颈部外伤史，急性起病多见，颈部、肩部、上背部剧烈疼痛，伴上肢放射性神经痛；颈部运动和睡眠时，疼痛加重。受累上肢肌肉力量减弱，腱反射抑制，皮肤感觉减退。

（3）部分患者出现颈交感性眩晕症状。

（4）患者可同时存在颈髓长传导束损伤的症状和体征，如下肢无力、踩棉花样感觉。

2. 检查

（1）膝踝反射亢进、膝踝阵挛、Babinski 征阳性等。

（2）部分严重患者可出现脊髓损伤平面。高位颈髓受压者也可出现上肢腱反射活跃、Hoffmann 征阳性等体征。

（3）体检证实颈神经伤害定位在椎管内，表现为椎间盘源性疼痛；臂丛神经牵拉试验及硬膜内压增高试验可引起放射痛加重。部分病变节段成角严重的患者在行颈椎拔伸试验时可出现上肢放射性神经痛加重，称为颈椎拔伸试验反阳性。颈椎拔伸试验阳性或反阳性均为神经根受压的诊断依据。

（4）X线检查 颈椎向患侧凸，生理曲度消失或反曲，病变椎间隙前窄后宽，但椎体后缘骨赘并不明显等。还可发现一些非特异性的失稳征象，如颈椎前后缘连线成角、椎体前倾、椎体后倾、颈椎轻度滑脱。

（5）MRI检查 显示椎间盘组织突入椎管内，压迫颈神经根、硬膜囊甚至脊髓。见图6-2。

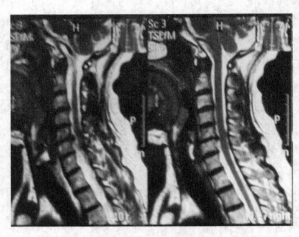

图6-2 MRI示颈椎间盘突出

（6）肌电图、神经诱发电位检查 利用肌电图及神经诱发电位检查可客观评价神经功能改变及观察治疗效果，并提供定位诊断依据。

3. 分型诊断

（1）单侧型突出 以颈神经根损伤为主要临床表现，脊髓受压现象不明显。轻者出现麻木，重者受累神经支配区有剧烈疼痛，小便或咳嗽时加重。有痛性痉挛及颈部活动受限。颈部被动活动时疼痛加重，椎间孔挤压试验呈阳性。受累节段神经支配区有感觉、运动及反射改变。

（2）旁中央型突出 以颈神经根和脊髓共同损伤为主要特征，既有上肢放射性神经痛，也存在下肢长传导束压迫的现象。患者除有椎间盘侧方突出的症状、体征外，还有单侧脊髓受压症状，即有典型或不典型的Brown-Sequard综合征。

（3）中央型突出 以下肢症状为主要表现，颈神经症状不明显，严重者可出现不完全性截瘫。患者没有椎间盘侧方突出的症状，但可引起步态不稳或下肢瘫痪等症状，部分患者还可出现排尿障碍。

4. 临床分期分型诊断

（1）椎管内压迫、水肿期 疼痛剧烈，持续不止。项背肌痉挛，颈部呈强迫体位，棘旁及横突前间隙颈神经出口处有明显压痛，并向后背、上肢放射，局部有叩击痛。严重者不能卧床，夜间只能以坐位或半卧位入睡。

（2）神经根、脊髓减压期 上肢放射痛及颈背痛逐步减轻，颈部恢复正常自主活动，棘突旁存在压痛，但不向后背、上肢放射，叩击痛呈阴性。上肢肌力增强，下肢锥体束征阳性程度减弱。

（3）恢复期　颈背痛和上肢放射痛消失，遗留小范围麻木、不适感，下肢锥体束征阳性表现基本消失，但颈部劳累后上述症状体征可反复。

【鉴别诊断】

（1）落枕　起病突然，颈项强痛，无手指发麻症状，以往无颈肩症状。

（2）项背肌筋膜炎　又称项背纤维织炎或肌肉风湿症，一般是指筋膜、肌肉、肌腱和韧带等软组织的无菌性炎症，引起项背部疼痛、僵硬、运动受限及上臂疼痛或乏力等症状。常累及斜方肌、菱形肌、提肩胛肌、冈上肌、冈下肌等。

【治疗】

（1）治则　舒筋活血，通经止痛，松解粘连，理筋整复。

（2）部位及取穴　颈部，印堂、神庭、百会、四神聪、风池、颈夹脊、天柱、翳风、阿是穴。

（3）手法　一指禅推法、揉法、滚法、拨法、拔伸法、扳法。

（4）操作

①椎管内压迫、水肿期　可让患者戴颈托，以减轻颈椎间盘负荷，有助于椎管内炎症水肿的吸收和消除。主要采用颈椎的拔伸法和斜扳法，使神经根、脊髓减压，减小张力。

②神经根、脊髓减压期　在手法治疗的同时，指导患者进行适当的颈椎功能锻炼，以提高颈椎稳定性。伴眩晕者，以一指禅推法、拇指揉法、滚法、拨法在颈部操作，点揉印堂、神庭、百会、四神聪、风池、颈夹脊、天柱、翳风、阿是穴。伴步态不稳者，在颈部手法操作的基础上，结合胸椎和腰椎的调整手法（拔伸法、扳法等）及下肢的手法，改善胸椎、腰椎曲度，缓解腰背肌张力和下肢肌痉挛，提高步行稳定和感觉功能。

③恢复期　解除颈托，以颈椎软组织松解手法治疗为主，同时适当增加颈椎功能锻炼的训练量。

【功能锻炼】

主要采用"与项争力"的功法，以提高颈伸肌肌力和颈椎平衡代偿能力。可采用缓慢而柔和的动作，做颈椎的间歇性活动，10分钟为限。

【注意事项】

（1）卧硬板床，低枕。

（2）避免长时间连续低头位工作或看书，提倡间断性颈椎活动。

（3）注意颈部保暖，适当休息，避免劳累。

（4）乘机动车应戴颈托保护，避免乘坐高速列车，以防紧急制动时引起颈椎挥鞭性损伤而导致高位截瘫。

【按语】

临床慎用颈椎旋转整复手法，以避免加重脊髓和神经根损伤的可能性。推拿手法治疗的适应证是单侧型突出、旁中央型突出、突出组织小于椎管前后径30%的中央型突出，并且无明显脊髓变性者。本病就诊多属急性发病，如治疗不当，常需手术保障治疗，一般预后不佳。

五、项背肌筋膜炎

项背肌筋膜炎又称项背纤维织炎或肌肉风湿症，是指筋膜、肌肉、肌腱和韧带等软组织的无菌性炎症，导致项背部疼痛、僵硬、运动受限及上臂疼痛或乏力等症状。常常累及斜方肌、菱形肌、提肩胛肌、冈上肌、冈下肌等。本病中老年人常见。

【解剖生理】

颈背部经常参与运动的肌肉有冈上肌、冈下肌、肩胛下肌、斜方肌、前锯肌、肩胛提肌、菱形肌等，这些肌肉被筋膜包绕，筋膜可以保护肌肉免受摩擦，同时还可以约束肌肉活动，分隔肌群或者肌群中的各个肌肉，从而保证肌群或各个肌肉能够单独进行活动，如果筋膜产生无菌性炎症，这些筋膜炎症就可以引起疼痛，并伴有肌痉挛、压痛、触及结节、活动功能受限、自主神经系统功能受限等一系列症状体征。

【病因病机】

（1）项背部由于轻微外伤积累等，使肌筋膜组织产生炎症、水肿、粘连、变性，以后逐渐纤维化，筋肌僵滞，使经络气血运行不畅而发为本病。

（2）长期的慢性劳损，如低头伏案工作或使用电脑等，使肌肉长时间处于紧张、痉挛，影响血液循环及代谢，使肌肉筋膜组织变性、肥厚，形成纤维小结而引起项背部疼痛。

（3）久居湿地，贪凉或劳累后复感寒邪，以致寒凝血滞，肌筋气血运行不畅，经络痹阻不通，引起项背肌筋膜无菌性炎症发生。本病患者对气候变化较为敏感。

【诊断】

1. 临床表现

（1）项背部酸痛不适，肌肉僵硬板滞或有重着感，向一侧或两侧背部与肩胛之间牵拉痛（或有放射样痛）。与天气变化有关，阴雨、潮湿、风寒等因素可使症状加重。

（2）早晨疼痛症状较重，活动后则疼痛减轻，疲劳后症状又加重，常反复发作。

（3）急性发作时，局部肌肉紧张、痉挛，项背部活动受限，部分患者上臂后外侧（肘以上）有放射样痛。

2. 检查

（1）项背部及肩胛骨内侧缘有广泛压痛，可触及变性的肌筋膜及纤维小结，并可触及筋膜摩擦音。

（2）项背部活动受限，尤以屈伸颈项时明显。

（3）一般无神经根性放射痛，故各种神经挤压试验均正常。

（4）X线检查 一般无阳性体征。偶可见项韧带钙化或项背肌筋膜增厚、颈椎生理弧度改变等。

【鉴别诊断】

（1）落枕 起病突然，颈项强痛，无手指发麻症状，以往无颈肩症状。

（2）颈椎病 反复落枕，起病缓慢，病程长。因颈椎退变和劳损受凉而引起，常伴有椎间隙狭窄、骨质增生。摄颈椎 X 线片可确诊。

【治疗】

（1）治则 舒筋通络，行气活血，松解粘连，解痉止痛。

（2）部位及取穴 项背部，风池、风府、肩井、风门、肩中俞、肩外俞、肺俞、心俞。

（3）手法 一指禅推法、拿法、滚法、按揉法、点法、压法、揉法、拨法、扳法、叩法、击法。

（4）操作 患者坐位。医者用一指禅推法推颈项部督脉及膀胱经，上下往返操作3~5遍。用滚法在颈项部操作约3分钟。拿颈项部2~3分钟，并配合颈项部的屈伸及旋转运动。用拇指点压、按揉风府、风池、肩井、风门、肩中俞、肩外俞、肺俞、心俞及痛点，以有酸胀感为度。用拇指拨肩胛骨内侧缘及筋肌痉挛处，每处拨3~5次。做颈椎屈伸、左右侧屈及旋转等运动约2分钟。作颈、胸椎整复手法，如颈部斜扳、侧扳及胸椎对抗扳法、扩胸扳法，用力要求轻巧柔和。揉项背部3~5分钟。拿肩井2~3分钟。用侧击法、叩法叩击项背部1~2分钟。直擦背部督脉和膀胱经，均以透热为度。

【功能锻炼】

加强项背部功能锻炼，积极参加体育活动，如飞燕点水势练功方法、颈椎操、摇肩、扩胸运动、太极拳等，增强项背部的肌筋功能和身体素质。

【注意事项】

（1）避免过度疲劳，要劳逸结合，合理用颈。

（2）注意局部保暖，防止受凉。

【按语】

本病易复发。推拿治疗可明显改善或消除症状，早期治疗疗效更显著，配合功能锻炼可增强疗效。

（翟 伟）

六、胸椎后关节紊乱

胸椎后关节紊乱又称胸椎后关节错缝，指胸椎关节突关节、肋椎关节和肋横突关节损伤后所致单个或多个胸椎及相应小关节轻度移位，为脊柱后关节的胸段关节紊乱。关节紊乱造成相应脊神经和交感神经所支配的组织器官功能失调，出现以背部疼痛、沉重、脏器功能失调为主的一系列临床证候群。

【解剖生理】

胸椎位于脊柱中上段，胸椎骨的上下关节突面呈额状面，周围的关节囊较为紧张，其滑膜层附着于关节软骨周围。胸椎可进行屈伸、侧弯、旋转等小幅度运动，运动幅度较颈椎、腰椎明显减小，同时增强了自身的稳定性。胸段发出的神经共 12 对，在同序胸椎下缘穿出，分成前后两支，前支又称肋间神经，后支支配背部的部分肌肉及部分颈项、肩背、背腰的皮肤感觉。

【病因病机】

（1）急性外伤　胸椎结构稳定，活动度较小，一般不会轻易引起损伤错位。但由于胸椎周围的软组织比较薄弱，当较大的暴力伤及到胸背部时，则可发生肋椎关节的损伤以及胸椎小关节的错位，如胸椎过度前屈或前屈姿态下背部忽然遭受外力的损伤，或忽然扭转等，均可使胸椎后关节发生错位，导致关节滑膜嵌顿，肌肉、韧带等受到牵拉而反射性地引起痉挛。猛力地咳嗽、喷嚏，或急速的转身，不适当的扩胸动作也会造成胸椎小关节的移位或筋伤。胸椎相对稳定，所以一旦移位，不易在没有外力下复位。

（2）慢性劳损　长期的不良姿势或不协调姿势下工作，如伏案工作、学习等使胸背部肌肉、韧带经常处于过度牵拉、扭转，最终发生慢性的积累性损伤，造成胸段脊椎的内、外力学平衡失调，从而导致胸椎后关节紊乱。

中医学认为本病属"胸骨错缝"，由于长期劳损，或用力不当，引起筋伤骨错，而致疼痛。《医宗金鉴·正骨心法要旨》："若脊筋陇起，骨缝必错，则成伛偻之状。"

【诊断】

1. 临床表现

（1）有急性外伤史或长期不良姿势病史。

（2）急性发病时常可闻及突然错位时的"咯吱"声响，轻者关节劳损，错位节段局部明显疼痛和不适；重者可引起韧带撕裂、后关节错位，表现为"岔气"，牵涉颈肩背作痛，季肋部胀痛不适，胸闷，胸部压迫堵塞感，翻身困难，并出现相应脊神经支配区域组织的感觉和运动功能障碍。

2. 检查

（1）急性者痛苦面容，头颈仰俯、转侧困难，常保持某一固定体位（多见前倾位），不能随意转动，深呼吸时疼痛加重。

（2）触诊　棘突旁软组织可有不同范围和程度的紧张甚至痉挛，触之常可感觉有条索样物，压之疼痛。受损胸椎节段棘突有压痛、叩击痛和椎旁压痛，棘突偏离脊柱中线，棘突隆起或凹陷。

（3）X 线检查　由于胸椎后关节错位乃解剖位置上的细微变化，故 X 线摄片常不易显示。但 X 线检查可除外胸椎结核、肿瘤、骨折、类风湿关节炎等疾病，可作为手法治疗的参考。

【鉴别诊断】

（1）胸椎结核、肿瘤　疼痛多逐渐加重，伴有发热等全身症状，X 线、CT 检查等可显示有胸椎骨质的破坏。

（2）胸椎骨折　有明显外伤史，背部疼痛剧烈，X 线示胸椎体呈楔状改变。

（3）肋间神经痛　疼痛沿肋间神经分布区出现，疼痛性质为针刺样、刀割样，时发时止，疼痛走窜不定，多伴有轻微胸部扭挫伤。

（4）肋间关节与胸肋关节半脱位　主要是局部明显肿胀，呼吸受限，痛连胸胁，呈放射性。

【治疗】

（1）治则　理筋整复，调整脏腑。

（2）部位　胸椎及其两侧骶棘肌部。

（3）手法　推法、按揉法、㨰法、拨法、按法、压法、拍法、擦法。

（4）操作　患者俯卧位。医者在胸椎两侧骶棘肌处施以轻柔的推法、掌根按揉法、㨰法约5分钟，使痉挛的肌肉得以松弛。沿胸椎棘突两旁，以错位节段为中心，用拨法对椎旁上下软组织松解5分钟左右。可选择使用以下整复手法之一。

①俯卧推按法　患者俯卧位，自然放松。医者站立于患者患侧，右手掌根按压患椎棘突，左手掌置于右手掌背上，嘱患者深呼吸，医者两手掌根随呼气渐用力下按至最低点，于呼气末，右手掌根向下方给予一小幅度冲压，此时可闻及关节整复的弹响。此法适用于中下段胸椎的调整。

②旋转按压法　患者俯卧位，自然放松。医者站立于患者患侧，一手掌根按压患椎健侧关节突关节，另一手掌根按压患侧上一或下一节段的关节突关节，然后按分、旋、压三要点完成。分，医者两手掌根与脊柱成垂直方向相对用力；旋，医者两手掌根以按患侧上一节段的手势，给予轻巧的逆时针方向旋转用力，下一节段手势操作医者需调换左右手，给予轻巧的顺时针方向旋转用力；压，医者两手掌根向患者脊柱的左前下和右前下方向相对按压用力。三步动作须一气呵成。可随患者深呼吸动作，医者两手掌根随呼气渐用力，于呼气末时完成，此时可闻及关节整复的响声。此法适用于全段胸椎的调整。

然后医者在胸椎两侧骶棘肌处施以轻柔的推法、按揉法、㨰法等，时间3~5分钟。最后使用拍法、擦法等结束。

【功能锻炼】

复位1个月以后可进行适当的胸、肩、背功能锻炼。如少林内功的站裆势、前推八匹马势等，也可练习易筋经中的卧虎扑食势，每次练习10~15分钟，每日1~2次。

【注意事项】

（1）避免过度的活动，适当休息，避免长时间伏案工作，注意端正坐姿。

（2）避免寒湿之邪，注意患部保暖。

（3）手法操作时用力要适当，尤其是调整手法应该以患者耐受为度。

【按语】

推拿运用力学矫正椎体位置异常及力学平衡失调来治疗本病，疗效显著。本病就诊多属急性发病，一般1~3次治疗即可痊愈，预后良好。

七、腰椎间盘突出症

腰椎间盘突出症是指因腰椎间盘退行性改变，并在多种外因的作用下，导致纤维环破裂、髓核突出，刺激或压迫神经根、马尾神经所表现出来的一系列临床症状和体征，俗称"腰突症"，是临床的常见病和引起腰腿痛最主要的原因。本病好发于 20 ~ 40 岁青壮年，男性多于女性。多因外伤、劳损、外感风寒湿等诱发，少数可无明显外伤史。

【解剖生理】

腰椎共有 5 个椎间盘。纤维环位于椎间盘的外周，为纤维软骨组织构成，其前部紧密地附着于坚强的前纵韧带，后部最薄弱，较疏松地附着于薄弱的后纵韧带。髓核位于纤维环之内，为富有弹性的乳白色透明胶状体。髓核组织在幼年时呈半液体状态或胶冻样，随着年龄增长，其水分逐渐减少，纤维细胞、软骨细胞和无定形物质逐渐增加，以后髓核变成颗粒状和脆弱易碎的退行性组织。软骨板位于上、下面，为透明软骨构成。腰椎间盘后方为硬脊膜，内有脊髓在 T_{12} ~ L_3 之间延续为马尾神经，腰段的脊神经从马尾神经分出，向下经过椎间盘，达上关节突前面，再向下经过椎弓根内侧穿出椎间孔。腰脊神经在其走行路线中会受到椎间盘移位影响，对其产生压迫等。腰椎间盘具有很大的弹性，起着稳定脊柱、缓冲震荡等作用。腰前屈时椎间盘前方承重，髓核后移；腰后伸时椎间盘后方负重，髓核前移。

【病因病机】

1. 内因

（1）解剖结构上的薄弱　腰椎间盘纤维环后外侧薄弱，后纵韧带纵贯脊柱的全长，加强了纤维环的后面，后纵韧带从第 1 腰椎平面以下逐渐变窄，至第 5 腰椎和第 1 骶椎间，宽度只有原来的 1/2。腰骶部承受动、静力最大，故后纵韧带的变窄，造成了自然结构的弱点，使髓核易向后方两侧突出。

（2）椎间盘的退变和发育上存在缺陷　随年龄的增长，椎间盘出现退变，30 岁以后，退变加速，由于负重和脊柱运动的机会增多，椎间盘经常受到来自各方面力的挤压、牵拉和扭转应力，容易使椎间盘发生脱水、纤维化、萎缩、弹力下降，使脊柱内外力学平衡失调，稳定性下降，最后因外伤、劳损、受寒等多种外因作用于纤维环，使其由内向外破裂。

2. 外因

（1）劳损　随着年龄的增长，以及在日常生活工作中，椎间盘不断遭受脊柱纵轴的挤压、牵拉和扭转等外力作用，使椎间盘不断发生退行性变，髓核含水量逐渐减少而失去弹性，继之使椎间隙变窄，周围韧带松弛或产生裂隙，当腰椎间盘突然或连续受到不平衡外力作用时，如弯腰提取重物，姿势不当或准备欠充分的情况下搬动或抬举重物，或长时间弯腰后猛然伸腰，使椎间盘后部压力增加，甚至由于腰部的轻微扭动，如弯腰洗脸、打喷嚏或咳嗽后，发生纤维环破裂、髓核向后侧或后外侧突出，刺激或压迫神经根，出现腰痛或下肢放射痛，若影响马尾神经则出现膀胱、直肠功能障碍的症状。下腰部负重及活动度大，是腰部活动的中心，损伤机率高，是腰椎间盘突出症的好发部位。其中以腰$_{4~5}$椎间盘发病率最高，腰$_5$～骶$_1$次之。

（2）风、寒、湿刺激　长期受风、寒、湿的刺激，使腰背肌肉、血管痉挛、收缩，影响局部血液循环，同时影响椎间盘的营养供应。环境改变导致肌肉的紧张痉挛，导致椎间盘内压力升高，特别是对于已变性的椎间盘，更可造成进一步的损害，致使髓核突出。

【突出分型】

1. 根据病理分型

（1）椎间盘膨出　椎间盘纤维环环状均匀性超出椎间隙范围，椎间盘组织没有呈局限性突出。病程短，症状轻，保守治疗效果较好。

（2）椎间盘突出　椎间盘组织局限性移位超过椎间隙，导致纤维环破裂。移位椎间盘组织尚与原椎间盘组织相连，其基底连续部直径大于超出椎间隙的移位椎间盘部分。病程短，症状轻重不等，多数保守治疗效果较好。

（3）椎间盘脱出　移位椎间盘组织的直径大于基底连续部，并移向椎间隙之外，大多数对于马尾神经及脊神经形成严重压迫。脱出的椎间盘组织块大于破裂的椎间盘间隙，并通过此裂隙位于椎管内。多数保守治疗效果不理想，但仍然可以试用保守治疗，保守治疗效果确实不理想后再考虑手术治疗。

2. 根据髓核突出的方向分型

（1）单侧型　髓核突向一侧，一般仅出现一侧下肢放射性疼痛。

（2）双侧型　髓核向两侧突出，双侧下肢放射性疼痛。

（3）中央型　髓核向中央突出，可压迫马尾神经，表现为马鞍区麻痹及大小便障碍。

【诊断】

1. 临床表现

（1）腰痛向下肢放射　腰腿疼痛可因使脑脊液压力增高的动作如咳嗽、喷嚏、用力排便等加剧，步行、弯腰、伸膝起坐等牵拉神经根的动作也可使疼痛加剧，腰痛常发生于腿痛之前，也可二者同时发生。

（2）马尾神经压迫症状　中央型突出造成马尾神经压迫症状为马鞍区麻木、刺痛、二便功能障碍，阳痿或双下肢不全瘫痪。

（3）活动受限　腰前屈、后仰活动受限，屈髋屈膝、卧床休息可使疼痛减轻。重者卧床不起，活动时疼痛加剧，多数患者采用侧卧位，并屈曲患肢，个别严重病例在各种体位均疼痛。病程长者其下肢放射痛部位可出现麻木、冰冷感、无力。

2. 检查

（1）望诊　急性发作期腰部活动可完全受限，呈"板状腰"，绝大多数患者腰部伸屈和左右侧弯功能活动不对称性受限。旋转功能也会不同程度受限。腰椎活动受限时，腰椎生理前凸减少或消失，甚至出现后凸畸形。有不同程度的脊柱侧弯，突出物压迫神经根内下方时（腋下型），脊柱向患侧弯曲，突出物压迫神经根外上方（肩上型）

时，则脊柱向健侧弯曲，部分有跛行步态。

（2）触诊　腰肌紧张、痉挛，腰部压痛和叩痛，突出的椎间隙棘突旁有压痛和叩击痛，并沿患侧腰部、臀部、大腿后侧向下放射至小腿外侧、足跟部或足背外侧，部分沿坐骨神经走行有压痛。

（3）神经功能检查　受累神经根所支配区域的皮肤感觉异常，早期多为皮肤过敏，渐而出现麻木、凉感、刺痛及感觉减退。腰$_{3\sim4}$椎间盘突出，腰$_4$神经根受压，引起小腿前内侧皮肤感觉异常；腰$_{4\sim5}$椎间盘突出，压迫腰$_5$神经根，引起小腿前外侧、足背前内侧和足底皮肤感觉异常；腰$_5$～骶$_1$椎间盘突出，压迫骶$_1$神经根，导致小腿后外侧、足背外侧皮肤感觉异常；中央型突出则表现为马鞍区麻痹，膀胱、肛门括约肌功能障碍。

（4）肌力减弱　受压神经根所支配的肌肉可出现肌力减退、肌萎缩。腰$_4$神经根受压，引起股四头肌（股神经支配）肌力减退、肌肉萎缩；腰$_5$神经根受压，引起足背伸肌肌力减退；骶$_1$神经根受压，引起踝跖屈和立位单腿翘足跟力减弱。

（5）腱反射减弱或消失　腰$_4$神经根受压，引起膝反射减弱或消失；骶$_1$神经根受压，引起跟腱反射减弱或消失。

（6）特殊检查　直腿抬高试验阳性，加强试验阳性，屈颈试验阳性，仰卧挺腹试验阳性，颈静脉压迫试验阳性（即压迫患者的颈内静脉，使其脑脊液回流暂时受阻，压力增加，硬脊膜膨胀，神经根与突出的椎间盘产生挤压，而引起腰腿痛），股神经牵拉试验阳性。

3. 辅助检查

（1）X 线检查　正位片可显示腰椎侧凸，椎体生理曲度改变，椎间隙变窄或左右不等，患侧间隙较宽。侧位片显示腰椎前凸消失，甚至后凸，椎间隙前后等宽或前窄后宽，或有椎体缘唇样增生等退行性改变。X 线平片的显示必须与临床的体征定位相符合才有意义，主要用于排除骨病引起的腰骶神经痛，如结核、肿瘤等。

（2）CT 检查　正常腰椎间盘后缘不超过椎体骨性终板的后缘，且中部略有凹陷呈肾形。椎间盘脱出：表现为局部突出于椎体后缘的弧形软组织影，通常与椎间盘相连，且密度多一致，并可见硬脊膜外游离髓核。髓核在椎间盘平面上方或下方，其密度低于椎骨但高于硬脊膜及椎旁软组织，突出的椎间盘可钙化。椎间盘突出：硬脊膜外脂肪受压、移位，甚至消失，硬脊膜下腔前缘或侧方受压变形。向侧后方突出的椎间盘，可使侧隐窝前、后径缩短，压迫相应的脊神经根使其向后移位；脊神经根亦可因水肿而增粗。在椎体后部骨质硬化及有时可见椎间相邻椎体上、下缘有许莫氏（Schmorl）结节。椎间盘轻度膨出时表现为椎间盘后缘正常肾形凹陷消失，圆隆饱满。重度时弥漫膨出的椎间盘边缘明显向四周均匀一致增宽，超出上下椎体边缘，但椎间盘仍然对称，没有局部突出，外形保持椭圆形，可伴真空变性。严重时可造成硬膜囊受压狭窄，马尾神经受压。见图 6－3。

（3）MRI 检查　当椎间盘退变而突出时，MRI 信号将减弱。信号的强度越低，椎间盘的退变程度越重。退行性变加重时，在矢状位上可以看到髓核 MRI 信号进一步降低，椎间隙变窄，椎间盘向后突出超出椎体后缘，并且可以清晰看到椎间盘对硬膜囊的压迹。见图 6 – 4。

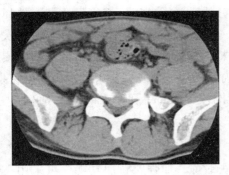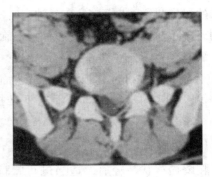

图 6 – 3　CT 示腰椎间盘突出

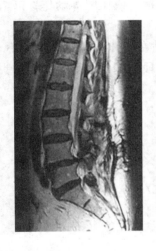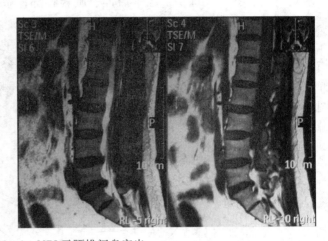

图 6 – 4　MRI 示腰椎间盘突出

【鉴别诊断】

（1）急性腰扭伤　明确的急性外伤史和剧烈腰痛外，偶有臀及下肢的牵扯痛，但此病阳性体征不多，无坐骨神经分布区的放射痛，无肢体感觉异常及腱反射异常。直腿抬高及加强试验阴性。

（2）慢性腰肌劳损　病程缠绵，无明确压痛点，腰痛与劳累、休息、感受风寒湿关系密切，可有骶棘肌板硬和下肢反射性疼痛，经休息、理疗、推拿常可缓解。

（3）梨状肌综合征　因下肢外展、外旋或内旋动作过猛，损伤梨状肌并累及坐骨神经所致，臀部向下肢放射痛，无腰痛和脊柱侧弯等表现。检查梨状肌局部压痛明显，直腿抬高试验在小于 60°时疼痛明显，超过 60°后疼痛反而减轻，梨状肌紧张试验阳性。

【治疗】

（1）治则　舒筋通络，活血化瘀，理筋整复。

（2）部位及取穴　腰臀部、下肢后侧，肾俞、大肠俞、秩边、环跳、委中、承山、阳陵泉、昆仑。

（3）手法　按揉法、滚法、弹拨法、点法、按法、推法、抹法、扳法。

（4）操作　患者俯卧位。医者用按揉法、滚法在脊柱两侧膀胱经及臀部、下肢后外侧施术 3~5 分钟，以腰部为重点。用拇指点、按、弹拨腰臀部肌筋，缓解、调理腰臀部的肌肉痉挛，时间 6~8 分钟为宜。手法充分放松腰臀部以后根据具体情况选择合适的调整手法，如腰部斜扳法、腰椎旋转扳法，不需要每种手法都选。每周 2~3 次为宜，病情较重者减少矫正次数及幅度。用指推抹法自上而下理顺棘上韧带及两侧腰肌 1~2 分钟。做腰部后伸扳法。点按肾俞、大肠俞、秩边、环跳、委中、承山、阳陵泉、昆仑等，每穴约 1 分钟。循经向下推按，重点推按腰臀部、下肢后外侧，时间 2~3 分钟。

【功能锻炼】

腰腿痛症状减轻后，适当进行腰背肌肉功法锻炼，加强腰背肌功能。可采用飞燕点水式、五点支撑式练功，经常后伸、旋转腰部，做直腿抬高或压腿等动作，以增强腰部及下肢肌力，有利于腰椎的平衡稳定。

（1）飞燕点水式　患者俯卧位，双下肢伸直，两手贴在身体两旁，下半身不动，抬头时上半身向后背伸，每日 3 组，每组做 10 次。经过一段时间的锻炼，改为抬头后伸及双下肢直腿后伸，同时腰部尽量背伸，形似燕子双飞，每日 5 组，每组 20 次。见图 6-5。

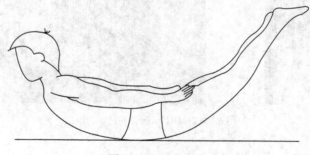

图 6-5　飞燕点水

（2）五点支撑式　患者仰卧位，两腿屈膝成 90°，足底放在床上，以头后部及双肘支持上半身，双足支持下半身，成半拱桥形，当挺起躯干架桥时，膝部稍向两旁分开，停留 3~5 秒。每日 3 组，每组 10 次。经过一段时间的锻炼，可增加至每日 5 组，每组 20 次。

【注意事项】

（1）急性期如神经根水肿，疼痛不能忍受者，可酌情应用脱水药和卧位腰椎牵引。

（2）手法治疗后可能出现短暂疼痛加重现象，可平卧硬板床休息 1~2 周。

（3）用宽腰围保护腰部，尽量避免弯腰动作，预防腰部扭伤，注意保暖。

（4）腰椎扳法的使用次数应当适度，扳法操作时动作必须果断而快速，用力要稳，两手动作配合要协调，扳动幅度一般不能超过各关节的生理活动范围。

【按语】

腰椎间盘突出症大多引起坐骨神经痛，以前大多被坐骨神经痛所代替，后来经临床观察，发现腰椎间盘突出和坐骨神经痛的因果关系，手法治疗后取得了较好的效果。手法治疗后应卧床休息。推拿方面作用主要有两方面：一是通过手法挤压，迫使髓核回纳；二是手法改变髓核和神经根的相对位置，从而解除了突出物对神经根的压迫和刺激。本病容易复发的原因是多方面的，研究表明通过积极的功法锻炼能起到很好的预防作用。病程长，经多次推拿治疗无效，影响工作和休息者，可考虑综合治疗。

八、急性腰肌损伤

急性腰肌损伤指腰部筋膜、肌肉、韧带、椎间小关节、滑膜等软组织的急性损伤，多因遭受突然直接或者间接暴力所致，俗称"闪腰"。若延误治疗，也可使症状长期延续，演变成慢性腰肌损伤。急性腰肌损伤是常见的损伤性疾病，多发于青壮年和体力劳动者。

【解剖生理】

腰部肌肉主要由竖脊肌、横突棘肌、腰方肌、腰大肌等肌肉组成。竖脊肌是维持人体直立姿势的重要结构，在一侧收缩时，使躯干向同侧侧屈，两侧同时收缩可使脊柱后伸。两侧横突棘肌收缩，可使躯干后伸，单侧收缩可使躯干向同侧侧屈并转向对侧。腰方肌位于腹腔后壁脊柱的两侧，能使脊柱侧屈。而腰大肌居于脊柱腰段椎体与横突之间的深沟内，呈纺锤状，收缩时，可屈大腿并旋外，当大腿被固定时，则屈脊柱腰段而使躯干前屈。

腰部筋膜比较发达，包裹在腰方肌和竖脊肌的周围，可分为浅层、中层、深层，是腰部的重要软组织，对维持腰腹部的正常应力分布及腰椎正常位置均有重要作用。

腰部韧带由棘间韧带、棘上韧带、黄韧带、横突间韧带、髂腰韧带、关节突前后韧带等组成，对维系腰部的稳定与活动有积极的作用。

【病因病机】

（1）外力损伤　多因突然遭受间接暴力致使腰肌筋膜、腰部韧带损伤和小关节错缝。如当脊柱过度猛烈屈曲时，两侧骶棘肌收缩，以抵抗体重和维持躯干的位置，此时若负重过大或用力过猛，使腰部肌肉强烈收缩，可引起肌纤维撕裂。当脊柱完全屈曲时，主要靠棘上、棘间、髂腰等韧带来维持躯干的位置，此时若负重过大或用力过猛，则引起韧带拉扯损伤。腰部活动范围过大、过猛，弯腰转身突然闪扭，致使脊柱椎间关节受到过度牵拉或扭转，可引起椎间小关节错缝或滑膜嵌顿。

（2）劳损　久坐、长期弯腰等使脊柱长期处于疲劳状态，长时间一种姿势，导致脊柱平衡失调，在此基础上更容易导致急性腰部肌肉损伤。

【诊断】

1. 临床表现

（1）腰部持续性剧烈疼痛，深呼吸、咳嗽、喷嚏等用力均可使疼痛加重，常以双手撑腰以减轻疼痛，休息后疼痛减轻但不消除，遇寒冷加重。

（2）严重者不能站立、行走或卧床难起，有时伴下肢牵涉痛，尤其是体位改变时疼痛明显。

2. 检查

（1）有明显压痛点 在棘突旁骶棘肌处、腰椎横突或髂嵴后部有压痛；棘上、棘间韧带损伤时，棘突或棘突间压痛；髂腰韧带损伤时，其压痛点在髂嵴部与第5腰椎间三角区；椎间小关节损伤时，腰部被动旋转活动受限并使疼痛加剧，脊柱可有侧弯，有的棘突可偏歪，棘突两侧较深处有压痛。

（2）腰椎活动度下降 脊柱多呈强直位，腰部僵硬，腰肌紧张，生理前凸改变，不能挺直，脊柱活动度明显下降，仰俯转侧均感困难。

（3）X线检查 主要显示腰椎生理前凸消失和肌性侧弯，不伴有其他改变。

【鉴别诊断】

（1）腰椎间盘突出症 腰痛和一侧下肢放射痛。直腿抬高试验阳性，加强试验为阳性，CT显示：腰椎间盘突出向后压迫硬膜囊，侧隐窝狭窄。急性腰肌损伤一般无下肢痛，但有时可出现下肢反射性疼痛，多为屈髋时臀大肌痉挛，骨盆有后仰活动，牵动腰部的肌肉、韧带所致。所以，直腿抬高试验阳性，但加强试验为阴性，可与腰椎间盘突出神经根受压的下肢痛相鉴别。

（2）棘上韧带损伤 多有弯腰受伤病史，受伤局部棘突间隙疼痛明显，并有明确压痛点，肌肉无明显紧张痉挛；急性腰扭伤的疼痛多发生在脊柱两侧的肌肉，可触及明显紧张痉挛的肌肉。

【治疗】

（1）治则 舒筋通络，理筋整复。

（2）部位与取穴 腰部，阿是穴、肾俞、命门、腰阳关、大肠俞。

（3）手法 㨰法、按揉法、点按、按法、扳法、擦法。

（4）操作 患者俯卧位。医者在脊柱两侧的骶棘肌自上而下用㨰法、按揉法操作6~8分钟，以松解肌肉的紧张、痉挛。点按阿是穴、命门、肾俞、腰阳关、大肠俞各约2分钟，手法治疗以痛点作为施术重点区，以轻柔为主。腰部肌肉紧张，疼痛明显者采用腰部斜扳法。用掌根在脊柱两侧的骶棘肌自上而下进行按揉，时间3~5分钟。用擦法擦腰部，以透热为度。

【功能锻炼】

疼痛恢复后经常锻炼腰背肌，弯腰搬物姿势要正确。损伤后期宜作腰部前屈后伸、左右侧屈、左右回旋等各种功法锻炼。以促进气血循行，防止粘连，增强肌力。宜选用八段锦、易筋经作为锻炼的优选功法，坚持每天练习，每次不少于10分钟，每日1~2次。

【注意事项】

（1）损伤初期宜卧硬板床休息，注意腰部保暖，勿受风寒。

（2）急性腰肌损伤强调以预防为主，劳动或运动前做好充分准备活动，应量力而行。

（3）疼痛较重时佩戴腰围固定，以减轻疼痛，缓解肌肉痉挛，防止进一步损伤。

【按语】

急性腰肌损伤强调以预防为主，平时应适当做腰部的功能锻炼，以避免腰部肌肉的损伤。发病之初应当以休息为主，治疗以舒适缓和为宜。本病治疗不当可迁延转换为慢性腰肌劳损。

九、慢性腰肌劳损

慢性腰肌劳损又称"腰背部肌筋膜炎""功能性腰痛"等。主要指腰骶部肌肉、筋膜、韧带等软组织的慢性损伤，造成局部无菌性炎症，从而引起腰骶部一侧或两侧的弥漫性疼痛，是慢性腰痛中常见的疾病之一，常与职业和工作环境有密切关联。

【解剖生理】

腰段脊柱位于脊柱中下段，其前方为松软的腹腔，附近有一些肌肉、筋膜和韧带等软组织，而无骨性结构保护，既承受着人体 1/2 的体重，又完成着各种复杂的运动，故腰部在承重和运动时，过度的负重、不良的弯腰姿势所产生的强大拉力和压力，极容易引起腰段脊柱周围的肌肉、筋膜和韧带损伤。腰背部的肌肉筋膜扭伤多发生在腰骶、骶髂关节和腰背两侧骶棘肌。腰骶关节是脊柱运动的枢纽，骶髂关节则是连接躯干和下肢的桥梁，腰部两侧的肌肉和韧带则是维持脊柱稳定的纽带。

【病因病机】

（1）**慢性劳损** 腰部肌肉疲劳过度，如长时间弯腰工作，或习惯性姿势不良，或由于长时间处于某一固定体位，致使肌肉、筋膜及韧带持续牵拉，使肌肉内压力增加，血液循环较差，引起局部肌肉和软组织的炎症、粘连。如此反复，日久即可导致组织变性、增厚及挛缩，并刺激相应的神经而引起慢性腰痛。

（2）**失治误治** 急性损伤之后延误，或反复多次损伤，致使受伤的腰肌筋膜不能完全修复。局部存在慢性无菌性炎症，微循环障碍，加之受损的肌纤维变性或疤痕化，可刺激或压迫神经末梢而引起慢性腰痛。

（3）**先天性畸形** 如隐性骶椎裂使部分肌肉和韧带失去附着点，从而降低腰骶关节的稳定性；腰椎骶化或骶椎腰化，两侧腰椎间小关节不对称使两侧腰骶肌运动不一致，容易造成部分腰背肌代偿性劳损。

（4）**风寒湿邪侵袭** 可影响局部血液循环，促使和加速腰骶肌肉、筋膜和韧带紧张痉挛而变性，从而引起慢性腰痛。

【诊断】

1. 临床表现

（1）长期反复发作的腰背部疼痛，呈钝性胀痛或酸痛不适，时轻时重，迁延难愈，休息、适当活动或经常改变体位可使症状减轻，劳累、阴雨天气、受风寒湿影响则症状加重。

（2）不耐久坐久站，不能胜任弯腰工作。弯腰稍久，便直腰困难。常喜双手捶击，以减轻疼痛。

2. 检查

（1）压痛点不明确　腰背部压痛广泛、常无具体压痛点，压痛点多在骶髂关节背面、骶骨背面和腰椎横突等处。轻者压痛多不明显，重者伴随压痛可有一侧或双侧骶棘肌痉挛僵硬。

（2）腰部活动　腰部活动基本正常，一般无明显障碍，但有时有牵掣不适感。急性发作时，诸症明显加重，可有明显的肌痉挛，甚至出现腰脊柱侧弯。

（3）X 线检查　除少数可发现腰骶椎先天性畸形和老年患者椎体骨质增生外，多无异常发现。

【鉴别诊断】

（1）退行性脊柱炎　腰痛主要表现为休息痛，即夜间、清晨腰痛明显，而起床活动后腰痛减轻。脊柱可有叩击痛。X 线检查可见腰椎骨钙质沉着和椎体边缘增生骨赘。

（2）腰椎结核　有低热、盗汗、消瘦等全身症状。血沉加快。X 线检查可发现腰椎骨质破坏或椎旁脓肿。

（3）腰椎间盘突出症　有典型的腰痛伴下肢放射痛，腰部活动受限，脊柱侧弯，直腿抬高试验阳性、挺腹试验阳性、腱反射异常和皮肤感觉障碍等神经根受压表现。可做腰椎 CT 或 MRI 检查确诊。

【治疗】

（1）治则　舒筋通络，温经活血，解痉止痛。

（2）部位及取穴　腰部、骶部，三焦俞、肾俞、气海俞、大肠俞、关元俞、志室、秩边。

（3）手法　按揉法、按法、压法、拨法、斜扳法、擦法、拍法。

（4）操作　患者俯卧位。医者用柔和的掌根按揉法沿腰部两侧足太阳膀胱经从上而下施术 6～8 分钟。用掌根在痛点周围按揉 2～3 分钟。以双手拇指或肘尖按、压两侧三焦俞、肾俞、气海俞、大肠俞、关元俞、志室、秩边穴，每穴 1～2 分钟，以酸胀为度。用拇指拨痉挛的条索状筋肉约 2 分钟。患者侧卧位，患侧下肢在下。施腰椎斜扳法。患者俯卧位。用掌擦法直擦腰部两侧膀胱经，横擦腰骶部，均以透热为度。用拍法拍腰骶部，约 1 分钟。

【功能锻炼】

加强腰背肌的功能锻炼、增加脊柱活动，如作飞燕点水式、五点支撑式、易筋经中的"九鬼拔马刀"和八段锦中的"摇头摆尾去心火"等动作，每日练习 2 次，每次 10～15 分钟。

【注意事项】

（1）在日常生活和工作中，注意保持姿势正确，尽可能适时变换体位，勿使长期处于过度疲劳状态。

（2）宜睡平板软硬适度的床，可配合湿热敷。

（3）注意局部保暖，节制房事。

【按语】

慢性腰肌劳损主要由于腰肌疲劳过度而引起。大多发生于姿势不良或长期从事弯腰和负重工作者。也可因先天畸形和肾虚而致。推拿治疗本病有较好疗效，治疗的关键是要消除致病因素，即改变原来的腰部超负荷现象，再经过一段时期的功法锻炼，就能达到满意的治疗效果。

十、腰椎后关节紊乱

腰椎后关节紊乱是指腰椎关节突关节位置发生异常改变而引起腰痛、腰椎活动受限为主症的病症。又称"腰椎小关节错位""腰椎后关节半脱位""关节突综合征"，好发于青壮年，男性发病率较高。

【解剖生理】

腰椎后关节是微动关节。其关节面除第 5 腰椎与第 1 骶椎之间呈冠状位外，其余多呈矢状位。关节囊外层为纤维层、内层为滑膜层。滑膜层分布有大量感觉和运动神经纤维，对刺激和炎症反应极敏感。脊神经后支之内侧支发出的关节支支配后关节囊。上述解剖特点决定了脊柱过度前屈时，腰椎后关节相对位移较大。若改变体位、突然转体、过久从事弯腰劳作等，使关节突关节面受力不均匀，极易发生错位或半脱位。中老年人的脊柱有一段失稳期，极易因小幅度的活动，造成后关节的紊乱。

【病因病机】

人体在负重腰段脊柱的活动度较大，后关节的损伤机会较多，常发生在第 3 腰椎以下的椎间关节。腰部慢性劳损或反复损伤导致后关节发生损伤性炎症改变，产生下腰痛或伴有下肢放射性疼痛。

（1）腰骶关节的生理特点易致后关节滑膜嵌顿　腰骶关节关节松弛，活动度大，可作屈伸、侧弯和旋转运动。当腰部做前屈旋转动作时，可使关节间隙加大，滑膜突向关节腔。在突然伸直时，滑膜被嵌夹于腰骶关节面之间。关节囊有脊神经后支的神经末梢分布，故一旦发生滑膜嵌顿，即可出现难以忍受的腰痛。

（2）腰部负重或剧烈运动　不经意的扭转、闪腰，使脊椎扭曲，腰肌紧张，关节囊、韧带受到牵拉，使后关节移位，引起剧烈腰痛，其疼痛程度较滑膜嵌顿为轻。

（3）延误治疗　后关节错位处理不当，或因椎间盘变性，引起后关节负重增加。当腰部后伸活动时，上下关节突间关节面发生冲撞、磨损，使关节面的软骨破坏。长期的不良刺激，造成关节面硬化，关节突变尖锐，关节滑膜增厚，引起腰部疼痛和僵硬。习惯性姿势不良，可对后关节活动产生不利的影响，久之，则出现慢性腰痛。

【诊断】

1. 临床表现

（1）腰部剧痛最多，其次是刺痛或顽固性酸痛，疼痛局限于受累关节突以下，可向一侧臀部、骶尾部放射疼痛。少数病例可向下肢膝平面以上扩散，疼痛部位较深，且区域模糊。晨起时腰部剧痛、僵硬，轻微活动后疼痛减轻，过劳后又使疼痛增剧。休息加重、活动减轻是本症之特征。

（2）久病患者，长时期固定一个姿势工作，腰部出现僵硬，疼痛加重。症状之轻重与气候变化有关。

2. 检查

（1）慢性期腰椎活动度一般正常，少数患者在弯腰及坐后站起不便。

（2）腰骶部肌肉明显紧张，压痛点不明确，伴有肌肉扭伤时肌肉紧张，局部压痛明显。

（3）单侧腰肌呈索条状紧张，患椎棘突偏歪，偏歪棘突旁压痛，多不向下肢放射，棘上韧带钝厚、压痛，棘间隙无明显改变。

（4）X线检查　常可见到脊柱侧弯，两侧小关节间隙不对称。

【鉴别诊断】

（1）腰椎间盘突出症　可有外伤史，发作时腰椎棘突旁明显压痛，并伴患肢放射痛，腹压增高的动作可诱使腰痛加重，直腿抬高及加强试验阳性，挺腹试验阳性。CT检查可确诊。

（2）急性腰肌损伤　有突然扭闪的外伤史，腰部疼痛仅局限于损伤部，且压痛明显，以单侧或双侧腰部肌肉紧张痉挛为主，大多无椎体、棘突的位移或偏歪，X线片一般无异常发现。

（3）腰椎压缩性骨折　多有明显的外伤史，如高处坠落或臀部先着地的跌倒损伤史，腰部功能明显受限并剧烈疼痛，损伤椎体棘突压痛、叩击痛明显，X线片即可作出明确的定位诊断。

【治疗】

（1）治则　理筋整复，舒筋活血。

（2）部位　腰部。

（3）手法　推法、滚法、扳法、摩法、按揉、擦法、揉法。

（4）操作　患者俯卧位。医者用全手掌或掌根沿脊柱两侧由上而下、由轻而重直推1~2分钟。用掌揉法轻揉腰部紧张痉挛的肌肉3~5分钟。用滚法施于腰部脊柱两侧6~8分钟。使用坐位腰部定点旋转复位扳法或侧卧位腰部斜扳法。在患者局部施用掌摩法、掌按揉法约3~5分钟。直擦腰部两侧膀胱经和督脉，以透热为度。

【注意事项】

（1）整复手法不宜太过频繁，整复后宜卧床休息，1周内勿做腰部前屈及旋转活动。

（2）腰部保暖，工作及日常生活中变换体位不宜太快，搬抬重物前适当进行准备活动。

【功能锻炼】

疾病进入恢复期，要加强腰背伸肌功法锻炼，可以选用五点支撑式、飞燕点水式和易筋经中的九鬼拔马刀势进行锻炼，这样有助于巩固疗效和预防再发。

【按语】

本病诊断明确，手法得当，多数能起到立竿见影的效果，整复后 2～3 天内不宜做重体力劳动或脊柱旋转活动。本病的整复手法相对安全，施术时如果患者配合，大多无不良反应。

十一、退行性脊柱炎

退行性脊柱炎又称"增生性脊柱炎""老年性脊柱炎""脊椎骨关节炎"等，是指随着年龄的增长，椎间盘发生退变、椎体边缘退变增生及小关节因退变而形成脊柱的骨关节病变。以腰背酸痛不适、僵硬板紧等症并伴有椎体边缘增生和小关节肥大等影像学变化为主要特征。本病多发于中年以后，男性多于女性，长期从事体力劳动者易患此病。

【解剖生理】

脊柱椎体中体积最大是腰椎，呈肾形，上下扁平。各椎体的横径及矢径从腰$_1$～腰$_4$逐渐增大，与椎体负重自上而下逐渐增加相一致。腰椎椎体前缘高度自腰$_1$～腰$_5$逐渐递增，而后缘高度则逐渐递减。随着年龄的增长，活动的增加，钙质逐渐脱失，骨质逐渐疏松，即单位体积骨量减少，横行骨小梁变细，甚至消失，而纵行骨小梁增粗，周围皮质变薄。椎体由于长期负荷，可逐渐压缩变扁。椎间盘退变后，椎体边缘出现骨质增生。腰椎由于自身的特点，发生退变的椎体主要集中在腰椎，所以大多症状表现为腰背部不适。

【病因病机】

（1）内因　退行性改变是主要原因。椎体边缘增生与椎间盘退变有着密切的联系，也与年龄、压力及创伤有关。椎间盘缺乏直接的血液供应，故发生损伤、退变后不易修复。椎间盘退变后，失去其固有的弹韧性，厚度变薄，椎间隙变窄，从而减弱了椎体对压力的抵抗，椎体和小关节不断受到震荡、冲击和磨损，渐渐形成了骨刺。

（2）外因　损伤和劳损是最常见的外因。脊柱尤其是腰部长期负重和过度活动，损伤和劳损机会增多，进一步加速椎间盘退变，弹性减弱，同时引起周围韧带松弛。关节不稳定，对椎体不断创伤刺激，日久形成骨刺。骨刺发生的部位，多在脊柱生理曲度的凹侧，这是代偿脊柱侧弯的作用，其产生一般与年龄增长成正比，年龄愈大，增生愈严重。所以，压力和重力对骨刺的产生有密切关系。压力可能是引起骨刺的主要因素，骨刺则是椎体对于压力的反应，是骨组织对压力所产生的代偿性产物。

【诊断】

1. 临床表现

早期多有典型症状，常感腰背酸痛不适，僵硬板紧，不耐久坐久站，晨起或久坐起立时症状较重，稍加活动后减轻，但过度活动或劳累后又加重。急性发作时，腰痛较剧，且可牵掣到臀部及大腿，若骨刺压迫或刺激马尾神经时，可出现下肢麻木无力、感觉障碍等症状。

2. 检查

（1）腰部俯仰活动不利，主动活动明显受限，以患侧受限为主，但被动运动基本达到正常。

（2）局部肌肉痉挛，有轻度压痛，一般无放射痛。

（3）下肢后伸试验常呈阳性，而直腿抬高试验阴性。

（4）X线检查　腰椎生理曲度减小或消失，甚或出现反弓。可见椎体边缘有不同程度增生，或有椎间隙变窄，生理弧度改变。

【鉴别诊断】

强直性脊柱炎多发于青壮年，年老患者多有驼背等脊柱畸形存在，单侧或双侧骶髂关节炎，腰椎活动（前屈、后伸、侧弯）受限及胸腰段曾经痛过，疼痛时轻时重，脊背部僵硬。X线片示骶髂关节面呈虫蚀样改变。

【治疗】

（1）治则　舒筋通络，行气活血。

（2）部位及取穴　腰背部、骶部，肾俞、腰阳关、大肠俞、委中、阳陵泉、承山、昆仑、阿是穴。

（3）手法　推法、滚法、点法、按法、拨法、擦法、扳法、按揉法。

（4）操作　患者俯卧位。医者先用推法、滚法施于腰背两侧骶棘肌，自上而下反复操作3~5分钟。用掌根按揉上述部位3~5分钟。点按肾俞、大肠俞、腰阳关穴，约3分钟。用拇指拨法在腰背痛点上做与肌纤维成垂直方向的拨动，约3分钟。脊柱活动受限伴随椎体间位置异常者再行缓和轻柔的腰椎后伸扳法扳动3~5次，然后用腰椎斜扳法，左右各1次。有下肢牵掣痛者，可拿委中、承山各约1分钟，按揉阳陵泉、昆仑穴各约1分钟。横擦腰部督脉经及两侧膀胱经，横擦腰骶部，均以透热为度。

【功能锻炼】

同腰椎间盘突出症。

【注意事项】

（1）避风寒，卧硬板床，适当进行腰部功能锻炼。

（2）劳动时腰部宜用腰围固定，以增加腰椎的稳定性。

【按语】

退行性脊柱炎的病理变化是以骨质增生为其特点，增生是不可逆的，所以一切治疗方法只能是减轻症状，缓解疼痛，增加腰脊柱的活动度。推拿治疗的目的是改善腰部的血液和淋巴液的循环，增强腰部肌肉的张力，从而控制脊柱的稳定性而使腰痛症状缓解。

十二、棘上和棘间韧带损伤

棘上和棘间韧带损伤是指在弯腰负重时突然过度扭转或长期劳损而引起棘上和棘

间韧带的急、慢性损伤，从而导致腰背急、慢性疼痛和活动功能障碍的一种病症。通常情况下棘间韧带损伤常合并棘上韧带损伤，在弯腰时棘上韧带位于腰背部的最外层和正中线，应力最大，容易损伤。棘间韧带损伤多发生在过度扭转的动作，发生几率小于棘上韧带，两者是腰背痛的常见疾病之一，好发于青壮年体力劳动者，男性多于女性。

【解剖生理】

棘上韧带起自第 7 颈椎棘突，止于骶中嵴的索状纤维软骨组织，附着在各椎骨棘突尖上，可以限制脊柱过度前屈。棘间韧带位于相邻椎体的棘突之间较深处，棘上韧带之深层，向前延续到黄韧带，向后移行连接棘上韧带，大部分薄而无力，腰段棘间韧带发达并有腰神经后支分布。

【病因病机】

（1）急性损伤　弯腰搬运重物时，骶棘肌处于相对松弛状态，其应力落在棘间韧带上，长期过度弯腰工作者，不注意定时改变姿势，棘间韧带受到强力牵拉或外力作用于该韧带上，则容易使之发生损伤或断裂。因暴力所致棘上、棘间韧带破裂，在伤后形成的瘢痕，也是慢性腰痛的原因。

（2）慢性劳损　韧带经常受到牵拉而超出其弹性限度被拉松，使棘上、棘间韧带经常处于紧张状态即可产生小的撕裂、出血及渗出。逐渐发生水肿、炎症和粘连，刺激腰脊神经后支而引起慢性腰痛，或因韧带纤维发生退变时，弹力减弱，这时如弯腰负重，常易发生部分纤维的损伤和劳损。脊柱劳损后处于不稳定状态，如伴有退行性变，则更易损伤。

【诊断】

1. 临床表现

（1）棘上韧带损伤　脊柱中线部位疼痛，部位表浅，轻者酸痛，重者可呈断裂样、针刺样或刀割样疼痛。疼痛常固定在 1~2 个棘突，弯腰时、劳累后疼痛加重，休息后疼痛可暂时缓解，有时可扪及棘上韧带在棘突上滑动。

（2）棘间韧带损伤　往往与棘上韧带合并损伤，疼痛位置主要在棘突之间，棘突间隙压痛，部位较深。单独损伤多在腰$_{4~5}$及腰$_5$~骶$_1$间隙。腰痛无力，弯腰时病变部有断裂样感觉，疼痛部位较深在，劳累后可使疼痛加重，休息后疼痛得到缓解。

2. 检查

（1）触诊损伤处棘突或棘间有压痛，但无红肿。可向棘突旁甚至臀部扩散。腰部肌张力增高，不能弯腰，弯腰时间稍长，不但出现疼痛，而且无力，腰部不能挺起。急性损伤者，在损伤的棘上韧带处有条索状剥离或有明显钝厚感，局部有时稍隆起，左右拨动时有紧缩感，并感到有纤维束在棘突上滑动。慢性损伤者，可触及棘上韧带松弛，在损伤处呈片状或条索状与下面剥离。

（2）X 线检查　无异常发现。

【鉴别诊断】

（1）腰椎压缩性骨折　有明显外伤史，损伤椎体、棘突压痛明显，叩击痛明显，X

线示椎体变形。

（2）急性腰扭伤 有明显腰部扭伤史，疼痛剧烈，疼痛部位多在骶棘肌及腰骶关节，且有明显的肌痉挛和活动受限，各椎体棘突一般无压痛。

【治疗】

（1）治则 理筋整复，活血散瘀，消肿止痛。

（2）部位及取穴 腰背部，阿是穴、夹脊穴。

（3）手法 按揉法、点法、按法、拨法、推法、抹法、擦法、拍法、叩法。

（4）操作 患者俯卧位。医者以拇指按揉法在患处及周围施术 8～10 分钟，在结节或条索状物上重点按揉，使其消散。用拇指点按患椎上下夹脊穴，约 3 分钟。如有棘上韧带剥离移位时，用拇指拨法拨动已剥离移位的韧带使其复位。沿棘上韧带方向用拇指作上下推抹 3～5 分钟，使其平复。直擦腰背部督脉及两侧膀胱经，以透热为度。在腰背部用拍法或叩法，约 1 分钟。

【功能锻炼】

适当练习少林内功的站裆势、大裆势、凤凰展翅势、倒拉九头牛势，每次练习约 10 分钟，循序渐进延长时间。再加上易筋经的摘星换斗势，每次练习 5 分钟左右。

【注意事项】

（1）治疗期间，宜制动 1～2 周。

（2）推拿后腰部宜用腰围护腰，局部保暖。

【按语】

除完全断裂为禁忌外，推拿治疗棘上、棘间韧带损伤，临床疗效显著。推拿治疗可加速局部气血运行，有助于损伤组织的修复。但在推拿治疗时，一定要注意手法的轻柔，切忌腰部大范围被动运动，如在腰部施用腰前屈的被动运动会进一步增加棘上、棘间韧带的损伤。若采用腰部过伸、挤压等手法可使棘突间距缩短，棘上、棘间韧带则可能增加挤压性刺激而受损伤。

十三、第三腰椎横突综合征

第三腰椎横突综合征是指附着于第三腰椎横突及其周围的肌肉、筋膜的急慢性损伤，刺激到脊神经后支出现的以腰臀部疼痛、第三腰椎横突疼痛为主症的临床证候群，是腰痛疾病中最常见的病症之一，实质上属于急慢性腰部损伤的一部分，除了影响局部筋脉，还影响到局部纵向、横向经脉，所以症状复杂多样。本病多发于青壮年体力劳动者。

【解剖生理】

第三腰椎是 5 个腰椎的中点，其横突最长，有腹横肌、背阔肌的深部筋膜附着其上。第三腰椎为 5 个腰椎的活动中心，其活动度较大，人体的各种活动均会牵涉到此处，受力最大就易使肌肉附着处发生撕裂性损伤。臀上皮神经发自腰$_1$～腰$_3$脊神经后外侧支，穿横突间隙向后，在骶棘肌外缘穿出，越过髂嵴，分布于臀部及大腿后侧皮肤。

故第三腰椎横突处周围组织损伤可形成炎症刺激该神经纤维，导致臀部及腿部疼痛。

【病因病机】

第三腰椎横突部的急性损伤或慢性劳损，使局部发生炎性肿胀、充血、渗出等病理变化，而引起横突周围瘢痕粘连，筋膜增厚，肌腱挛缩，以及骨膜、纤维组织、纤维软骨增生等病理改变。感受风寒湿邪侵袭可加剧局部炎症反应。

【诊断】

1. 临床表现

腰部一侧或两侧疼痛及肌紧张或痉挛，腰部及臀部弥散性疼痛，有时可向大腿后侧乃至腘窝处扩散。腰部活动时或活动后疼痛加重，有时患者翻身及行走均感困难，晨起或弯腰时疼痛加重。

2. 检查

（1）单侧或双侧第三腰椎横突尖端处有明显压痛，压迫该处可引起同侧下肢反射痛，但反射痛的范围多不过膝。腰部功能多无明显受限。久则可出现肌肉萎缩，继发对侧肌紧张。

（2）X 线检查　可见一侧或双侧第三腰椎横突过长。

【鉴别诊断】

（1）腰椎间盘突出症　有典型的腰痛伴臀部及下肢放射痛，可以从腰部沿着坐骨神经走向放射到足趾，腰部活动受限，脊柱侧弯，有直腿抬高试验阳性、挺腹试验阳性、腱反射异常和皮肤感觉障碍等神经根受压表现。可做腰椎 CT 或 MRI 检查确诊。

（2）臀上皮神经痛　患侧臀部刺痛、酸痛、撕扯样痛，并有患侧大腿后部牵拉样痛，但多不过膝，腰椎活动无明显受限，髂嵴中点直下 3～4cm 处可触及条索样硬物，压痛明显，有麻胀感。直腿抬高试验阳性，但不出现神经根性症状，辅助检查无异常。

【治疗】

（1）治则　舒筋活血，缓急止痛。

（2）部位及取穴　腰部、臀部、大腿后侧，腰眼、肾俞、大肠俞、阿是穴。

（3）手法　按法、揉法、推法、擦法、点法、压法、拨法、擦法、拍法。

（4）操作　患者俯卧位。医者在腰部脊柱两侧的骶棘肌、臀部及大腿后侧施以擦、按、揉、推等手法，以理顺腰、臀、腿部肌肉，时间大约 6～8 分钟。用拇指分别按揉、点、按肾俞、腰眼、大肠俞、阿是穴，每穴约 1～2 分钟，体质较强壮者可以使用肘压法，使局部产生酸胀得气感为度。双拇指重叠按压弹拨腰 3 横突尖端两侧，每一侧操作大约 2～3 分钟，力度以患者能忍受为度。在腰部脊柱两侧的骶棘肌、臀部及大腿后侧用推法、拍法 3～5 分钟。在腰部两侧使用掌擦法，以透热为度。

【功能锻炼】

恢复期应进行具有针对性的练功活动，如患者身体直立，两足分开，与肩同宽，两手叉腰，两手拇指向后挺压第三腰椎横突，进行揉按。然后旋转、后伸和前屈腰部，以利于舒通筋脉、放松腰肌、解除粘连、消除炎症。适度练习八段锦中"两手攀足固肾腰""五劳七伤往后瞧"的功法，以增加脊柱的旋转达到强肾壮腰之功效。

【注意事项】

（1）平时要经常锻炼腰背肌，注意腰部保暖，勿受风寒侵袭。

（2）疼痛明显时应卧硬板床休息，起床活动时可用腰围保护，以减轻疼痛、缓解肌肉痉挛。

【按语】

本病为劳损性疾病，应从病因上杜绝本病的发生，推拿治疗疗效较好，如患者能配合进行适当的功法锻炼，疗效会更好，并且不易复发。掌握使用功法锻炼的时机应当在疾病进入恢复期和发病前，否则可能加重病情。

十四、退行性腰椎滑脱症

由于腰椎退变等原因造成相邻椎体的上位椎体相对于下位椎体部分或全部滑移，向前、向后或向侧方移位，最常见的是向前移位，以第四腰椎最多，其次是第三和第五腰椎，多数无任何症状，仅在拍片时发现。本病多见于中老年人，女性为男性 4～6 倍。如果造成马尾神经压迫或神经根牵拉，可出现腰骶部疼痛、坐骨神经受累等症状，有症状者通常称为腰椎滑脱症。

【解剖生理】

各椎体之间靠椎间关节相连接，并有韧带加强保持稳定，当椎间盘高度下降，腰椎关节面受力角度发生改变，椎间复合关节的损伤将影响其他 2 个关节应力的重分配，导致结构退变，产生形态和功能的紊乱。

【病因病机】

（1）腰椎间盘退变　中年以后，椎间盘高度下降，变窄、弹性降低，缓冲作用减弱，下腰椎旋转由髓核移动到小关节，小关节韧带松弛，过度活动及受载荷增加，关节面啮合不稳，易椎体滑脱。

（2）腰椎结构改变　第四腰椎位于腰椎前凸的顶点，活动范围过大，则感受应力比较集中。前凸角度变小，腰骶角变大。第四腰椎高于两侧髂嵴，缺少骨盆软组织支撑保护，脊柱前屈时小关节不易阻挡第四腰椎的向前滑脱。

（3）内分泌失调等　内分泌失调，肌肉韧带维稳的力度下降；骨质疏松，韧带松弛，极易造成滑脱。

【诊断】

1. 临床表现

腰腿痛劳累加重，休息后减轻，重者下肢放射痛、麻木，二便功能障碍。

2. 检查

（1）脊柱活动度检查　腰椎活动受限，腰椎生理曲度加大，臀部后凸。

（2）触诊　滑脱椎体的棘突间隙压痛、叩击痛，下腰部棘突处有小凹陷或台阶感。

（3）X 线检查　腰椎侧位片显示椎体向前滑脱。见图 6-6。

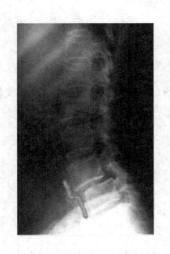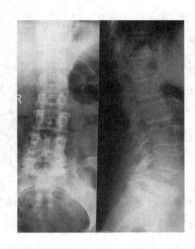

图 6 - 6　X 线片示退行性腰椎滑脱症

【鉴别诊断】

（1）慢性腰肌劳损　长期反复发作的腰背部疼痛，呈钝性胀痛或酸痛不适，时轻时重，迁延难愈，休息、适当活动或经常改变体位可使症状减轻。腰背部压痛广泛、常无具体压痛点，压痛点多在骶髂关节背面、骶骨背面和腰椎横突等处。轻者压痛多不明显，重者伴随压痛可有一侧或双侧骶棘肌痉挛僵硬。腰部活动基本正常。急性发作时，诸症明显加重，可有明显的肌痉挛，甚至出现腰脊柱侧弯。X 线检查，除少数可发现腰骶椎先天性畸形和老年患者椎体骨质增生外，多无异常发现。

（2）退行性脊柱炎　常感腰背酸痛不适，僵硬板紧，不耐久坐久站，晨起或久坐起立时症状较重，稍加活动后减轻，但过度活动或劳累后又加重。急性发作时，腰痛较剧，且可牵掣到臀部及大腿，若骨刺压迫或刺激马尾神经时，可出现下肢麻木无力、感觉障碍等症状。腰部俯仰活动不利，主动活动明显受限，以患侧受限为主，但被动活动基本达到正常。局部肌肉痉挛，有轻度压痛，一般无放射痛。下肢后伸试验常呈阳性，而直腿抬高试验为阴性。X 线片检查，可见腰椎生理曲度减小或消失，甚或出现反弓，椎体边缘有不同程度增生，或有椎间隙变窄。

【治疗】

（1）治则　舒筋活血，通络止痛。

（2）取穴及部位　腰骶部、臀部、股后侧，八髎、环跳、关元俞、志室、肾俞、大肠俞。

（3）手法　㨰法、按法、揉法、推法、点法、拍法、掌擦法、压法。

（4）操作　患者俯卧位。医者在脊柱两侧的骶棘肌、骶部及臀部、大腿后侧施以㨰法、按揉法、推法，以理顺腰、骶、臀部肌肉，时间 6 ~ 8 分钟。以拇指按揉、点按环跳、关元俞、志室、肾俞、大肠俞各约 1 分钟，体质较强壮者可以使用肘压法，使局部产生酸胀得气感为度，时间 6 ~ 8 分钟。患者仰卧位，屈膝屈髋。医者以右手压双膝，左手托住腰骶部，左手微微向上用力，右手同时下压三下，然后缓慢伸直双下肢。患者俯卧位。在骶部、臀部及大腿后侧用推法、拍法 3 ~ 5 分钟。在骶部八髎穴使用掌擦法，以透热为度。

【功能锻炼】

适当练习少林内功的站裆势、悬裆势、凤凰展翅势、倒拉九头牛势，每次练习 10 分钟，循序渐进延长时间。再加上易筋经的卧虎扑食势练习，每次 3 分钟左右。

【注意事项】

（1）疼痛严重者应卧床休息，用腰围固定。

（2）避免弯腰搬抬重物，腰部注意保暖。

（3）症状缓解后或轻症者可加强腰腹肌锻炼。

【按语】

本病治疗手法宜轻不易重，如果出现神经根的压迫症状，需要进行神经根管及椎管的减压，更应使用较轻柔的手法，松动神经出口周围的软组织，从而消除因腰椎滑脱引起的下肢疼痛麻木等，多数收到显著的疗效，效果不理想时建议进行手术治疗。一部分人认为椎体滑脱是推拿的禁忌证，但是多数患者经推拿治疗效果理想，以 I 度以内的腰椎滑脱效果比较明显。本病治疗方法的选择应当遵循先保守治疗，无效或效果不佳，再使用非保守疗法。

十五、强直性脊柱炎

强直性脊柱炎是一种侵犯骶髂关节、脊柱骨突、脊柱旁软组织等以中轴关节为主的慢性炎症性疾病，并可伴发关节外器官损害的表现。临床主要表现为全身各关节的僵硬疼痛以及关节肿胀，后期可发生脊柱畸形和关节强直。病因未明，但是现代医学证明与遗传有关，中医学认为本病属于风寒湿杂至而成的痹证。本病发病男性占多数，易发年龄在 15 ~ 30 岁。

【解剖生理】

骶髂关节由向后外侧的骶骨耳状关节面与指向内侧的髂骨关节面组成。凭借关节面不规则的凹凸和周围韧带稳定关节。两关节面在上、下、前、后四个方向能做轻微的相对运动。在前后运动时，关节伴随旋转；在步行或跳跃时，关节可稍微展开。关节面之间有狭小缝隙，关节面同其他关节一样覆盖有滑膜。

【病因病机】

（1）先天不足　禀赋不足，机体亏虚，为外界风寒湿邪侵袭创造了先天条件。

（2）损伤　后天调养失当，五脏六腑的功能低下，人体营卫气血失调，肌表、经络易遭受外力损伤和外邪侵袭而发病。

（3）风寒湿侵袭　外界风、寒、湿之邪气极其容易在机体调养失当的前提下，三气杂至而成本病。

【诊断】

1. 临床表现

起病缓慢，病史较长，全身表现一般不重，部分患者有发热、疲倦、消瘦、贫血或其他器官受累。跖底筋膜炎、跟腱炎和其他部位的肌腱末端病比较常见。逐渐出现背痛、臀髋部或腰背部疼痛、僵硬，尤以久卧（夜间）或久坐时明显，翻身困难，晨起或久坐起立时腰部发僵明显，但稍活动后减轻。部分臀髋部剧痛，偶尔向周边放射。疼痛多在一侧呈间断性，数月后疼痛多在双侧呈持续性。随病情进展病变由骶髂关节向腰椎、胸颈椎发展，则可出现相应部位的疼痛、活动受限或脊柱畸形。

2. 检查

（1）望诊 后期前胸和侧胸痛，最后出现驼背畸形，导致胸廓扩展活动范围受限而影响呼吸功能。中期腰椎前凸消失，脊柱各方向活动受限，胸廓活动范围缩小和颈椎后凸。颈椎受累则出现颈部疼痛，肌肉痉挛，进而发展为颈椎后凸畸形，头部活动受限，常固定于前屈位，不能上仰、侧弯和旋转，严重者仅能看到自己足尖前方的一小块地面，不能抬头平视。

（2）触诊 腰部平板状，骶棘肌显著挛缩，一侧或双侧骶髂关节、腰棘突部或椎旁肌肉压痛，椎旁肌肉挛缩，后期可导致腰肌萎缩。

（3）特殊检查 本病早期阳性体征较少，"4"字试验阳性，疼痛出现在骶髂关节。

（4）辅助检查 ①HLA－B27：本病 HLA－B27 的阳性率为90%左右。②X 线：骶髂关节软骨下骨缘模糊，骨质糜烂，关节间隙模糊，骨密度增高及关节融合。③骶髂关节 CT：骶髂关节密度增高、关节间隙模糊、骨质轻度糜烂、明显破坏及关节融合。④骶髂关节 MRI：软骨下脂肪堆积，骨髓水肿，软骨不规则增粗、扭曲，软骨表面不规则、碎裂、骨侵蚀。

【鉴别诊断】

（1）非特异性腰背痛 大多数腰背痛都属此类，该类疾病包括腰肌劳损、腰肌痉挛、脊柱骨关节炎、寒冷刺激性腰痛等，此类腰痛类疾病没有强直性脊柱炎的炎性腰背痛特征，进行骶髂关节 X 线或 CT 检查以及红细胞沉降率、C 反应蛋白等相关化验容易鉴别。

（2）臀肌肌筋膜炎 本病常出现单侧臀上部疼痛，需要和强直性脊柱炎进行鉴别。但本病疼痛程度不重，一般不引起翻身、行动困难，无久卧加重的特点，炎性指标均正常，骶髂关节不会出现病变。

（3）腰椎间盘脱出症 椎间盘脱出症是引起炎性腰背痛的常见原因之一。无消瘦、发热等全身表现，多数实验室检查均正常。它和强直性脊柱炎的主要区别可通过 CT、MRI 或椎管造影检查得到确诊。

（4）致密性髂骨炎 本病多见于青年女性，其主要表现为慢性腰骶部疼痛和发僵。临床检查除腰部肌肉紧张外无其他异常。诊断主要依靠 X 线前后位平片。其典型表现为在髂骨沿骶髂关节之中下 2/3 部位有明显的骨硬化区，呈三角形者尖端向上，密度均匀，不侵犯骶髂关节面，无关节狭窄或糜烂，骶髂关节影像学表现与强直性脊柱炎表现明显不同。该病无明显久坐、久卧疼痛的特点，且使用非甾体类抗炎药治疗时不如强直性脊柱炎疗效明显。

【治疗】

（1）治则　舒筋通络，理气止痛。

（2）部位　背部、腰部。

（3）手法　推法、按揉法、滚法、扳法、压法、拨法、叩法、击法、伸屈法、摇法、拔伸法。

（4）操作　患者俯卧位。医者用指推法或掌推法直推腰背部两侧膀胱经各 2～3 分钟，轻而不浮、重而不滞。用掌根按揉脊柱两侧 3～5 分钟。用滚法施治于腰骶部肌肉约 5 分钟，重点滚腰部两侧。患者侧卧位，作腰部斜扳法。患者俯卧位，下肢伸直。医者以肘压环跳穴 1～2 分钟。作腰部后伸扳法。以双手拇指于腰眼处着力按压 3～5 分钟。拨腰肌 2～3 分钟。

用掌根按揉腰部 2～3 分钟。用拇指按压夹脊穴，自上而下反复 3～5 次。用双手小鱼际沿背部两侧叩击 1～2 分钟。用虚掌拍腰背部 1～2 分钟。拳击背腰部，合掌叩背腰部 1～2 分钟。横擦肩并逐渐下降至腰骶部，以透热为度。患者仰卧位。双手握踝，轻屈髋作伸屈牵动 3～5 次。摇髋关节约 1 分钟。抖下肢约 1 分钟。

【功能锻炼】

（1）坚持锻炼　急性期让受累关节轻柔地被动活动，以出现疼痛为度，每天 1～2 次，不运动时关节置于功能位。急性期和亚急性期，坚持脊柱四肢的伸展运动，逐渐增加次数、持续时间及频率。慢性期以运动后疼痛持续时间大约 2 小时为度，至少每天做一组深呼吸活动，以维持胸廓活动度，较合适的运动有慢跑、游泳和打太极拳等，游泳是最好的运动，尽量避免高强度剧烈运动，如摔跤等。运动时，应穿有缓冲作用鞋垫的训练鞋，有髋关节病变者，要坚持功法锻炼，减少致残。

（2）个性化练习　根据患者的具体病情制定一套适合的功法。因疼痛而长期卧床的强直性脊柱炎患者，脊柱与四肢强直较明显，除部分全身症状严重、疼痛明显的患者外，均应尽力活动各关节，坚持作扩胸、深呼吸、脊柱及下肢运动等局部和全身性的功能锻炼，以防止和减轻关节粘连、僵直和肌肉萎缩。比如少林内功的凤凰展翅势、霸王举鼎势以及易筋经的九鬼拔马刀势、卧虎扑食势、青龙探爪势。

【注意事项】

（1）树立信心　本病病程缠绵，需要长期坚持治疗，不少患者在治疗过程中存在急躁情绪，情绪变得十分悲观，多数患者放弃治疗。所以，树立战胜疾病的信心很重要。

（2）注意体态和姿势　保持生理姿势，防止发生脊柱畸形和僵直。在休息时要保持适当的姿势，在站立或坐下时，应尽量挺胸收腹，写字时桌子要高一些，椅子要矮一些。凡能引起持续性疼痛的体力活动应该避免。坐位：坐椅选硬座和高至头部的硬靠背，并有扶手，调整椅子高度，保持正确姿势，避免身体向前弯曲，常活动脊柱，通过坐直和向后活动肩来伸展脊柱，避免坐低而柔软的坐椅或沙发。站立：要挺胸、收腹和双眼平视，不要以一种姿势站立或坐得过久，要常散步和舒展身体，或平卧 15 ～ 20 分钟（仰卧，双腿向下悬垂），如必须保持一个姿势，应尽可能多地活动和伸展关节。睡眠：尽可能仰卧位，避免屈曲畸形，选择用普通床（应牢固，不下陷，不太硬），床垫内部可有弹簧，但边缘应坚固，可在床垫和床板间放硬纸板或胶合板，枕头尽可能低，防止颈椎畸形。

【按语】

本病为中轴关节慢性炎症性疾病，绝大多数首先侵犯骶髂关节，主要表现为脊背部僵硬疼痛，最后致残。病因不明，诊断明确，治疗可以针对性治疗，适当松动脊柱及各关节，坚持适合自身的功法，进行适当功法锻炼，结合推拿治疗，必要时配合药物辨证治疗，多数会收到明显效果。

十六、髂腰韧带损伤

髂腰韧带损伤是指保持腰 4、腰 5 椎体稳定的髂腰韧带在外力作用下发生损伤，出现了以腰骶部疼痛为主要临床表现的一种软组织损伤病症。

【解剖生理】

髂腰韧带为肥厚而坚韧的三角形韧带，在骶棘肌的深面，从髂嵴后部的内侧面至第 4、5 腰椎横突，呈向内向下的斜行位置。其内侧与横突间韧带和骶髂后短韧带相互移行，抵抗身体重量。该韧带可限制第 5 腰椎的过度前屈，并保护椎间盘。在腰部运动时，尤其当腰部完全屈曲时，骶棘肌完全放松，整个脊柱的稳定性由韧带来承担，由于姿势不正或弯腰工作，易致该韧带的损伤。

【病因病机】

髂腰韧带损伤以慢性损伤多见。

（1）劳损　由于第 5 腰椎活动度较大，当腰脊柱前屈至一定程度时，髂腰韧带即受到牵拉而紧张，限制了前屈运动。经常长时间的腰部过度前屈，可引起慢性积累性劳损。

（2）外伤　在前屈位时突然旋转腰部等，易使一侧韧带损伤。或腰部受外力挫伤，此种损伤常常是较重损伤，多合并骨折、脱位或神经损伤。

（3）先天变异　发生腰椎骶化或骶椎腰化比率也很多，使髂腰韧带的位置发生了改变，失去了力学稳定性，从而易发生损伤。

【诊断】

1. 临床表现

患者一侧或两侧髂腰部疼痛，有时疼痛剧烈，可呈持续性钝痛、牵扯样痛，也可呈酸痛，不耐久坐久站，晨起或过劳后加重。

2. 检查

（1）腰部活动受限，尤以前屈受限为多见。腰部前屈或向健侧侧屈时，疼痛加重，部分患者疼痛可放射至腹股沟内侧、大腿内上部及同侧下腹部。

（2）按压痛点时可引起下肢放射痛，放射痛与患者主诉位置相似。髂腰韧带处有明显压痛，特别是在髂嵴处按压时疼痛最明显，并可触及痉挛的韧带。

（3）辅助检查　无异常发现。

【鉴别诊断】

（1）棘上或棘间韧带损伤　多有明显的外伤史，腰部局限性疼痛，压痛点多局限在棘上或棘突间，多无肌紧张。X线片无异常。

（2）急性腰肌损伤　与本病不易鉴别，常合并存在。但急性腰肌损伤多在两侧骶棘肌，压痛广泛，肌肉痉挛也较明显。本病压痛点局限而敏锐。

（3）慢性腰肌劳损　有长期腰痛史，反复发作，腰部活动基本正常，腰背部压痛范围较广泛，腰痛常因劳累或着凉而发作。

【治疗】

（1）治则　舒筋活血，解痉止痛。

（2）部位及取穴　腰骶部，腰阳关、肾俞、大肠俞、气海俞、关元俞、阿是穴。

（3）手法　滚法、点法、按法、按揉法、拨法、扳法、擦法、牵抖法。

（4）操作　患者俯卧位。医者在腰骶部用滚法柔和而缓慢地操作3～5分钟，然后施掌根按揉法3～5分钟，用力由轻到重，逐渐深透，以达舒筋通络之效。以拇指点按痛点2～3分钟，点按腰阳关、肾俞、大肠俞、气海俞、关元俞各约1分钟。在压痛点与髂腰韧带成垂直方向做拨法治疗2～3分钟。做腰椎后伸扳法、腰部斜扳法。沿髂腰韧带纤维方向与骶棘肌纤维方向做斜向和直向擦法，以局部透热为度。医者一手握患侧下肢踝部，另一手扶按膝部，做缓慢的摇髋运动，约1分钟。抖下肢约1分钟。

【功能锻炼】

坚持选用少林内功之前推八匹马势、易筋经之摘星换斗势等功法锻炼，每次5～7分钟，逐渐延长，可避免复发。

【注意事项】

（1）治疗期间应适当休息，治愈后1～2个月内要避免过多腰部负重和活动。

（2）局部保暖，避免受风着凉。

【按语】

本病早期治疗效果较好，故宜早期诊断、早期治疗。中期韧带粘连或纤维变性，则效果较差。配合局部封闭、针灸治疗以及适当的功法训练，可提高疗效。

（陈红亮）

十七、骶髂关节紊乱症

骶髂关节紊乱症是指骶髂关节损伤与错位（或半脱位），引起坐骨神经痛、盆腔脏器功能紊乱、骶髂关节炎等一系列临床症状，是临床较为常见的损伤。多发生于青壮年妇女。中医学称之为"骶髂骨移位"。

【解剖生理】

骶髂关节是人体最坚固、最稳定的关节，位于骶骨的侧面与髂骨之间，是由骶骨和髂骨的耳状关节面相贴而构成的。其相吻处的关节面凹凸不平，在组成关节时彼此是凹凸相嵌，紧密相贴。此关节前后均有坚强的韧带加固，借以稳定关节。它的稳定性主要依靠骶髂前后韧带和骶髂间韧带。因此，没有强大的外力，骶髂关节是不易扭伤而发生错位的。脊柱所承负的重量必须通过两侧骶髂关节才能达到下肢，而足底或坐骨结节遭受外力，也必须通过骶髂关节才能达到躯干。正常的骶髂关节只有少许的前后旋转活动，以缓冲弯腰和负重时脊柱所承担的外力。青春期后的女性，此关节的活动范围增加，故患骶髂关节扭伤者较男性为多。

【病因病机】

（1）急性损伤　突然滑倒，单侧臀部着地，或弯腰负重时突然扭闪，使骶髂骨间韧带受到损伤，由于韧带被牵拉，使髂骨滑离与其相对应的骶骨关节面，使关节扭错移位并发生滑膜嵌顿。也可发生于胎儿过大的产妇，分娩时扩张骨盆而引起扭伤，甚至出现关节半脱位。

（2）慢性劳损　长期弯腰工作或抬举重物，可促使骶髂关节发生退行性变，久之发生损伤。妇女妊娠期可使韧带松弛和伸长，常因弯腰和旋转活动而引起扭伤。

【诊断】

1. 临床表现

（1）有急、慢性损伤史，并具有不同程度的坐骨神经痛、盆腔脏器功能紊乱、骶髂关节炎症的一种或多种临床表现和典型体征。

（2）坐骨神经痛　急性损伤时，患侧骶髂部、臀部胀痛，沿坐骨神经走向有放射痛或"触电感"。患者呈"蹩臀跛行"，不能挺胸直腰，翻身起坐和体位改变时疼痛加剧。患肢呈半屈曲状，主动或被动伸屈均明显受限。咳嗽或打喷嚏时患肢常有放射性疼痛。慢性患者自觉下腰部隐痛乏力，患肢酸软、麻胀、怕冷等。行走时有不同程度的"蹩臀"现象。患者站立时多以健肢负重，坐位时以健侧臀部触椅。仰卧伸直下肢时患肢常有牵掣痛或麻胀感，故患者喜屈曲患肢仰卧或向健侧侧卧。日久，可见患侧腰臀部肌肉萎缩。

（3）盆腔脏器功能紊乱症状　患侧下腹部胀闷不适，局部有深压痛；肛门急胀感，排便习惯改变，便秘或排便次数增加；尿频、尿急，甚至排尿困难；会阴部不适，阳痿，痛经等。

（4）骶髂关节炎症症状　患侧骶髂关节酸胀不适，有压痛，患肢外侧牵涉痛、麻木。腰骶部酸软乏力，需经常更换坐姿或站立的重心。部分患者表现为骶尾部顽固性疼痛和触痛。在妊娠期和产后妇女，则可引起耻骨联合处疼痛。

2. 检查

（1）骶髂关节错位检查　作两侧骶髂关节对照比较，患侧髂后上棘（或下棘）下缘位置较健侧偏下者,为骶髂关节后错位,反之为前错位。区分骶髂关节前错位或后错位是手法复位治疗的主要依据,必须详细检查。

(2) 特殊检查 骶髂关节旋转试验、单髋后伸试验、"4"字试验、骨盆分离和挤压试验均可出现阳性,急性损伤时直腿抬高试验也可呈阳性。

(3) X线检查 在腰骶椎正位片上,可见患侧骶髂关节密度增高,两侧关节间隙宽窄不等。两侧髂后上棘不在同一个水平线上。在斜位片上,可见患侧骶髂关节间突增宽,关节面凹凸之间排列紊乱。

【鉴别诊断】

(1) 骶髂关节致密性骨炎 多有劳损史,关节疼痛呈渐进发展,由轻到重,休息后缓解。X线片示关节骨质密度增高。

(2) 急性腰肌损伤 有腰部外伤史,腰骶部疼痛及活动功能障碍,但压痛点多在骶棘肌,骨盆分离、挤压试验及床边试验等检查均为阴性。

(3) 腰椎间盘突出症 腰椎疼痛伴一侧下肢放射痛或麻胀,当腹压增高(如咳嗽)时会加重麻木。病椎旁深压痛,叩击放射痛,直腿抬高试验和加强试验阳性,挺腹试验阳性。CT扫描可见腰椎椎间盘膨出或突出像。

【治疗】

(1) 治则 舒筋活血,理筋整复。

(2) 部位及取穴 患侧骶髂关节部。

(3) 手法 滚法、按揉法、扳法、牵拉法、抖法。

(4) 操作 患者俯卧位。医者在患侧骶髂关节部作轻柔的滚法、按揉法3~5分钟,以舒筋、放松肌肉。

骶髂关节前错位复位操作:采用单髋过屈复位法。以右侧为例。

患者仰卧床沿,两下肢伸直。助手按压患者左下肢膝关节。医者立于患者右侧,右手握患者右踝部,左手扶按右膝,先屈曲右侧髋、膝关节,内收外展5~7次,再往对侧季肋部过屈右髋、膝关节,趁患者不备用力下压,此时常可闻关节复位响声或手下有关节复位感。

骶髂关节后错位复位操作:采用单髋过伸复位法。以左侧为例。

①俯卧单髋过伸复位法操作 患者俯卧床沿。医者站立于患者左侧,右手托患肢膝上部,左掌根压左骶髂关节,先缓缓旋转患肢5~7次,然后医者右手上提大腿过伸患肢,左手同时用力下压骶髂关节,两手成相反方向用力,此时可闻及关节复位响声或手下有关节复位感。

②侧卧单髋过伸复位法操作 患者右侧卧位,患肢在上,健肢在下自然伸直。医者立于其后,右手掌根顶推患侧髂后上棘,左手握左踝。然后医者小幅度过伸患肢,右手同时顶推髂后上棘,两手向相反方向推拉,可闻及关节复位响声或手下有关节复位感,最后嘱患者作患肢蹬空动作数次。

【功能锻炼】

患者健侧卧位,患肢在上做前屈、后伸、外展锻炼,各10~20次;患者站立位,双手向下按压固定两侧髂前上棘处，前屈、后伸、左右旋转各做 10～20 次。

【注意事项】

（1）卧硬板床，注意休息，避免久坐。

（2）注意腰部保暖。

【按语】

急性损伤、错位者，一经整复成功，症状即可消失；慢性损伤、关节紊乱者经合理治疗，一般预后也较好。

十八、梨状肌综合征

梨状肌综合征是由于间接外力使梨状肌受到牵拉而造成撕裂，引起局部充血、水肿、痉挛，而刺激或压迫坐骨神经，产生局部疼痛并向下肢后外侧放射痛和功能障碍等一系列临床症状。又称"梨状肌损伤""梨状肌孔狭窄综合征"。本病多为中老年人。

【解剖生理】

梨状肌位于臀部中层，起自第 2～4 骶椎前面的骶前孔外侧，肌纤维向外下方穿过坐骨大孔出骨盆至臀部，形成狭窄的肌腱抵止于股骨大粗隆顶部。梨状肌把坐骨大孔分成两部分，即梨状肌上、下孔，在梨状肌上方有臀上神经和臀上动静脉通过；在梨状肌下方有坐骨神经、股后皮神经、臀下神经、阴部神经及臀下动、静脉通过。梨状肌为髋关节外旋肌，受骶丛神经支配，主要有使髋关节外展、外旋作用。

【病因病机】

（1）损伤　梨状肌损伤多由间接外力所致，如闪扭、跨越、下蹲等，尤其在负重时，髋关节过度外展、外旋或下蹲猛然直立用力，梨状肌突然过度收缩或牵拉而致撕裂损伤，局部渗血、水肿，引起无菌性炎症，肌肉产生保护性痉挛，从而刺激或压迫周围的神经、血管而产生症状。

（2）变异　在解剖学上，正常情况下坐骨神经紧贴梨状肌下缘穿出。梨状肌变异有两种类型：一是坐骨神经从梨状肌肌腹中穿出；二是坐骨神经高位分支，即坐骨神经在梨状肌处就分为腓总神经和胫神经，腓总神经从梨状肌肌腹中穿出，胫神经在梨状肌下穿出。在临床上梨状肌综合征好发于上述变异，和这一解剖结构上的异常情况有密切关系。一旦梨状肌因损伤或受风寒湿邪侵袭，即可使梨状肌痉挛收缩，导致梨状肌营养障碍，出现弥漫性水肿、炎症而使梨状肌肌腹钝厚、松软、弹性下降等，使梨状肌上、下孔变狭窄，从而刺激或压迫坐骨神经、血管等出现一系列临床症状。

（3）感受风寒以及妇女的盆腔炎也可导致本病的发生。

【诊断】

1. 临床表现

（1）大部分患者有外伤史，如闪、扭、跨越、负重下蹲等，部分患者有受凉史或妇女有盆腔炎的病史。

（2）臀部深层疼痛，疼痛可呈烧灼样、刀割样或蹦跳样疼痛，且有紧缩感，疼痛逐渐沿坐骨神经分布区域出现下肢放射痛。偶有小腿外侧麻木，会阴部下坠不适。

（3）活动受限　患侧下肢不能伸直，自觉下肢短缩，步履跛行，或呈鸭步移行，髋关节内收、内旋活动受限。

2. 检查

（1）压痛　沿梨状肌体表投影区有明显压痛。

（2）肌痉挛　在梨状肌处可触及条索样改变或弥漫性肿胀的肌束隆起。日久可出现臀部肌肉萎缩、松软。

（3）患侧下肢直腿抬高试验，在60°以前疼痛明显，当超过60°时，疼痛反而减轻。

（4）梨状肌紧张试验阳性。

（5）X线片可排除髋关节的骨性疾病。

【鉴别诊断】

（1）腰椎间盘突出症　腰椎疼痛伴一侧下肢放射痛或麻胀，当腹压增高（如咳嗽）时会加重麻木。病椎旁深压痛，叩击放射痛，直腿抬高试验和加强试验阳性，挺腹试验阳性。CT扫描可见腰椎椎间盘膨出或突出影像。

（2）臀上皮神经损伤　以一侧臀部及大腿后侧为主，痛不过膝，在髂嵴高点下方2～3cm处有一压痛明显的条索状物，梨状肌紧张试验阴性。

【治疗】

（1）治则　舒筋通络，活血散瘀，解痉止痛。

（2）部位及取穴　臀部、大腿后侧，环跳、秩边、承扶、阳陵泉、委中、承山。

（3）手法　㨰法、按揉法、点法、按法、弹拨法、擦法、摇法、髋关节被动运动。

（4）操作

①急性期　患者俯卧位，患侧髋前垫枕，使髋、膝关节屈曲内收。医者用柔和而深沉的㨰法、掌按揉法施于患侧臀部及大腿后侧6～8分钟。点按环跳、秩边、承扶、委中、阳陵泉、承山穴各约2分钟，以酸胀为度。用两拇指重叠弹拨痉挛的梨状肌肌腹1～2分钟。患者仰卧位。医者一手握于踝关节处，另一手握膝关节，使膝关节屈曲的同时做髋关节内收外旋运动，范围由小逐渐加大，当达到最大限度时使髋关节向相反方向做外展内旋运动，反复5次。

②慢性期（缓解期）　患者俯卧位。医者用较重的按揉等渗透力较强的手法施于患侧臀部及下肢3～5分钟。点按环跳、秩边、阳陵泉、委中穴各约2分钟，以局部酸胀为度。用两拇指或肘尖用力弹拨条索样之梨状肌肌腹1～2分钟，以患者能忍受为度。做髋关节的后伸、外展及外旋等被动运动，反复5次。用擦法擦患部，以透热为度。

【功能锻炼】

患者做髋关节的内收、内旋的被动运动。患者仰卧床上，患肢屈膝屈髋，双手抱膝做患髋的内收内旋活动。早晚各做一次，每次做10～20次。

【注意事项】

（1）梨状肌位置较深，治疗时不可因位置深而用暴力，避免造成新的损伤。

（2）急性损伤期，应卧床休息 1~2 周，以利损伤组织的修复。

（3）注意局部保暖，免受风寒刺激。

【按语】

推拿治疗梨状肌综合征关键是缓解梨状肌痉挛，解除对神经、血管的压迫；同时通过局部手法以加速血液循环，促进新陈代谢，消除局部无菌性炎症，改善局部组织的营养供应，有利于损伤组织的修复。本病预后良好。推拿治疗见效快，疗效满意。治愈后要注意患臀部不要受凉，一般不易复发。

十九、臀上皮神经损伤

臀上皮神经损伤是指臀上皮神经在其解剖行程中遭受各种外力或局部肌肉长期牵拉、压迫和磨擦，导致腰臀痛为主要临床特征的疾病，又称"臀上皮神经嵌压综合征"，是临床常见的腰腿痛病症之一。属中医学"筋伤""筋出槽"范畴。

【解剖生理】

臀上皮神经是指腰神经 1、2、3 的后支的外侧皮支。其走行部位在骶棘肌分裂为最长肌和髂肋肌之下的平面，穿过骶棘肌后，行至其外缘，再穿过背阔肌的腱膜，向下越髂嵴，穿出臀筋膜时有静脉和动脉血管同行。部位在腰$_4$棘突与髂棘最高点连线外 1/3 处的下方略前，呈散状分布。

【病因病机】

（1）各种急性外力因素如碰撞、挤压、扭转、牵拉作用于臀上皮神经，使其在出入肌肉、筋膜、皮下组织等组织结构处的解剖位置发生细微异常，即偏离原位；或周围的肌肉、筋膜、皮下组织等细微撕裂出血、水肿、炎性改变，最终疤痕组织形成，从而对臀上皮神经形成嵌压。

（2）各种原因致腰骶部肌肉长期处于僵硬状态，腰骶及髂嵴经常受扭转、牵拉和磨擦等外力的刺激，久之则对臀上皮神经形成慢性损害。

（3）患者髂嵴发育异常，较正常人高且外翻，使臀上皮神经在越过髂嵴时经常受到牵张刺激。肥胖的中老年女性易发生骶髂脂肪疝嵌顿，压迫臀上皮神经。

【诊断】

1. 临床表现

（1）有腰臀部外伤史或慢性劳损史。

（2）急性损伤者患侧腰臀部疼痛较为剧烈，呈刺痛、刀割样痛、撕裂样疼痛，大腿后侧可有牵扯痛，但一般不超过膝，腰部各方向活动明显受限。

（3）慢性损伤的患者表现为腰臀腿酸软无力、胀痛、钝痛等，个别患者有臀上皮神经分布区域感觉麻木、迟钝等。

2. 检查

（1）可在髂嵴最高点内侧 2~3cm 处触及"条索样"组织，推之可移动，压之疼痛，有麻胀感。

（2）急性期少数患者直腿抬高试验可出现阳性，但不出现神经根性症状。慢性期患者直腿抬高试验多为阴性。

（3）并膝下蹲试验阳性，即患者双膝下蹲时双膝不能并拢。

（4）X线摄片无异常改变。

【鉴别诊断】

（1）腰椎间盘突出症　本病除腰痛外，有同侧神经放射痛和神经根受压症状，而臀上皮神经损伤只有臀腿部的牵涉痛，并无神经根受压症状。

（2）腰椎管狭窄症　患者有典型的间歇性跛行，身体前屈、坐、卧后，腰腿疼痛症状可明显减轻或消失。而臀上皮神经损伤可加重。

（3）梨状肌综合征　疼痛部位深在，并向下肢放射。患者护痛常迫于直腰侧屈、屈髋、屈膝、足尖触地的体位。压痛点在梨状肌的投影区，可触及肌性隆起。梨状肌试验均阳性。

【治疗】

（1）治则　舒筋散结，活血通络。

（2）部位及取穴　臀部，阿是穴、八髎、秩边、肾俞、环跳、风市、委中。

（3）手法　㨰法、推法、按揉法、点法、按法、弹拨法、擦法、拍法、髋关节的被动运动。

（4）操作　患者俯卧位。医者用㨰法、按揉法、推法施治于腰骶部、臀部直至大腿后侧，时间约8分钟。用拇指点按阿是穴、肾俞、八髎、秩边、环跳、风市、委中穴，每穴约1分钟。用拇指弹拨髂嵴处条索样痛点5分钟。患者侧卧于床边，患臀在上，屈髋屈膝。医者一手使髋关节作被动屈伸运动，另一手㨰阿是穴处约2分钟。用㨰法、按揉法施于腰臀部约5分钟。用拍法拍打腰臀部约1分钟。擦患侧臀部（压痛点为中心），以透热为度。

【功能锻炼】

适当进行腰部前屈、后伸及左右侧屈、旋转的功能锻炼，可减少复发。

【注意事项】

（1）手法忌粗暴，以防造成新的损伤。

（2）治疗期间，患者宜卧硬板床休息，局部保暖，避免寒湿侵袭。

（3）可配合局部封闭治疗。

【按语】

本病预后良好。推拿治疗臀上皮神经损伤疗效显著，尤其是早期见效更明显。适当配合功能锻炼，可巩固疗效，减少复发。

（翟　伟）

第二节 上肢部疾病

一、肩关节周围炎

肩周炎的全称叫做"肩关节周围炎症"，是肩关节周围肌肉、韧带、肌腱、滑囊等软组织损伤或退变而引起的关节囊和周围软组织产生的一种慢性无菌性炎症，以肩关节疼痛和运动功能障碍为主要症状。一般发于单侧，女性多于男性，左右侧无明显差异，好发于 50 岁左右，故有"五十肩"之称。若本病的发生与感受风寒湿邪等因素有关，导致肩痛及运动功能障碍等称为漏肩风（"漏"即"露"之意）。若发病日久，肩如冻结之状，伸展不舒、凝滞不利又可称之为"冻结肩""肩凝症"。本病在古代中医的著作中还有"肩不举""肩凝风""肩胛周痹"等名称。

【解剖生理】

肩关节是肩部的主要结构，由肩胛骨的关节盂和肱骨上端的肱骨头构成，为全身最灵活的关节，可做前屈、后伸、内收、外展、内旋、外旋及环转等运动，而其构成也主要由胸锁关节、肩锁关节、肩胛胸壁关节和盂肱关节、喙锁关节、肩峰下关节等关节复合体组成。肩关节的稳定性依靠肩关节周围的肌肉、韧带、关节囊等软组织来维系。肩部肌肉由浅到深依次可以分为 4 层：最外层由胸大肌、三角肌、肩胛提肌组成，外层由胸小肌、前锯肌、大圆肌等组成，次内层由肱二头肌、肱三头肌组成，最内层由肩袖组成。肩关节具备两套稳定系统组成，动态稳定系统主要是由肱二头肌及肩袖肌肉从前、中、后 3 个方面共同维持肩关节的稳定性；静态稳定系统由关节囊的负压作用和关节盂唇结构、肩袖间隙等结构共同维持稳定，所以肩关节在维持稳定的情况下非常灵活。

【病因病机】

肩周炎的病因历来比较复杂，可以从中医和西医 2 个方面认识。从中医学范畴上来认识，常由于肝肾亏虚、劳损、风寒湿邪等引起本病的发生。而西医学则认为本病发生多由慢性退行性变、创伤、颈源性因素、神经因素及其他因素引起。

（1）肝肾亏虚 五旬之人，体质虚弱，正气渐亏，肝肾不足，气血渐亏，血不能荣筋，筋脉失于濡养，久之则肩部筋脉拘急挛缩，肩不能动。

（2）劳损 "久视伤血，久卧伤气，久坐伤肉，久立伤骨，久行伤筋，是谓五劳所伤"（《素问·宣明五气篇》）。长期工作，肩关节活动频繁，使用过度，筋脉受损，局部气血不畅，不通则通，而致肩部疼痛，久之不能活动。

（3）风寒湿邪侵袭 "风寒湿三气杂合，则壅闭经络，血气不得通而为痹"（《针灸逢源》）。风为百病之长，寒为阴邪，其性凝滞，风寒湿邪停滞于肩部筋脉关节等处，从而血运不通，经脉闭阻，不通则痛，导致疾病的发生。

（4）肩部急慢性损伤 肩关节是人体最灵活、活动范围最大的关节，同时，肩关节也具有极大的不稳定性，易损伤。长期工作、家务劳动或某些创伤，导致肩关节周围的肌肉、肌腱、韧带等软组织受到损伤，尤其是肌肉、肌腱的附着点更易受损，引起局部充血水肿，炎性渗出，纤维化等变化，进而发生肩关节软组织的粘连，导致疾病的发生。

（5）神经损伤 患偏瘫、神经麻痹等疾病的患者肩周炎发病率较高。有学者认为肩部周围组织变性对神经产生卡压可引起肩部疼痛，甚至引起肌肉痉挛、功能障碍。

（6）颈源性损伤 颈椎病常与肩周炎同时发生。肩颈部有丰富的血管相通和共同的神经支配，肩部疼痛症状，主要是因为肩部的皮肤感觉神经来自 C_3、C_4 神经根，上臂外侧的皮神经来自于 C_5、C_6 神经。因此，颈椎退变或颈椎间盘突出引起的神经根损害可累及肩部。颈椎病退行性变也容易刺激交感神经，压迫肩部肌肉和血管，造成组织的缺氧和坏死，反之又刺激了肩关节和周围神经末梢，造成了恶性循环，从而导致肩周炎的发生。

（7）内分泌失调 糖尿病患者常常并发肩痛，主要和糖代谢有关，影响微循环的有效灌注，导致关节软骨、韧带、关节囊等软组织的供血不足，加速了肩关节及周围软组织的退变过程，而肩周炎主要好发于 50 岁左右女性，此年龄患者雌激素等激素水平下降，引起身体抵抗力减弱，更易诱发肩周炎。

（8）其他因素 如免疫因素、精神因素、心胸外科手术术后、冠心病、乳腺切除术后等，也可引起肩周炎。

综上所述，肩周炎病理改变可分为 3 期：①早期主要是肩周软组织无菌性炎症，充血水肿；②中期出现肩周软组织粘连，肌肉、韧带、关节囊等软组织开始出现萎缩，关节囊缩小；③后期主要表现在肌肉、肌腱、韧带等软组织受累，出现普遍纤维化，软组织失去弹性、硬化软组织变脆，运动时常可造成不同程度的撕裂。

【诊断】

1. 临床表现

（1）急性期 也称为早期或炎症期，起病较急，疼痛剧烈，肌肉痉挛，关节活动受限，疼痛在夜间加重，半夜痛醒。以肩关节周围疼痛为主，关节僵硬，失去正常关节活动。

（2）慢性黏连期 此时症状相对急性期减轻，但压痛范围仍广泛。由于急性期肩关节肌肉痉挛，造成肩关节活动严重受限。病程越长症状越显著。

（3）功能恢复期 也称末期、晚期或者解冻期。肩部疼痛逐渐缓解，肩关节活动度改善，但有一部分未经过正规治疗导致肌肉萎缩或者肩关节功能受限者，需要很长时间使肩关节恢复正常。

2. 检查

（1）肩关节周围压痛 压痛点广泛，可分布在喙突部、肩锋下、肱骨小结节部、肱骨大结节部、结节间沟部等处。

（2）活动受限 轻者主要以外展、上举、后伸受限为主，严重者各个方向均受限，可出现"扛肩"现象。

（3）肌肉萎缩 可出现三角肌、冈上肌、冈下肌等肌肉萎缩。

（4）X线片早期阴性，一般无明显异常改变，日久可显示有骨质疏松，关节间隙改变，偶有肩袖钙化，有时可见冈上肌腱钙化或大结节处有密度增高的阴影。

（5）MRI 可见肩部周围的滑囊及盂肱关节腔的积液。

【鉴别诊断】

（1）肱二头肌长头肌腱炎 压痛点主要在肱骨结节间沟处和其上下方的肱二头肌长头肌腱处。肱二头肌抗阻力试验阳性和肩关节内旋试验阳性可与肩周炎相鉴别。

（2）冈上肌肌腱炎 主要以外展受限为主，并出现疼痛弧试验阳性，当肩关节外展到60°～120°范围时出现疼痛，当外展角度超过120°疼痛反而减轻或者消失。

（3）肩峰下滑囊炎 以疼痛、外展外旋活动受限为主，局限性压痛主要在肩峰下、大结节部。而肩周炎各个方向均受限，压痛点广泛，可以与之鉴别。

（4）喙突炎 主要以喙突部压痛明显，被动外旋受限为特点。但外展和上举无明显受限。喙突部封闭效果明显，而肩周炎压痛广泛可与之鉴别。

【治疗】

（1）治则 早期以舒筋通络、活血止痛为主；中期以松解粘连，止痛为主；晚期以滑利关节为主。

（2）部位及取穴 肩部周围，阿是穴、肩井、大椎、中府、肩髃、肩贞、臂臑、天宗、曲池、阳陵泉、听宫、养老等。

（3）手法 拿法、揉法、弹拨法、滚法、一指禅推法、按揉法、点法、搓法、抖法及托肘摇肩法、拔伸法等。

（4）操作

患者取端坐位。医者站于患者身后，结合患者的体征及症状、患者的相关检查，嘱患者主动运动，明确受限方向及损伤部位。肩周炎的治疗也根据具体3期分期而定。

①急性期 医者在患者肩部运用拿、揉手法、充分放松肩部紧张肌肉，操作时间约为5～10分钟。遵循轻重轻的原则并以喙突、肩峰下、大小结及结节间沟等处的压痛点作为治疗的重点部位，施以弹拨法及一指禅推法，充分松解局部紧张肌肉，以活血止痛、促进局部炎症物质的吸收。急性期手法不宜过重。按揉肩部阿是穴、肩井、大椎、中府、肩髃、肩贞等穴位以起到舒筋通络的效果。

②黏连期 医者采用大面积的拿、揉手法充分松解肩关节周围紧张肌肉，并施以滚法或弹拨法，明确压痛点后，施以一指禅推法，以充分松解粘连以缓解疼痛，约15分钟。待肩关节肌肉充分松解后施以运动关节类手法，医者一边按听宫穴或养老穴一边嘱患者主动摇肩，患者若不敢活动，医者也可采用托肘摇肩法、合掌按肩、旋肩摇臂法等手法以松解黏连、增加活动度。操作时切忌暴力，幅度由小到大、频率由慢到快，循序渐进，操作时间约5分钟。根据活动受限方向，分别采用外展、上举、内旋、外旋位进行拔伸、扳法等约5分钟。采用主动运动与被动运用相结合手法，疗效显著。最后以抖法放松肌肉结束整个操作。

③恢复期 医者采用肩部拿、揉法松解肩部肌肉，用一指禅推法推肩部压痛点，点按肩井、大椎、中府、肩髃、肩贞、臂臑、天宗、曲池约5分钟。做托肘摇肩法活

动肩关节。做肩关节各个方向活动,增加肩关节活动度。做牵抖法结束操作。如果后期有肌肉萎缩的患者需结合患者主动运动以恢复患者肌肉力量。

【功能锻炼】

(1) 弧形摆动运动 患者站立,双脚与肩同宽并弯腰至90°,双手自然下垂,做顺时针方向和逆时针方向的旋转运动,幅度由小到大,频率由慢到快。

(2) 后划臂运动 患者取站立位,双脚与肩部同宽,腰部向前微屈,双手臂自然下落,同时做向后划水动作,反复做10余次,一天做10组。

(3) "爬"墙运动法 患者站立,患侧面朝墙壁,患手臂逐渐向上爬行,直至因疼痛而不能再向上,刻画记号,维持20秒左右,并使身体尽量向前压手,以达到最大限度,如此反复。次日再向上爬,切忌被动强力牵伸。

(4) 弯腰晃肩法 弯腰伸臂,做肩关节环转运动,动作由小到大、由慢到快循序渐进。往返多次。

(5) 体后拉手法 患者站立、双手放在后背,让健侧手拉住患侧腕部,渐渐向上拉,反复进行,以患者有牵拉感且能耐受为宜,每次6组,每天练习多次。

(6) 内收托肩法 患者站立位,使肩关节处于屈曲内收位,手搭于健侧肩部,健侧手托于患肘部并向对侧肩部牵拉,以有牵拉感为度,维持一段时间,往返交替,如此反复多次。

【注意事项】

(1) 注意生活习惯和纠正不良姿势,避免肩部急慢性损伤,未病先防。

(2) 加强体育锻炼,增强身体素质,提高抗病能力最重要。

(3) 注意肩部保暖,避免风寒湿邪侵袭,夏天少吹空调,避免淋雨。

(4) 睡眠饮食规律,保持心情舒畅,从而达到气血经络的畅通。

(5) 根据患者的情况积极配合功能锻炼,贵在坚持,便能取得良好的疗效。

【按语】

肩关节周围炎是一种困扰着中老年人的常见疾病,如何有效地预防肩周炎的发生,平时的生活习惯特别重要,尽量避免贪凉、贪风、淋雨等。推拿治疗是一种安全、舒适、绿色的疗法。推拿治疗在肩周炎的恢复中能起到很好的疗效,医者明确诊断肩周炎的分期、制定最合适的治疗方案是本病的关键。医者选择最合适的手法并嘱患者积极做肩关节的主动功能锻炼是最重要的,肩周炎的恢复是一个持久而又痛苦的过程,因此肩周炎的恢复需要医患合作、动静结合才能取得最好的疗效。

(张 玮)

二、肱二头肌长头腱滑脱

肱二头肌长头腱滑脱是因肩关节用力过猛或外力的牵拉、扭转致肩关节猛烈扭转,使肱二头肌长头腱从结节间沟内滑出,移位于小结节内侧,引起肩部疼痛、肿胀、活动受限的肩关节常见软组织损伤疾病，为中医学典型之"筋出槽"范畴。

【解剖生理】

肱二头肌长头腱起于肩胛骨盂上结节，向下经过肱骨头，穿过肩横韧带和肱二头肌腱鞘进入结节间沟——骨-纤维管，内沟的前侧受横韧带保护，沟的内侧为肩胛下肌，外侧的上部为冈上肌和喙肱韧带，下部被胸大肌覆盖。关节囊伸入结节间沟，肌腱外有滑囊保护。横跨结节间沟的韧带，称肱骨横韧带。肱骨横韧带为肱骨的固有韧带，对固定肱二头肌长头腱和其滑膜鞘起着重要的作用。结节间沟、肱骨横韧带围成一纵行骨-纤维管，管内有肱二头肌长头腱通过。肱二头肌长头腱的关节内部分和管内部分表面均覆有一层滑膜层。滑膜层在肱二头肌长头腱盂上结节附着处附近与关节囊滑膜层移行。正常情况下肱二头肌长头腱只有纵向滑动而无左右移动。在肩关节用力过猛或外力牵拉使上臂过度外展外旋时，使肱二头肌长腱滑动于结节间沟内缘之上就发生滑脱。

【病因病机】

正常情况下，肱二头肌长头腱在肱骨结节间沟内滑动，并有滑膜保护，沟嵴上有横韧带覆盖。胸大肌、肩胛下肌抵止部被剧烈的外力损伤，致长头肌腱滑动到结节间沟的内缘上，即发本病。初次损伤后，大部分情况下因对该病认识不足，常易引起误诊和治疗不当，产生肱二头肌腱长头腱鞘炎，导致粘连，经常疼痛，频发习惯性脱位。

（1）外伤性滑脱　肩部频繁过度外展、外旋活动，易致胸大肌或肩胛下肌的抵止部发生急慢性损伤，最终肌腱滑动于结节间沟内缘之上，本病是肩关节脱位造成肩关节损伤的并发症。结节间沟上的肱骨横韧带撕裂，经常诱发本病。

（2）习惯性滑脱　主要由于小结节先天性发育不良，导致结节间沟内侧壁坡度减小，或因中年以后，肩关节发生退行性改变，结节间沟底部骨质增生，结节沟变浅等，导致肱二头肌长头腱变长、松弛，都是引起肌腱滑脱的因素。

【诊断】

1. 临床表现

（1）有肩部急、慢性损伤病史。

（2）肩部肿胀、疼痛明显，上臂上举无力。多用健手托扶患肢前臂，以减轻疼痛。

（3）部分患者长头腱在小结节上滑动产生弹响。各方向活动受限，尤以肩肱关节为主。

2. 检查

（1）将上臂外展外旋位时，可触及该肌腱偏离结节间沟（多位于小结节内侧），压痛明显；上臂由前屈位至外展外旋位时，可触摸到长头腱在小结节上滑动，或闻弹响声，肩部疼痛亦加重。肩关节各个方向（除内收内旋外）的被动活动时，均可使症状加重。

（2）X线检查　肩关节未见明显异常，未见骨折及关节脱位。

【鉴别诊断】

（1）肱二头肌长头腱鞘炎　由肱二头肌的收缩主导的肩关节活动受到限制，叶加森（Yergason）征阳性为主要依据。

（2）冈上肌肌腱炎　痛点在肩外侧，肩外展诱发的疼痛弧（60°～120°）是诊断本病的重要依据。

（3）肩关节脱位　有肩关节外伤史，患肩肿胀、疼痛、活动受限。常以健侧手托患臂，头和躯干向患侧倾斜代偿。方肩畸形，常在腋窝，喙突下或锁骨下可触及移位的肱骨头，X线显示：关节盂空虚。

【治疗】

（1）治则　理筋整复、活血通络。

（2）部位及取穴　肩前及肩外侧，肩内陵、肩髎、肩贞、肩髃、天宗、手五里。

（3）手法　推揉法、拿法、捏法、按揉法、弹拨法等。

（4）操作　患者坐位。医者站于患侧，用一手将前臂托起，使肩关节处于轻度外展内旋位。先用推揉、拿捏等轻柔手法施术于肩前及肩外侧，然后按揉肩内陵、肩髎、肩贞、肩髃、天宗、手五里等穴，以达舒筋活血的目的。医者一手握住患者腕部，掌心向前，另一手固定住患肩前内侧，并用拇指抵住肱骨小结节内侧缘，拇指按于肱骨结节间隙处触摸到肱二头肌腱长头后医者两手用力作对抗牵引，同时将患肩外展至60°左右，前屈40°左右，并迅速内旋患肩，同时另一手拇指由上向外下方弹拨滑脱之肱二头肌长腱，重复3～4次，指下有跳动感。当整复成功后，将患肢内收内旋固定，用三角巾把前臂固定于胸前2～3周，嘱减少肩部活动。

【注意事项】

（1）整复时，双手动作要协调，患肩急速内旋与拇指左右弹拨动作应该同时完成。

（2）如果肩关节脱位或骨折所致的肱二头肌长头腱滑脱，应当在脱位或骨折整复后，实施理筋整复手法。

（3）急性损伤者，手法复位后应配以冷敷48小时（每日2～4次，每次3～5分钟），而后改为中药热敷或中药熏洗（每日3次，每次15～30分钟）。

【按语】

陈旧性滑脱伴有肩关节功能明显障碍者，单纯手法治疗效果不佳。

三、肱二头肌长头肌腱炎

肱二头肌长头肌腱炎又称为肱二头肌长头腱鞘炎，是指肱二头肌长头肌腱劳损发生急慢性损伤后，产生退变、粘连、增粗，肌腱在腱鞘内滑动发生障碍，出现以肱骨结节间沟疼痛、肩部活动障碍为主症的病症。属于中医"筋痹"范畴。40岁以上患者发病率较高，延误治疗可发生肩周炎。

【解剖生理】

肱二头肌长头肌腱起于肩胛骨的盂上结节，在肱骨结节间沟与肱横韧带形成的纤维管道中通过，当肱二头肌收缩时，该肌腱在腱鞘内滑动，在肩关节反复运动时肌腱与肱骨结节间沟反复摩擦，上肢外展位屈伸肘关节时，肱二头肌长头肌腱对肱骨产生压力，增大摩擦力，可引起腱鞘充血、水肿、增厚，加重了肌腱的磨损。另外，肩袖损伤、钙盐沉积、退行性改变，导致肱骨结节间沟变粗糙或狭窄，增加肌腱与腱鞘的摩擦，极易形成腱鞘炎。

【病因病机】

（1）外伤　肩关节外伤或肩部用力不当，导致局部充血、水肿未及时恢复；或陈旧性损伤，如陈旧性肩关节脱位、肱骨外科颈骨折后期形成粘连变性。

（2）慢性劳损　从事肩关节活动频繁的体力劳动者，如搬运工、投掷、棒球等运动员，经常使肩关节处于运动极限，肱二头肌肌腱长期的劳损，长头肌腱在结节间沟的骨质上反复摩擦，导致腱鞘水肿、增厚、粘连和肌腱退变而发为本病。

（3）正虚邪侵　体质素虚，气血亏虚复感风寒湿邪，寒湿凝滞于肩部经络，气血瘀阻于筋脉，经络不通或不荣而发为本病。

【诊断】

1. 临床表现

（1）急性外伤或劳损后迁延难愈而发病。

（2）肩关节疼痛，活动明显受限，受凉加重，遇热则痛减。

2. 检查

（1）肱骨结节间沟处明显压痛，抗阻力屈肘（Yergason 征）阳性、前臂旋后肱二头肌长头腱剧痛。

（2）X 线片常无明显异常，部分患者可见结节间沟变窄、变浅、沟底或沟边有骨刺形成。

【鉴别诊断】

一部分本病后期可以转变为肩周炎，故临床上常需要与肩周炎相鉴别。鉴别要点如下：

（1）发病年龄　本病多发 20～40 岁，肩周炎多发于 45 以上。

（2）病因　本病多有外伤或劳损病史，肩周炎多无外伤史，部分有感受风寒病史。

（3）特点　本病无静止痛，夜间不加重，肱骨结节间沟压痛，抗阻力屈肘（Yergason 征）阳性。肩周炎静止痛并夜间加重，向各方向活动均导致疼痛，并且活动度越大疼痛越重。

【治疗】

（1）治则　舒筋通络、活血化瘀。

（2）部位及取穴　患侧上肢，天鼎、巨骨、肩髎、曲池、阿是穴。

（3）手法　摩法、揉法、搓法、摇法、弹拨法、滚揉法、点法、按法。

（4）操作

①肩部摩揉搓　患者正坐位。医者立于患侧。一手扶托肘部将肩关节外展，另一手沿肩部三角肌与肱二头肌长头腱方向做摩、揉、搓手法约数分钟，同时配合肩关节向各方向活动。

②弹拨顿拉肩关节　患者坐位。医者立于患侧，一手托肘部使肩外展、内收，同时用另一手拇指循肱二头肌长头肌腱弹拨至结节间沟约3分钟；然后，一手固定肩部，另手握腕，屈肘抬前臂并活动肩关节同时向侧方顿拉数次。

③滚揉点穴　患者坐位。医者立于患侧，医者一手托前臂摇动肩关节，同时另一手自下而上滚揉前臂至肩部数分钟；继之以拇指点按天鼎、巨骨、肩髎、曲池等穴。

【注意事项】

（1）疼痛剧烈者，轻柔手法治疗后应减少肩部活动，尤其不宜过多做肩关节的外展、外旋活动。症状缓解后，逐步加强肩关节功能锻炼。

（2）注意肩部保暖，可配合局部烤电、热疗及痛点封闭等。

【按语】

大多数患者经推拿治疗后可有满意效果，如减少手部活动外涂中药红花油等活血消肿药物，口服非甾体消炎药，必要时可做局部封闭治疗，对顽固者可每周1次，不超过4次，不能依赖封闭疗法。体育锻炼应当在疼痛缓解后循序渐进进行，防止发生冻结肩。个别顽固性肱二头肌长头肌腱炎的病例，如疼痛严重、关节活动明显受限，经半年以上非手术治疗无效者，可考虑手术治疗。

（陈红亮）

四、肱二头肌短头肌腱炎

肱二头肌短头肌腱炎是指各种急、慢性损伤，引起肱二头肌短头腱及喙肱肌局部的无菌性炎症，出现充血、水肿及粘连等，使肩部疼痛及运动受限的一种病症。本病属中医学"筋伤病"范畴。

【解剖生理】

肱二头肌短头起于肩胛骨的喙突，与喙肱肌并行，肱二头肌短头靠外，向下与肱二头肌长头在上臂的下部合并成一个肌腹，经过肘关节前方，大部分止于桡骨粗隆。内侧部分移行于前臂深筋膜，称二头肌腱膜。它们的主要作用是屈肘和屈肩关节，短头还有使上肢内收及前臂的旋后作用。当肩关节外展和后伸时，肱二头肌短头被牵拉，易与大小结节摩擦而发生损伤。

【病因病机】

本病常由慢性劳损、急性损伤或感受风寒湿邪引起，以致气滞血瘀，经络痹阻，肌失濡养，不通则痛。

（1）慢性劳损　人到中年，肾气转衰，精血不足，筋脉失其濡养，肌腱可发生退行性改变（肌腱的弹性减退、挛缩、变性等），更易受伤；或复感风寒湿邪，血行受阻，筋脉凝涩不通，则拘紧挛急，发为本病。

（2）急性损伤　人体在劳动或锻炼过程中，肘关节处于屈曲位，肱二头肌则处于紧张状态，当外力将屈曲的上肢过度外展或后伸时，附着于喙突部的肱二头肌短头即可能发生撕裂伤，伤后局部出现充血、水肿等病理变化，这种变化可以使肱二头肌短头与其并行的喙肱肌之间发生粘连等无菌性炎症，从而产生疼痛及运动受限。

【诊断】

1. 临床表现

（1）肩前内侧喙突部有明显疼痛，疼痛可因受寒或肱二头肌的收缩等原因而加重。

（2）肩关节前屈、外展、外旋及后伸等运动受限，病程长者可并发肩关节粘连。

2. 检查

（1）肩关节前内侧喙突部有明显压痛，并可触及痉挛、肿胀的肱二头肌短头。

（2）肘关节屈曲，作肱二头肌短头抗阻力试验阳性。

（3）肩关节外展、外旋及后伸位时疼痛加剧。

【鉴别诊断】

（1）肱二头肌长头腱鞘炎　疼痛、压痛部位在肱骨结节间沟，叶加森氏征阳性。

（2）冈上肌肌腱炎　疼痛在肩外侧，可放射至三角肌止点，肩外展疼痛弧试验（60°~120°）阳性。

【治疗】

（1）治则　活血散瘀、理筋通络。

（2）取穴　肩内陵、肩井、曲池、阿是穴。

（3）手法　滚法、按法、揉法、擦法及被动运动。

（4）操作　患者坐位。医者站于患侧，一手托起患肢上臂，使肩关节处于外展位，另一手用滚法和揉法施术于肩周及上臂，大约2分钟；然后治疗重点移至上臂的前内侧至喙突部，约1分钟；用轻柔的弹拨法作用于肩前压痛点（喙突），约1分钟；点压肩井、肩内陵、肩贞、曲池等穴，以局部酸胀为度；摇肩关节，活动幅度要适当，并配合上举、外展及内收等被动活动，反复3~5遍；搓揉肩臂部，约2分钟；牵抖上肢10次；擦热患肩，结束治疗。

【功能锻炼】

（1）注意局部保暖。急性期应减少运动，避免肩关节外展外旋及提取重物等动作。

（2）疼痛缓解后加强功能锻炼。嘱患者常做肩关节前屈、后伸、外展、上举等各个功能位的锻炼，防止肌腱和腱鞘粘连。

【注意事项】

（1）急性损伤者，减少肩关节的被动运动手法；损伤时间较长，局部有粘连者，要适当加强功能锻炼，有助于本病的恢复。

（2）注意局部保暖，避免感受风寒。

【按语】

本病多因外伤所致，伤后渗出液产生无菌性炎症，使肱二头肌短头腱与喙肱肌粘连，导致肩关节外展、外旋及后伸受限。因此，肩部损伤后应及时治疗，避免软组织的粘连。

五、冈上肌肌腱炎

冈上肌肌腱炎是指由急、慢性损伤，退性行改变或感受风寒湿邪使冈上肌肌腱产生无菌性炎症而引起肩外侧疼痛及活动受限的一种病症，又称"冈上肌腱综合征"。本病以中年人居多，多见于长期从事体力劳动者、家庭妇女和运动者，是肩部常见的筋伤之一。

【解剖生理】

冈上肌被斜方肌和三角肌覆盖，其肌腱与冈下肌、小圆肌、肩胛下肌共同组成肩袖。冈上肌起于肩胛骨冈上窝，肌腱从喙肩韧带、肩峰下滑囊下和肩关节囊之上的间隙通过，止于肱骨大结节，其形状如马蹄，作用为固定肱骨于肩胛盂中，并与三角肌协同动作使上肢外展，由于此处运动频繁又是肩部肌肉收缩力量的交汇点，故容易损伤。冈上肌由肩胛上神经支配，肩胛切迹处为易受损伤的嵌压点，同时冈上肌肌纤维细长且跨度大，运动中易受损。

【病因病机】

（1）损伤与劳损　冈上肌的作用主要是协助三角肌使肩关节外展，是肩部力量集中的交叉点。冈上肌腱在喙肩韧带及肩峰下滑囊下、肩关节囊上的狭小间隙中通过。当肩关节外展、外旋时，冈上肌腱受到肩峰和喙肩韧带的挤压摩擦。长期繁琐的肩部运动造成肌腱的损伤或劳损，从而继发创伤性炎症。

（2）退行性改变　人到 40 岁以后，冈上肌腱发生退行性改变。而长期的劳损摩擦，更加剧了冈上肌腱的退行性变化，发生肌腱炎。结果钙盐沉着，弹性减弱，肌腱变得很脆弱。此时肌腱纤维特别容易引起损伤，在跌仆或肌肉猛然收缩时可发生不完全性撕裂伤。

中医学认为，本病是由于肝肾亏虚，气血不足，筋脉失去濡养所致。在此基础上，肩部外伤、劳损，气血瘀滞，或感受风寒湿邪，痹阻经络，气血运行不畅，引起冈上肌腱发生损伤，而导致肩部疼痛，外展活动受限。

【诊断】

1. 临床表现

肩部疼痛，活动受限。疼痛多在肩峰、大结节及三角肌止点处；有时疼痛可向上放射到颈部，向下放射到肘部、前臂以及手指，外展活动时痛甚，劳累及阴雨天症状加重。发生冈上肌肌腱钙化者，疼痛更为剧烈。

2. 检查

（1）压痛点多局限于冈上肌肌腱抵止处大结节顶部，并可随肱骨头的旋转而移动。肩关节主动外展到 60°时开始疼痛，至 120°以后疼痛消失，是因为肿胀的冈上肌肌腱与已有炎症的肩峰下滑囊发生摩擦引起的疼痛，称之为"疼痛弧"。肩关节被动运动不受限。病程久则可见三角肌萎缩。冈上肌肌腱钙化者，肩关节的外展活动亦严重受限。

患肩局部肌肉痉挛，皮肤温度升高，有红肿压痛，压痛点在肱骨大结节处最明显。

（2）X线检查　无明显异常改变，少数患者冈上肌肌腱钙化时，可见密度不一的钙化影。

【鉴别诊断】

（1）肩关节周围炎　肩关节疼痛不限于 $60°\sim120°$，肩关节向各个方向活动均明显受限，且肩周有广泛压痛点。

（2）冈上肌肌腱断裂　有明显外伤史，可触及断裂位有凹陷征，肩部剧烈疼痛，无力外展肩关节。若被动外展 $90°$ 以上，则上肢可继续上举。

（3）肩峰下滑囊炎　肩外侧深部疼痛，并向三角肌止点放射，肩关节外展外旋活动受限，肩峰下及肱骨大结节处明显压痛，急性期肩关节前方可触及肿胀。

【治疗】

（1）治则　疏筋通络，活血化瘀。

（2）部位及取穴　阿是穴、肩井、肩髃、肩贞、肩髎、天宗。

（3）手法　㨰法、揉法、拿法、弹拨法、摇法、搓法、抖法、擦法。

（4）操作　患者坐位。医者用揉法、㨰法在肩外侧及肩胛冈周围操作；点按肩井、肩髎、肩贞、肩髃、天宗、阿是穴等穴；拿肩井及三角肌；弹拨冈上肌肌腱；托肘摇法摇肩关节；搓肩部及上肢；抖肩及上肢；小鱼际擦法擦肩关节周围。

【功能锻炼】

（1）注意局部保暖。急性期应减少运动，避免肩关节外展外旋及提取重物等动作。

（2）疼痛缓解后加强功能锻炼。嘱患者自行用健侧中指按揉肩峰下与大结节之间部位，按揉同时，配合作肩关节的外展和旋内、旋外运动。每日2次，每次10分钟。

【注意事项】

（1）本病的推拿治疗急性期手法要轻柔缓和，适当限制肩部运动。慢性期手法要深沉有力，配合肩关节的功能锻炼，有助提高疗效。

（2）肩关节局部保暖，避免感受风寒，坚持患肩的放松性锻炼，避免提举重物。

【按语】

冈上肌肌腱止点位于肩峰外侧，当肩外展 $60°\sim120°$ 时该肌腱逐渐进入肩峰下，因此，推拿体位应保持外展 $45°$ 以内，使肌腱暴露在肩峰外才能有效。同时西医学认为推拿能促进静脉回流，加快物质运动，促进冈上肌肌腱炎炎症介质的分解、稀释，从而使炎症消退，故治疗效果明显。

（范宏元）

六、肩峰下滑囊炎

肩峰下滑囊炎是指由于各种致病因素的刺激使肩峰下滑囊产生无菌性炎症，出现以肩部疼痛和外展功能受限为主要表现的病症，又称为"三角肌下滑囊炎"。本病属于中医"肩痹"的范畴。

【解剖生理】

滑囊是一种缓冲结构，其外层为纤维结缔组织，内层为滑膜，可分泌滑液，有减少摩擦力、增加关节灵活性的作用。肩峰下滑囊又称为三角肌下滑囊，是全身最大的滑囊之一，其顶部附着于肩峰、喙肩韧带和三角肌深层筋膜的下方，底部附于肱骨大结节和肩袖上方，当肩关节外展、内旋时，滑囊可随肱骨大结节的运动而滑动。

【病因病机】

（1）外伤　局部直接的外伤可使肩峰下滑囊出现滑膜水肿、充血、组织液渗出、囊液内积等病理变化而出现滑囊炎。

（2）劳损　长期持续反复的摩擦和压迫可使滑囊出现充血、水肿、增生，加速滑囊的退变；邻近组织的慢性劳损、运动过度等因素如冈上肌肌腱炎可影响肩峰下滑囊，引起无菌性炎症而形成滑囊炎。

（3）筋骨失养　人近六旬，肝肾始亏，气血不足，筋骨失于濡养，肩峰下滑囊退变加重，出现慢性滑囊炎。

【诊断】

1. 临床表现

（1）肩部有外伤、劳损或邻近组织病变等病史。

（2）急性期　肩关节前方疼痛，肩关节活动受限，昼轻夜重，影响睡眠，严重者可向肩胛部和上臂放射。

（3）慢性期　肩关节周围疼痛，肩关节活动受限不明显。

2. 检查

（1）肩外形较圆隆，严重者可出现肿胀，肩峰下可触及肿胀的滑囊。

（2）急性期压痛明显，痛点位于肩峰下、大结节处；慢性期则在肩峰外方，压痛不明显。

（3）前臂抗阻力外展、外旋试验阳性。

（4）病程长者可出现冈上肌和三角肌萎缩。

（5）X线一般无异常发现，但钙化性滑囊炎可有钙化影像显示。

【鉴别诊断】

肱二头肌长头腱炎　肱骨节结间沟压痛，X线片可见肱骨结节间沟变窄、粗糙甚至骨赘形成。与其他疾病的鉴别可参考肱二头肌腱腱鞘炎一节。

【治疗】

（1）治则　舒筋通络、活血止痛。

（2）部位与取穴　患侧肩部，肩井、肩髃、肩髎、肩贞、臂臑、曲池、手三里。

（3）手法　一指禅推法、点揉法、按揉法、㨰法、拿揉法、擦法。

（4）操作　患者坐位。医者以一指禅推法或拇指点揉施术于肩井、肩髃、肩髎、臂臑诸穴，各约1分钟。用拇指或掌根按揉三角肌部约3分钟。用㨰法施术于患侧肩关节周围，配合肩关节的被动活动约 3~5 分钟。拿揉患侧肩井及三角肌约 2 分钟。用大鱼际或掌根擦肩峰下滑囊位置，以透热为度。

【功能锻炼】

急性期宜外展位制动，随着疼痛的减轻可进行肩关节的上举、后伸、外展及环转活动，每天反复 3~5 次，不少于 10 分钟，以防治肩关节周围组织的挛缩与粘连；慢性期治疗的同时须配合肩关节功能锻炼，每天 10 余次，每次 5 分钟，以松解粘连、活血强筋。

【注意事项】

（1）急性期宜减少患肢的活动，手法宜轻柔，注意肩部保暖，勿受风寒。

（2）慢性期治疗的同时要加强患肩功能锻炼，但需量力而行，以防进一步拉伤。

【按语】

急性期以柔和手法活血止痛，缓解期需增加手法力度以松解粘连、舒筋通络、滑利关节。平时应适当进行肩部的功能锻炼以改善肩关节周围软组织力学性能，对预防本病的发生有积极的意义。本病治疗不当可迁延转换为肩周炎。

（董有康）

七、尺骨鹰嘴滑囊炎

尺骨鹰嘴滑囊炎又称肘后滑囊炎，是指肘关节后侧滑囊在积累性损伤或急性外伤的作用下，造成该滑囊组织的损伤和炎性改变，以肘后部出现囊性肿块为主要临床表现的病症。本病多发于矿工及经常用肘部支撑用力的人群，故有"矿工肘"之称。

【解剖生理】

滑囊存在于人体摩擦频繁或压力较大的部位，起润滑和缓冲作用。尺骨鹰嘴部有 3 个滑囊，即位于尺骨鹰嘴突与皮肤之间的尺骨鹰嘴皮下囊，在肱三头肌肌腱内的尺骨鹰嘴腱内囊，位于肱三头肌肌腱下与尺骨鹰嘴尖上端的骨面之间的肱三头肌肌腱下囊，三囊之间有时可连通，保证肘关节正常的屈伸功能。尺骨鹰嘴滑囊炎多发生在易受力的尺骨鹰嘴皮下囊。

【病因病机】

（1）外伤　肘后部急性外伤，经筋脉络受损，血津积聚，滑囊受到损伤刺激后发生充血、水肿、炎性渗出液积聚，故而出现弥漫性或囊性肿块和疼痛。时间稍长可出现滑囊壁增生、肥厚、粘连，出现结节和功能受限。

（2）劳损　肘后部长期反复的支撑用力或被挤压，尺骨鹰嘴后滑囊内层滑膜的分泌增加，滑液吸收能力未相应增加，导致囊内滑液代谢的不平衡，滑液增多，滑囊变大、隆起而形成本病。病程长者，滑囊壁逐渐增厚并纤维化，滑囊变得硬韧，囊内液体逐渐变得黏稠，最终甚至钙化。

【诊断】

1. 临床表现

（1）急性损伤 在尺骨鹰嘴后部快速出现肿块，肿块疼痛，按之疼痛较剧烈，局部皮温稍高。若损伤合并感染，则局部红肿热痛明显，肘部常处于半伸肘位，肘部无力，屈伸可因疼痛加重而受限，同时可伴有全身症状。

（2）慢性劳损 在尺骨鹰嘴后部逐渐出现呈圆形或椭圆形肿块，大小多在 2~4cm 之间，肿块可以活动，早期质软，有轻度波动感，以后逐渐变硬，可有轻度压痛，表皮颜色无明显变化，个别患者可出现肘部无力，屈肘轻度受限。

2. 检查

（1）肘后部可见半球状隆起，屈肘时明显。

（2）囊肿早期质软或稍硬实，边缘清楚，表面光滑，按之有实性、弹性感，推之略可移动。

（3）按压囊肿可产生不同程度的压痛。

（4）部分患者肘关节屈曲和前臂旋转活动可出现轻度障碍。

（5）X 线片可见肘关节间隙稍增宽，或可见肘后钙化阴影。

【鉴别诊断】

（1）肱三头肌腱炎 由于肱三头肌在紧张状态遭受外力直接打击所致。疼痛部位在肘尖部，局部无软组织肿胀，触诊也无囊性物，不能完成主动伸肘动作或肱三头肌抗阻力试验阳性。

（2）尺骨鹰嘴突骨折 多由于屈肘位时鹰嘴突直接着地，被直接撞击而致。表现为肘关节剧烈疼痛、局部肿胀青紫明显、肘关节活动功能障碍。骨折移位明显者可伴有畸形、骨擦音和异常活动，X 线摄片可明确诊断。

【治疗】

（1）治则 舒筋散结，活血祛瘀。

（2）部位及取穴 肱三头肌、尺骨鹰嘴部位、前臂尺侧缘，少海、曲池、手三里。

（3）手法 按法、推法、按揉法、一指禅推法、拿法、擦法、肘关节的被动运动。

（4）操作 患者俯卧位，肘部伸直，肘尖朝上。如患者囊肿较软或发病时间较短者，医者用单手或双手拇指按住囊肿，向上臂方向用力推按，至囊块无法移动时，快速加大对囊肿按压力量，将囊壁压破，并向四周推按以驱散囊液。用按揉法或一指禅推法在患侧肘后部肿块周围操作 6~8 分钟。用拿法从上而下拿捏肱三头肌至尺骨鹰嘴部周围约 2 分钟。用拇指按揉尺骨鹰嘴部及少海、曲池、手三里等穴，各约 1 分钟，同时配合患侧肘关节的被动屈伸活动。用擦法擦肘关节周围，重点在肱三头肌、尺骨鹰嘴部位及前臂尺侧缘，均以透热为度。

【功能锻炼】

患者坐位，患臂置于腹前，用健侧的示、中、无名指的指面在患侧的肘后部及整个肱三头肌部位做按揉法约 5 分钟；做患侧肘关节主动屈伸及前臂的旋前和旋后运动各 30 次；用健侧的手掌在患侧的肘部沿前臂方向做掌擦法，以局部有透热感为度。

【注意事项】

（1）治疗过程中避免肘后部囊肿区的反复揉动刺激。

（2）挤破滑囊后可加压包扎 3 天。

【按语】

推拿对早期尺骨鹰嘴滑囊炎的治疗预后较好，一次或数次即可痊愈，治疗后应嘱患者避免肘后部反复着力，防止复发。若出现红肿、疼痛、患肢无力、肘关节功能受限等症状逐渐加重时，应考虑为局部出现炎症，可局部外敷消炎止痛药，待疼痛明显减轻后，再行推拿治疗。如病程过久出现囊壁增厚并伴有硬结者，推拿疗效不佳，可选择手术治疗。

八、肱骨外上髁炎

肱骨外上髁炎是指由于前臂和肘部不良用力或外力撞击而致肱骨外上髁处骨膜或周围软组织损伤，出现以肘关节外侧疼痛、旋前功能受限为主要临床表现的病症，因网球运动员好发，故又名网球肘。本病属中医学中"伤筋""肘痛"范围，在反复作前臂扭转受力动作的成年人中发病率较高，多发于主动用力较多的右肘部。在临床上，常将与本病发病原因类似，临床表现接近，治疗方法无明显差异的一些疾病归于本病范围，如肱桡关节滑囊炎、桡侧伸腕肌起点损伤、前臂伸肌总腱炎、桡侧伸腕肌与环状韧带纤维组织炎等。

【解剖生理】

肘关节是由在一个关节囊内的肱尺关节、肱桡关节和上尺桡关节共同构成，主要靠骨结构、环状韧带、骨间膜、内外侧副韧带及关节囊维持整个肘关节的稳定，并由 3 个关节共同参与完成肘关节的屈伸与旋转功能。肱骨远端外侧为外上髁，是关节囊开始移行于骨膜的交界处，不在关节囊内，为肱桡肌、前臂伸肌总腱附着点，具有丰富的感觉神经末梢。

【病因病机】

（1）急性损伤　急性扭伤、拉伤或外力直接撞击而引起桡侧伸腕肌起点的骨膜撕裂，引起骨膜下血肿，刺激周围组织而产生疼痛，病程反复或迁延时间较长后可出现血肿钙化、骨化，形成一突起物，使伸腕肌腱受到经常性刺激而反复难愈。由于桡侧伸腕肌起点与桡侧副韧带和环状韧带紧紧附着，所以其区域的炎症造成桡骨小头正常位置的不稳，出现沿桡侧伸腕肌的疼痛。在临床上还可出现肱桡关节滑膜被肱骨与桡骨小头嵌挤或桡侧伸腕肌群深层与肱桡关节间的滑囊炎而引起疼痛。

（2）慢性劳损　经常前臂处于紧张状态下的旋前、伸腕活动，使桡侧伸腕长、短伸肌牵拉周围软组织引起痉挛，从而卡压肌肉间的血管神经束，引起疼痛。还有一些是由于局部反复受凉或急性损伤迁延日久后，血液循环不畅，致炎物质积留过多，出现炎症反应，进而在损伤肌腱附近发生粘连，以致纤维变性而引起本病。

【诊断】

1. 临床表现

（1）多见于肘部反复用力人群，如运动员、家庭主妇等，或有肘部损伤病史者。

（2）肘外侧疼痛，疼痛呈持续渐进性发展。作拧衣服、扫地、端壶倒水等动作时疼痛加重，可沿伸腕肌向下放射，常因疼痛而致前臂无力，握力减弱，甚至持物落地，休息时疼痛明显减轻或消失。程度较轻者，局部症状时隐时现，有的经数月数日自然痊愈。程度较重者，疼痛为持续性，可由于夜间疼痛过于强烈而影响睡眠，前臂旋转及握物无力，局部可轻微肿胀。

2. 检查

（1）肱骨外上髁处及肱桡关节处明显压痛，严重者可沿伸腕肌行走方向有广泛压痛。

（2）前臂伸肌群紧张试验和伸肌群抗阻力试验阳性。

（3）X线检查　早期无异常，少数患者可见肘外侧骨质密度增高的钙化阴影或肱骨外上髁骨膜肥厚粗糙影。

【鉴别诊断】

（1）神经根型颈椎病　可出现肘部或上肢外侧疼痛，疼痛可固定在肘外侧或为放射性疼痛，无局部压痛点。

（2）肘关节外伤性骨化性肌炎　以肘关节活动障碍为主要症状，可有局部压痛和肿胀，X线片见肌间隙有钙化阴影。

（3）肱骨内上髁炎　肘部疼痛部位在内上髁部。

【治疗】

（1）治则　舒筋活血，通络止痛。

（2）部位及取穴　肘外侧至前臂桡侧，曲池、尺泽、小海、少海、手三里。

（3）手法　一指禅推法、按揉法、拿法、弹拨法、擦法、拔伸法。

（4）操作　患者取坐位或仰卧位。医者用一指禅推法或拇指按揉法在肘外侧至前臂桡侧操作，约3分钟。用拇指按揉曲池、手三里、尺泽、小海、少海穴6~10分钟，手法要轻柔和缓。沿伸腕肌用拿法往返操作约3分钟。将患者前臂屈肘置于旋前位，放置治疗桌上，肘下垫枕。医者用单手拇指弹拨法在肘部桡侧腕长、短伸肌及附着点处操作约5分钟，以局部有中等强度的酸胀窜麻感为度。用擦法擦桡侧伸腕肌，以透热为度。对桡骨小头不稳或有局部软组织粘连的患者，需用理筋整复手法，即患者放松上肢，医者一手握肱骨下端，一手握腕部拔伸肘关节1分钟，然后握腕部的一手同时作缓慢的前臂旋转、左右扳动活动3~5次，最后在拔伸的同时再作肘关节充分的屈伸活动3~5次。

【功能锻炼】

患者腕关节尽量掌屈，前臂充分旋前，然后用力迅速伸直肘关节，如此反复多次。本动作可以使肘关节外侧伸肌总腱附着处粘连拉开，伸肌总腱附着处松解后，疼痛会随之改善或消失。患者也可先用健侧的拇指按揉患侧肱骨外上髁的痛点处，再做以上动作，每天做 2 次，每次 2~3 分钟。

【注意事项】

（1）临床上常出现肱骨外上髁炎与神经根型颈椎病同时存在，所以应积极配合颈椎病的治疗，以免延误病情。

（2）肱骨外上髁肌腱纤维较表浅，推拿治疗时避免过强的刺激，以免造成损伤加重。

（3）肘部注意保暖，防止因寒冷刺激而加重病情。

（4）在发病阶段尽量避免肘部不必要的用力和功能锻炼，在症状基本消失后可适度活动。

【按语】

肱骨外上髁炎推拿治疗疗效较好，适当休息患肢，限制用力握拳和伸腕动作是治疗和预防复发的基础，因疼痛剧烈而影响睡眠者可先在局部穴位封闭，疼痛开始减轻后再作推拿可明显减少治疗次数。

九、肱骨内上髁炎

肱骨内上髁炎是指由于外伤或慢性劳损等原因引起肱骨内上髁部骨膜或周围软组织损伤，以肘内侧疼痛、屈腕用力受限为主要临床表现的病症。因经常伏案学习的学生肱骨内上髁受力时间较长而易发病，或经常做前臂旋后、屈腕用力的运动员易受损伤，又称"学生肘""高尔夫肘"。本病属中医学中"伤筋""肘痛"范围，其发病部位与肱骨外上髁炎相对应，位于尺侧，其病理变化、发病机制、症状特点等与肱骨外上髁炎相似。

【解剖生理】

肱骨内上髁是位于肱骨干骺端与肱骨滑车之间内侧的骨性隆起，在肘关节内上方皮下可明显触及。其与滑车关节面的内侧之间有一神经沟，有尺神经通过，前臂屈肌总腱、尺侧副韧带、旋前肌附着于其上，具有丰富的感觉神经末梢。

【病因病机】

（1）急性损伤　急性扭伤、拉伤或外力直接撞击引起肱骨内上髁肌腱起点撕裂伤和骨膜损伤，产生血肿和局部创伤性炎症、肿胀，可挤压尺神经皮支引起相应的疼痛。若治疗不当或治疗不及时，出现局部组织粘连，甚至纤维瘢痕化，在屈腕时则可因肌腱牵拉而疼痛。

（2）慢性劳损　前臂经常处于用力状态下的反复屈腕、旋后的动作，或肘内侧处于长时间反复受压状态，引起肱骨内上髁肌腱附着处的集叠性损伤，产生慢性无菌性炎症，从而卡压肌肉间的血管神经束，引起疼痛。还有一些由于局部反复受凉或急性损伤迁延日久或治疗不当后，血液循环不畅，而在损伤肌腱附近发生粘连，以致纤维变性而引起本病。

【临床表现】

1. 临床表现

（1）多见于反复屈腕用力或局部受压人群，如运动员、学生等，或有肘部损伤病史者。

（2）肘内侧疼痛，疼痛呈持续渐进性发展。作前臂旋后、主动屈腕关节时疼痛加重，可沿前臂尺侧向下放射至小指，常因疼痛而致前臂无力，握力减弱。

（3）程度较轻者，休息数日后局部症状自然消失。程度较重者，有强烈的持续的放射性疼痛或麻木，可由于夜间疼痛过于强烈而影响睡眠，前臂旋转及屈腕握物无力，局部可轻微肿胀。

2. 检查

（1）肱骨内上髁处及尺侧屈腕肌、指浅屈肌部位有明显压痛。

（2）前臂屈肌群紧张试验和屈肌群抗阻力试验阳性。

（3）X 线检查　早期无异常，少数患者可见肘内侧骨质密度增高的钙化阴影或肱骨内上髁骨膜肥厚粗糙影。

【诊断与鉴别诊断】

（1）神经根型颈椎病　可出现肘部或上肢内侧疼痛，疼痛可固定在肘内侧或为放射性疼痛，无局部压痛点。

（2）肘关节尺侧副韧带损伤　外力常伤及本韧带的前束及后束，合并滑膜损伤，可见关节肿胀，内侧间隙压痛，肘关节作伸肘、屈肘、内外旋转动作时疼痛加重，X线片检查可见肘关节内侧间隙增大。

（3）肱骨外上髁炎　肘部疼痛部位在外上髁部。

【治疗】

（1）治则　舒筋活血，通络止痛。

（2）部位及取穴　肘内侧部、前臂尺侧和屈侧，小海、少海、青灵、阿是穴。

（3）手法　一指禅推法、按揉法、拿法、弹拨法、擦法。

（4）操作　患者取坐位或仰卧位。医者用一指禅推法或拇指按揉法在肘内侧部周围至前臂尺侧、屈侧区域操作，约 5 分钟。用拇指按揉法在肘部少海、小海、青灵、阿是穴操作 3 ~ 5 分钟，手法轻柔和缓。沿屈腕肌用拿法往返操作约 5 分钟。将患者前臂置于旋后位，放置治疗桌上，前臂肘下垫枕。医者用单手拇指弹拨法在肱骨内上髁部及屈腕肌腱附着点处操作约 5 分钟，以局部有轻度的酸胀窜麻感为度。用擦法在尺侧屈腕肌群区域操作，以透热为度。

【功能锻炼】

患者坐位，用健侧拇指按揉患侧肘内侧痛点及周围约 5 分钟；主动屈伸患侧肘关节，并做患侧前臂的旋前、旋后运动各 30 次；用健侧手掌在患侧肘内侧部沿前臂方向施以擦法，以局部透热为度。

【注意事项】

（1）肱骨内上髁肌腱纤维较表浅，且与尺神经相邻近，推拿治疗时应注意治疗范围和避免过强的刺激，以免造成尺神经的损伤或肌腱损伤加重。

（2）肘部注意保暖，防止因寒冷刺激而加重病情。

（3）在发病阶段尽量避免肘部不必要的用力和功能锻炼，在症状基本消失后可适度活动。

【按语】

有个别患者合并出现神经根型颈椎病，所以应积极配合颈椎病的治疗，以免延误病情。肱骨内上髁炎推拿治疗疗效可靠，与肱骨外上髁炎相似，因疼痛剧烈而影响睡眠者可先在局部穴位封闭，疼痛开始减轻后再作推拿可明显减少治疗次数。

（刘　波）

十、桡侧伸腕肌腱周围炎

桡侧伸腕肌腱周围炎是由于经常性的腕部伸屈活动，使前臂桡侧伸腕肌腱劳损，而导致桡侧伸肌群肌腱周围组织的腱膜产生充血、渗出等无菌性炎症，出现前臂远端背侧疼痛、肿胀，腕关节活动受限为主要临床表现的病症。多见于中年以上男性。属于中医"伤筋"范畴。

【解剖生理】

前臂桡侧伸肌群主要有桡侧腕长伸肌、桡侧腕短伸肌、拇长展肌、拇短伸肌。桡侧腕长伸肌和桡侧腕短伸肌，有强有力的伸腕作用。在前臂背侧中、下 1/3 处的拇长展肌和拇短伸肌从桡侧腕长伸肌、桡侧腕短伸肌之上斜行穿过，该处没有腱鞘保护，仅有一层疏松的腱膜覆盖。腕伸肌的频繁活动，肌腱间相互摩擦增多，易引起肌腱周围组织的劳损。

【病因病机】

（1）急性外伤　猛然拉伤、局部扭伤，或局部砸伤、挫伤等急性外伤，导致桡侧腕伸肌腱及其周围组织充血、肿胀而产生症状。

（2）慢性劳损　频繁的桡腕关节伸屈活动，使桡侧腕伸肌腱发生广泛的炎症、渗出和肿胀，纤维变性，局部出现明显肿胀和疼痛。

【诊断】

1. 临床表现

（1）有明显外伤史或慢性劳损史。

（2）多见于木工、砖瓦工、包装工等工种。

（3）前臂中下段背面桡侧肿胀、疼痛，或局部有灼热感。握拳或伸拇指时疼痛加剧，腕关节活动无力。

2. 检查

（1）前臂中、下 1/3 处桡骨背侧明显压痛。

（2）桡侧伸腕肌腱处可触摸到肿胀或条索状物。

（3）展伸腕关节或握拳时，腕桡侧有摩擦音。

【鉴别诊断】

（1）桡骨茎突部狭窄性腱鞘炎　多有腕关节劳损史，桡骨茎突部疼痛、压痛明显，疼痛可放射至手，或向上放射至肘或肩部，握拳试验阳性。

（2）肱骨外上髁炎　肱骨外上髁处疼痛，疼痛可沿前臂背侧伸肌向腕关节放射，网球肘试验阳性，前臂伸肌抗阻力试验阳性。

【治疗】

（1）治则　活血化瘀，消肿止痛。

（2）部位及取穴　桡侧伸腕肌群，曲池、尺泽、手三里、列缺、阿是穴。

（3）手法　一指禅推法、按揉法、点法、按法、拨法、拿法、擦法。

（4）操作　患者坐位。医者用一指禅推法或拇指按揉法于前臂背侧桡侧伸腕肌群处施术，时间约 2 分钟。用拇指点或按曲池、尺泽、手三里、列缺、阿是穴，每穴 1～2 分钟。对条索状的伸腕肌腱做垂直方向的轻柔拨动，同时配合拿法，时间约 6 分钟。用大鱼际擦前臂背侧，以透热为度。

【功能锻炼】

急性期宜避免前臂活动，当桡侧肿胀疼痛症状缓解后可适量进行腕关节的屈伸运动锻炼。

【注意事项】

（1）急性期前臂固定制动。

（2）治疗期间避免前臂用力过度。

（3）避免寒冷刺激，注意局部保暖。

【按语】

桡侧伸腕肌腱周围炎急性期推拿治疗要用轻手法，并配合制动休息。对于发病急、疼痛重者宜等病情稍缓解后再做推拿手法治疗。后期配合功能锻炼有益于病情的恢复。

（王　进）

十一、桡骨茎突部狭窄性腱鞘炎

桡骨茎突部狭窄性腱鞘炎是指桡骨茎突部的肌腱与纤维性鞘管壁摩擦产生炎性肿胀、疼痛的病症。本病多发于腕部操作劳动者，如瓦工、木工、家庭妇女等，女性多于男性，属于职业性劳损疾病。本病属中医学"筋伤"范畴。

【解剖生理】

腱鞘是保护肌腱的滑囊，有内外两层，内层与肌腱紧密贴附，外层通过滑液腔与内层分开。在两端，内外两层相互移行而构成封闭的腔隙。内外层之间有滑液，可润滑肌腱，减少肌腱运动时的摩擦，使之有充分的活动度。在桡骨下端茎突处，有一腱鞘，该腱鞘内有拇长展肌腱与拇短伸肌腱，两根肌腱通过这个腱鞘，长约 7～8cm，进入拇指背侧。腱鞘浅层，被伸肌支持带遮盖；深层为桡骨茎突部之纵沟，形成一个骨纤维性管道，管道的沟浅而窄，表面粗糙不平，两条肌腱被约束在这狭窄又比较坚硬的鞘管内，通过此鞘管后，肌腱折成一定角度，跨过腕关节面附着于拇指，当手腕或拇指活动时，此折角角度加大。

【病因病机】

拇指节为手阳明经筋所结，拇指牵拉损伤或外展伸屈劳损，气血瘀阻，津液滞涩，日久黏稠，致使筋肌挛结，屈伸运动受阻。

腕部经常运动或短期内运动过度，腱鞘因摩擦而产生慢性劳损或受到慢性寒冷刺激是导致本病的主要原因。日常生活和生产劳动中，如果经常用拇指捏持操作，使两条肌腱在狭窄的腱鞘内不断地摩擦，日久可引起肌腱、腱鞘的损伤性炎症，如遇寒则症状加重，其主要病理变化是肌腱与腱鞘发生炎症、水肿，腱鞘内外层逐渐增厚，使本来就狭窄的腱鞘管道变得更加狭窄，以致肌腱与腱鞘之间轻度粘连，肌腱从狭窄的腱鞘内通过变得困难，临床上可产生交锁现象，影响到拇指的功能运动。由于肌腱的肿胀、受压，腱鞘内的张力增加，在腱鞘部位产生肿胀疼痛。其病理特点是腱鞘内没有分泌过多的滑液，而是组织肥厚，从而引起疼痛。

【诊断】

1. 临床表现

（1）患者自觉腕部桡骨茎突部疼痛，初起较轻，逐渐加重，可放射至手或肩臂部。严重时局部有酸胀感或烧灼感，遇寒或拇指运动时痛剧。

（2）拇指无力，伸拇指或外展拇指运动受限，提物乏力，尤其不能作倒水等动作，日久可引起大鱼际萎缩。

2. 检查

（1）桡骨茎突部明显压痛，并有肿胀。

（2）可触及硬结，拇指运动时有摩擦感或摩擦音。

（3）握拳尺偏试验阳性。

【鉴别诊断】

（1）腕舟骨骨折 腕桡侧深部疼痛，鼻咽窝部肿胀及压痛，第1、2掌骨远端腕部叩击痛阳性。X线片外展位，常可早期明确诊断。

（2）下尺桡关节损伤 间接扭拧伤为常见原因。下尺桡关节稳定性减弱，握物无力，有挤压痛、异常错动感，转腕可出现响声。前臂旋前时尺骨小头向背侧突出。

【治疗】

（1）治则 急性期以活血、消肿、止痛为主，手法宜轻柔，慢性期以活血散瘀、松解粘连为主。

（2）手法 揉法、弹拨法、捏揉法、拔伸法、擦法。

（3）取穴 阿是穴、列缺、手三里、阳溪、偏历。

（4）操作 医者揉前臂及第一掌骨背侧，重点在桡骨茎突部；捏揉桡骨茎突部肌腱；弹拨桡骨茎突部肌腱；拔伸腕关节；小鱼际擦法擦第1掌骨至前臂背侧。

【功能锻炼】

嘱患者进行功能锻炼，经常做拇指的外展、背伸运动，可防止肌腱和腱鞘粘连。

【注意事项】

（1）避免腕关节的过度运动；避免接触寒凉。

（2）炎症反应明显者慎用热敷，手法亦应轻柔，以免加重肿胀而加剧症状。

【按语】

西医学认为推拿可加速桡骨茎突部肌腱、腱鞘损伤性炎症致痛物质及酸性代谢产物的清除，改善局部微环境和促进机体的新陈代谢，故治疗效果明显。使用擦法时可配合药物、热敷及外敷膏药。局部有酸胀感或烧灼感，遇寒冷刺激或拇指运动时痛剧者，可进行局部封闭治疗；严重狭窄且粘连者可考虑采用小针刀或手术切开，剥离粘连。

（阎博华）

十二、桡尺远侧关节损伤

桡尺远侧关节损伤是指由于外力的作用导致腕三角纤维软骨的撕裂及其周围软组织的损伤、远侧桡尺关节距离增加而以腕部疼痛、握力减弱和腕关节活动功能障碍为主要临床表现的病症，又称"下桡尺关节损伤""下尺桡关节分离症"，临床多见于青壮年。本病属中医学中"伤筋""骨错缝"范围。在临床上，本病常因腕部外伤后误诊失治或反复损伤致迁延难愈，严重影响了腕部正常功能，现已逐渐受到医生的重视。

【解剖生理】

桡尺远侧关节由桡骨远端半月切迹和尺骨小头的桡侧半球形关节面组成。关节间隙范围为 0.5～2cm，前臂的旋转运动是由桡尺近侧关节、桡尺远侧关节和前臂骨间膜三者共同完成的。在正常情况下，前臂桡尺远侧关节中的尺骨不动，而是桡骨的尺骨切迹围绕尺骨小头，并以其为轴心做150°左右的弧形旋转，这就是旋前和旋后的运动。而腕关节软骨盘是一个等腰三角形的纤维软骨组织，位于尺骨远端与月骨、三角骨之间，其周围与关节囊相融合，三角的尖端附着于尺骨茎突的基底部，三角的底部附着于桡骨下端尺骨切迹边缘，前后与关节滑膜连贯，因而把桡尺远侧关节与腕桡关节隔开为两个关节腔，其生理功能是限制前臂过度的旋转运动。

【病因病机】

（1）急性损伤 在前臂主动或被动旋转运动过程中，力量及范围过大，可引起关节韧带损伤，引起桡尺远侧关节松动分离，如冲击暴力过大，可造成三角软骨盘的损伤破裂，造成桡尺远侧关节分离。多数患者可单纯发生三角软骨盘损伤，造成桡尺远侧关节分离，尚有部分患者可并发桡骨远端撕脱骨折、尺骨茎突基底部撕脱骨折或桡尺远侧关节脱位。

（2）慢性劳损　长期作前臂旋转动作可使腕部韧带产生慢性劳损，腕关节周围肌腱、韧带等软组织的力量下降，或三角软骨盘先天发育不全，先天性桡尺远侧关节分离，活动超过正常范围，使腕关节松弛，更易造成桡尺远侧关节损伤。

【诊断】

1. 临床表现

（1）有腕部明显过度用力或外伤史。

（2）急性期时患者腕部尺、背侧区疼痛、无力，桡尺远侧关节背侧轻度肿胀，前臂旋前、旋后活动不同程度的受限，活动时疼痛加重。

（3）程度较重者，急性期过后可出现腕部尺、背侧呈持续性疼痛乏力，握力减退，不能端举重物或用力作腕部扭转活动。

2. 检查

（1）桡尺远侧关节的背侧或掌侧有明显的压痛。如三角软骨盘有破裂者，推尺骨小头向掌侧或背侧时，可出现疼痛及"咯吱"响声。

（2）被动作腕关节旋前或旋后动作时，腕关节背侧疼痛可加重，出现清脆的弹响声或交锁现象。

（3）部分患者桡尺远侧关节松弛，尺骨茎突较正常隆起，容易前后推动，且有松动感。

（4）软骨盘损伤或破裂明显者可出见软骨盘挤压试验阳性，即用力将手腕极度掌屈、旋前、尺侧偏，并加上挤压旋转的力量，则腕关节背部和尺侧疼痛。

（5）X线检查　可无明显异常或可见桡尺远侧关节分离和尺骨头脱位。

【鉴别诊断】

（1）腕关节软组织损伤　腕部肿胀，疼痛点及压痛点偏于桡腕关节间隙处，腕关节活动障碍以屈伸受限为主。X线检查多无异常发现。

（2）桡骨远端骨折　有明显跌倒时手掌触地外伤史，局部肿痛严重，腕关节活动明显受限，可见"枪刺"或"餐叉"样畸形。X线检查可见桡骨远端的骨折。

（3）舟状骨骨折　鼻烟窝处肿胀并有明显压痛，腕关节桡偏或叩击第2、3掌骨头部，腕部有剧烈疼痛。腕关节斜位X线摄片可明确诊断。

（4）腕月状骨无菌性坏死　腕部疼痛，腕背部稍肿，腕背正中月骨处有明显压痛，腕关节背伸受限明显。X线表现为月骨密度增高或碎裂。

【治疗】

（1）治则　舒筋活血，理筋整复。

（2）部位及取穴　桡尺远侧关节，外关、内关、阳池、阳谷、腕骨、神门。

（3）手法　一指禅推法、按揉法、点法、摇法、擦法、腕关节的被动运动。

（4）操作 患者端坐于低凳上，肘关节伸直，掌心向下。医者用桡尺远侧关节复位法，即医者双手拿住尺骨、桡骨远端，上臂与胸壁夹紧患肢上臂，并与拿桡尺骨远端的双手相对用力牵引，持续 1 分钟左右后，双手同时前后略错动桡尺远侧关节数次，在此状态下，医者使患者前臂旋后，最大限度地屈肘数次，患者手指能触到肩部为最佳，可听到腕关节或桡尺远侧关节的复位声或局部关节的弹跳感。然后用一指禅推法或拇指按揉法，按揉腕关节背侧和桡尺远侧关节区域，6~8 分钟。用点法或拇指按揉法在外关、内关、阳池、阳谷、腕骨、神门穴上操作，每穴约 1 分钟。双手握住患者腕掌部，在牵引的状态下缓慢摇转腕关节，使之背伸、掌屈、桡侧屈、尺侧屈和环转，约 1~2 分钟。擦桡尺远侧关节的掌侧面、背侧面，均以透热为度。

急性期和同时三角软骨盘有破裂的患者应用桡尺远侧关节复位法后，用绷带略加压包绕或戴护腕固定，应用消炎镇痛类药物 3 天，待局部疼痛明显减轻后，方可进行后续的常规推拿。

【功能锻炼】

用健侧拇指按揉患侧外关、阿是穴，每次 10~15 分钟，每日 3~5 次。用健侧手掌轻擦前臂远端背侧、尺侧，以透热为度。

【注意事项】

（1）桡尺远侧关节复位法操作时用力要适度，动作宜缓慢，分步骤进行。

（2）如腕关节背侧肿胀明显，可在局部应用按压法来代替一指禅推法或拇指按揉法，以防止受损组织受到刺激后，炎性肿胀加重。

（3）患者治疗阶段要注意局部保暖，减少不必要的腕部受力及活动，以防止病情反复或加重。

【按语】

推拿治疗本病疗效满意，也是现代临床中首选的治疗方法。在推拿治疗的同时也可配合外敷药物或理疗方法，以减少治疗次数。在疼痛消失可进行主动腕伸屈及前臂旋转训练，以增加肌力，但以不增加腕部疼痛为宜。

十三、腱鞘囊肿

腱鞘囊肿是指关节囊或腱鞘周围结缔组织损伤或退变而产生的囊性肿物，以其囊壁增厚和内含浓稠黏液并可出现一定程度的局部刺激或压迫症状为主要特征的病症。本病属中医学中"聚筋""筋瘤""筋结"范围，好发于青中年，女性多见，全身大多数关节均可出现，以腕手部腱鞘囊肿最多。腱鞘囊肿易发部位的顺序是：腕关节背掌侧、手指背掌侧、足趾背部、腕侧部和腘窝。

【病因病机】

（1）关节囊、腱鞘及韧带中的纤维结缔组织由于急性损伤或慢性劳损，其中部分组织营养障碍，发生黏液样变性，形成囊性肿物。

（2）关节囊或腱鞘膜损伤后向外突出，形成疝状物，外层为较坚韧的纤维结缔组织，内容物为胶状黏液，部分囊肿可与关节囊和腱鞘相通。

（3）囊肿存在时间较久后，囊壁逐渐肥厚变硬，与周围组织发生粘连，可形成类似于软骨的硬结。

【诊断】

1. 临床表现

（1）有外伤史或慢性劳损史。

（2）局部肿块，缓慢发生或偶然发现。

（3）局部酸胀不适，按压时可有痛感，有时会向囊肿周围放射。若囊肿和腱鞘相连，患部远端会出现软弱无力的感觉。

（4）囊肿可刺激压迫其周围的神经和血管，从而出现相应的神经刺激压迫症状。如压迫尺神经或正中神经，则发生感觉异常或运动障碍等。

2. 检查

（1）囊肿在皮下可触及，部分高出皮面，米粒至乒乓球大小不等，呈半球形或椭圆形。

（2）质地较软，与皮肤无粘连，但附着于深处的组织，活动性较小，有囊性感，且周缘大小可能发生变动。日久囊肿可变小变硬。

【鉴别诊断】

（1）滑膜囊肿　为类风湿关节炎的一种表现，特点是炎性范围较大，基底部较宽广，不是明显的囊性肿块。

（2）腕背骨膨隆症　又称腕背隆突综合征，多由于急性挤压伤、慢性劳损等造成腕骨间关节移位，主要表现为第二、第三腕掌关节背侧隆突畸形，疼痛无力，压痛明显，过度背伸和抗阻力时症状加重。X线片显示，关节间隙狭窄，不平整，硬化或骨质增生。

【治疗】

（1）治则　活血化瘀，理筋散结。

（2）部位及取穴　以囊肿局部为主。

（3）手法　按法、推法。

（4）操作　以腕背侧囊肿手法操作为例。患者坐位。如囊肿较软或发病时间较短者，医者用单手或双手拇指按住囊肿，向上臂方向用力推按，至囊肿无法移动时，快速加大对囊肿按压力量，将囊壁压破，并向四周推按以驱散囊液。如囊肿大而坚硬者，将患腕平置于软枕上，腕背向上并略呈掌屈，医者一手握患手维持其位置稳定，另一手持换药用弯盘或叩诊锤，用力迅速而准确地向囊肿敲击，往往一下即可将囊壁击破，如囊肿坚硬一次未击破时，可加击一、二下。如囊肿壁较坚韧或囊肿较小而扁平者，可先消毒皮肤后，选用消毒后的粗针灸针或细三棱针刺入囊肿，并沿根部向周围平刺至刺破囊壁 3～4 处，然后再用拇指按压，使囊肿内容物向四周流散，或将囊液从进针口处挤出，术后可作加压包扎 2～3 天。

【注意事项】

（1）嘱患者避免在囊肿区域自我按揉，防止囊壁由于慢性刺激而产生增生，出现硬结。

（2）治疗后一周内，发生囊肿的关节应避免过度用力。

【按语】

腱鞘囊肿与反复不恰当的肢体各关节运动方式有关，所以治疗后可根据具体情况改变原来的运动习惯，这样可防止腱鞘囊肿反复发生。

（刘　波）

十四、腕管综合征

腕管综合征是指腕管内正中神经受压引起的以桡侧三个半指刺痛麻木为主要表现的综合征。本病又称为"腕管狭窄症""正中神经挤压征"，多由急、慢性损伤引起，是常见的周围神经卡压症。

【解剖生理】

腕管是由腕关节掌侧横韧带与背侧腕骨组成的骨性纤维管道，内容拇长屈肌腱、屈指浅肌腱、屈指深肌腱等9条肌腱和正中神经。正中神经位于腕横韧带与指屈肌腱之间，紧贴屈肌支持带，出腕管后分支支配除拇内收肌以外的大鱼际等诸肌及第1、2蚓状肌。其感觉支掌侧分布于桡侧三个半手指和鱼际皮肤，背侧分布于桡侧三个半手指的中、末节手指。

【病因病机】

（1）腕管容积减少　腕部骨折、脱位、外伤后瘢痕形成及腕横韧带增厚等原因所致的腕腔狭窄挤压正中神经。

（2）腕管内容物增加　腕管内囊肿、神经鞘瘤、脂肪瘤等占位性病变及外伤后血肿机化因素造成的腕管内容物增加压迫正中神经。

（3）腕管内慢性炎性病变　非特异性屈肌肌腱滑囊炎、类风湿性肌腱滑膜炎、急性钙化性肌腱炎等及长时间过度的腕部反复屈伸，腕关节内容物相互摩擦出现炎性反应刺激正中神经出现症状。

（4）其他因素　糖尿病、甲状腺功能低下、妊娠等因素所致的正中神经变性。

【诊断】

1. 临床表现

（1）急性期　患侧桡侧三个半手指（拇、示、中及1/2环指）刺痛和麻木，夜间加重，屈腕后加重，少数疼痛可向前臂放射。

（2）慢性期　患侧桡侧三个半手指（拇、示、中及1/2环指）疼痛和麻木较急性期稍轻，感觉减弱或消失，外展拇指无力，少数患者可出现手指发凉，皮肤发亮，指甲增厚脱落等表现。

2. 检查

（1）多数患者出现桡侧三个半手指（拇、示、中及 1/2 环指）掌面痛觉减退，少数患者痛觉敏感，温觉、轻触觉不受累。

（2）拇指外展、对掌功能受限，慢性期出现大鱼际肌萎缩，握力减弱。

（3）手掌叩击试验阳性　叩击腕部掌侧中央，可引起正中神经分布区放射性刺痛和麻木。

（4）屈腕试验阳性　腕关节掌屈 90°，60 秒后出现疼痛麻木加重。

（5）肌电图检查　大鱼际肌出现神经变性。

（6）影像学检查　腕部 X 片有利于发现腕部骨质增生，桡骨下端陈旧性骨折，腕骨陈旧性骨折，脱位等骨性改变的征象。腕部 MRI 检查有利于排除腕部占位性病变。

【鉴别诊断】

（1）神经根型颈椎病　神经根受刺激时，麻木不仅在手指，而且在颈臂部均有疼痛麻木感，臂丛牵拉试验和叩顶试验阳性。尚有颈肩部的症状。

（2）多发性神经炎　症状常为双侧性，且不局限在正中神经，尺、桡神经均受累，有手套状感觉麻木区。

（3）胸廓出口综合征　可有手部发麻或疼痛，但不局限于正中神经区，较多在患手的尺侧，伴有血管症状，如手指发凉、发疳、桡动脉搏动较另一侧减弱。

【治疗】

（1）治则　舒筋通络，活血化瘀。

（2）取穴与部位　手厥阴经，曲泽、内关、大陵、鱼际、劳宫。

（3）手法　一指禅推法、按揉法、摇法、擦法等。

（4）操作

①按揉心包经　患者正坐，将手伸出，掌心朝上置放桌上。医者用拇指按揉法在前臂至手沿手厥阴心包经往返治疗，反复 3~4 次。重点治疗腕管及大鱼际处，手法先轻后重。

②点揉穴位　医者用拇指点揉曲泽、内关、大陵、鱼际等穴，以局部酸胀为度。

③摇腕捻指　医者用摇法摇腕关节及指关节，捻指关节 10 次。

④捏腕　患者正坐，前臂置于旋前位，手背朝上。医者双手握患者掌部，一手在桡侧，另一手在尺侧，而拇指平放于腕关节的背侧，以拇指指端按入腕关节背侧间隙内，在拔伸情况下摇晃腕关节，后将手腕在拇指按压下背伸至最大限度，随即屈曲，并左右各旋转其手腕 2~3 次。

⑤擦腕　医者用擦法擦腕掌部，以透热为度。并可配合局部湿热敷。

【功能锻炼】

嘱患者进行功能锻炼，拇指与各指轮流划圈及拇指压各指第二节，或者手握圆珠笔或铅笔，在手中滚动，练习精细动作，促进功能恢复。

【注意事项】

（1）腕关节宜少用力，忌劳累。

（2）局部保暖，避免感受风寒或寒湿之邪。

（3）在操作治疗中，作腕关节的拔伸牵引和被动运动，切忌强力、暴力，以免发生新的损伤。尤其因类风湿关节炎所致本病者，更需注意。

【按语】

当前本病有增多趋势，主要与电脑使用过度频繁有关，是一种现代文明病，又称"鼠标手"。由于长期密集、反复使用鼠标和键盘，以致形成腕关节和手指的麻痹和疼痛。本病女性尤为多见，激素水平的变化，反复强迫性手指、腕的运动，是导致本病发生的主要因素。

现代医学认为推拿可减轻腕部神经组织间水肿、粘连，促进局部渗出和淤血的吸收，减轻正中神经卡压程度，故推拿治疗效果明显。

（范宏元 董永康）

十五、腕关节软组织损伤

腕关节软组织损伤又称腕关节扭伤，是指腕关节因用力不当或间接暴力而造成的关节周围韧带、肌肉、关节囊等软组织受到过度牵拉而发生损伤，以腕关节肿胀、疼痛和运动障碍为主要临床表现的病症，这种损伤可发生于任何年龄和各种人群。本病属于中医学"伤筋"范畴。由于腕关节活动范围大，活动频繁，极易发生扭伤，并且腕关节结构复杂，软组织众多，各种组织复合损伤多见，影响其充分恢复的不利因素较多，易出现反复发作且迁延难愈的现象，所以应当受到重视。

【解剖生理】

腕关节结构复杂，软组织众多，涉及的肌群有各种伸屈肌群肌腱穿过，有很多起自腕骨和掌骨处的短小手肌聚集。中部构成的关节有桡尺远侧关节及其连接的尺桡韧带、三角纤维软骨、桡腕关节、腕骨间关节、腕掌关节。周围包绕的韧带包括在掌侧的腕掌侧韧带、在背侧的腕背侧韧带、在桡侧的桡侧副韧带、在尺侧的尺侧副韧带，各韧带都有加强稳定腕关节的作用。腕关节由各组织的共同作用完成屈、伸、内收、外展和环转运动。

【病因病机】

（1）急性损伤 由于不慎跌仆，手掌撑地；或因持物而突然旋转、伸屈腕关节；或暴力直接打击，造成关节周围肌腱、韧带的损伤，严重者可伴有软组织撕裂、血管破裂出血、肌腱脱位，以及合并小片撕脱性骨折。

（2）慢性劳损 腕关节过度受力或腕关节长期反复同一方式用力，使某一肌肉、韧带、肌腱处于紧张、收缩状态而产生积累性损伤。损伤后，软组织撕裂，局部出血或炎性渗出液积聚，时间过久而粘连。还有部分患者可出现肌腱移位，腕骨间关节对位紊乱，日久可致腕关节应力结构改变，最终使腕关节处于长时间不正常受力状态，腕关节周围组织持续损伤而无法痊愈。

【诊断】

1. 临床表现

（1）急性损伤　腕部有外伤史；腕部疼痛，活动时痛剧，夜间可因剧痛而睡卧不安；腕部肿胀、皮肤灼热、皮下瘀青明显；腕关节活动受限。

（2）慢性劳损　腕关节疼痛较轻，某一姿势或做较大幅度活动时，伤处可诱发疼痛；无明显肿胀，喜按喜揉，腕部乏力，活动不灵活。

临床上损伤组织不同，疼痛部位也有很大差异，桡骨茎突疼痛多为桡侧副韧带损伤，尺骨茎突疼痛多为尺侧副韧带损伤，腕背伸疼痛或掌屈疼痛多为掌、背侧副韧带损伤或屈、伸肌腱损伤。

2. 检查

（1）腕关节软组织损伤部位有明显压痛，或可出现肿胀。

（2）分离试验阳性　做受损肌腱、韧带相反方向的牵拉方式的被动活动，在损伤部位可出现明显的疼痛加重现象。

（3）X 线检查　除部分患者有局部软组织肿胀阴影外，其余多无明显异常。临床多用于排除骨折、脱位。

【鉴别诊断】

（1）腕舟骨骨折　有明确的外伤史，腕关节疼痛肿胀以桡侧为主，阳溪穴处压痛明显，桡偏腕关节或叩击第二、三掌骨头部，腕部有剧烈疼痛，而牵拉时疼痛不明显，拍腕关节 X 线片，一般可以确诊。

（2）桡骨远端无移位骨折　腕关节外伤后肿胀、疼痛，压痛点在桡骨远端周围，X线片可以确诊。

（3）桡尺远侧关节损伤　桡尺远侧关节的背侧或掌侧有明显的压痛，被动做腕关节旋前或旋后时，腕关节背侧疼痛加重，出现清脆的弹响声或交锁现象。

（4）腕月状骨无菌性坏死　腕部疼痛，腕背部稍肿，腕背正中月状骨处有明显压痛，腕关节背伸受限明显。X 线表现为月状骨密度增高或破裂。

【治疗】

（1）治则　舒筋通络，活血祛瘀。

（2）部位及取穴　腕关节部，少海、通里、神门、合谷、阳溪、曲池、尺泽、列缺、太渊。

（3）手法　点法、按法、按揉法、一指禅推法、拿法、弹拨法、擦法。

（4）操作　患者取坐位，患腕置于治疗桌上，腕下垫枕。因损伤部位和时间的不同，医者在手法的具体操作上要也有不同。

①急性损伤　由于疼痛和肿胀较为明显，手法操作时宜轻柔。医者在伤处附近或循经选用适当部位。在尺侧掌面，可选手少阴经的少海、通里、神门等穴；在桡侧背面，可选手阳明经的合谷、阳溪、曲池等穴；在桡侧掌面，可选手太阴肺经的尺泽、列缺、太渊等穴。用点按法操作，每穴 1 分钟，以有中等程度的酸胀感为度。在伤处

周围用按揉法或一指禅推法操作约 3~5 分钟。用拿法或弹拨法在受损肌腱或韧带周围区域操作 1~2 分钟，动作轻柔，以有轻度的酸胀感为度。

②急性损伤后期和慢性劳损 除应用急性期操作方法外，还应增加腕关节拔伸法、腕关节摇法等关节运动类手法，以解除痉挛、松解粘连、改善关节活动。

医者双手握住患者腕掌部，在拔伸牵拉状态下缓慢活动腕关节，使之背伸、掌屈、桡侧屈、尺侧屈和环转数次。用擦法沿腕关节纵向或横向操作，力度适当，以透热为度。对肿胀明显者，可在推拿操作后用中药外敷。

【注意事项】

（1）排除腕关节骨折、脱位、肌腱断裂后方可进行推拿治疗。

（2）急性损伤后，24~48 小时内局部不进行推拿治疗，应及时给予冷敷，防止出血或软组织损伤加重。

（3）腕关节周围软组织较薄弱，手法操作时要轻柔缓和，切忌粗暴用力。

（4）治疗期间患腕要注意休息，减少劳作。

（5）腕关节局部注意保暖，避免寒凉刺激。

（6）可佩戴"护腕"进行保护。

【按语】

单纯腕关节软组织损伤推拿疗效较好，并且对合并软组织撕裂、肌腱脱位、骨折等修复后所造成的运动障碍疗效也非常可靠。在治疗本病时应注意腕关节的应力结构，细心检查腕骨间关节的排列与对位关系，防止后期可能出现的腕关节粘连及创伤性关节炎。

（王 进）

十六、指部腱鞘炎

指部腱鞘炎是指屈指肌腱腱鞘因受到挤压或过度机械性摩擦而引起损伤、肿胀及增厚，出现以手指疼痛、手指屈伸受限为主要临床表现的病症，又称"屈指肌腱狭窄性腱鞘炎""扳机指""弹响指"。本病属中医学中"伤筋""筋结"范围，多见于手工劳动者，女性多于男性，好发于拇指、中指、无名指活动量较多且经常用力的肌腱上。本病常因不受到重视或反复损伤致迁延难愈，严重影响手部正常功能。

【解剖生理】

腱鞘是包绕肌腱的鞘状结构，广泛分布于腕、踝、指、趾等肌腱长且活动较多的部位，是肌腱周围的结缔组织为适应肌腱的滑动而分化形成的包围肌腱的双层套管状结构，外层为纤维组织，附着在骨及邻近的组织上，起到固定及保护肌腱的作用，内层与肌腱紧密相贴为滑膜层，可滋养肌腱，并分泌滑液，有利于肌腱的滑动。

【病因病机】

（1）急性损伤 当手掌长时间用力握持硬物，或作快速重复的过度握拳伸掌活动时，肌腱和腱鞘之间因发生摩擦和挤压，产生损伤和循环障碍以致充血水肿、炎性渗出液积聚，出现手指剧烈疼痛和运动障碍。

（2）慢性损伤　手指频繁伸屈、用力过度，或外加长期寒凉刺激，使肌腱与腱鞘发生炎症、水肿，腱鞘内外层逐渐增厚，腔道狭窄，致肌腱与腱鞘之间轻度粘连，且指屈肌健因受压变形而呈哑铃状。屈指时，膨大的肌腱通过狭窄的腱鞘时受到阻碍，使屈伸活动受限，出现扳机样的弹跳动作，并伴有弹响声。

【诊断】

1. 临床表现

（1）手指部有劳损或感受风寒的病史。

（2）早期手指活动不灵活，手指无力，掌指关节或指间关节掌侧局限性酸痛，晨起或手指用力时疼痛明显。

（3）后期手指屈伸活动明显受限，产生弹响，严重者屈伸时有交锁现象，或无法完成屈伸动作。

2. 检查

（1）掌指关节或指间关节掌侧部可有明确的压痛点。

（2）痛处常有结节，手指屈伸活动时，可感觉到结节的移动与弹跳感，并有明显疼痛。

（3）X线检查　无异常发现。

【鉴别诊断】

（1）掌指关节扭挫伤　有明确的外伤史，掌指关节周围疼痛，牵拉或扭转手指时可加重疼痛，掌指关节屈伸活动受限，但不发生弹响声和交锁现象。

（2）类风湿关节炎　早期为手指晨僵、酸痛、活动不灵活，出现在多个关节周围，且有肿胀，但无明显的结节，没有弹响声和交锁现象。严重者关节变形，手指活动功能障碍。

【治疗】

（1）治则　舒筋通络，滑利关节。

（2）部位及取穴　掌指关节部、手指部、内关、外关、合谷、阿是穴。

（3）手法　拔伸法、按法、推法、按揉法、压法、捻法、摇法。

（4）操作　患者坐位。医者用拔伸法拔伸患指掌指关节，约1～2分钟。患者仰掌，医者用一手紧握其手指，先作小范围的屈伸活动，再以另一手拇指尖端与患者指腱鞘狭窄部呈垂直位，用力向一侧推按挤压其狭窄部，可有松解声或撕裂感。用拇指按揉内关、外关、合谷穴各约半分钟。拇指按压阿是穴约1分钟。用捻法从指根向指尖捻动患指，每指约3分钟。轻摇患指的掌指关节6～8次。

【功能锻炼】

用健侧拇指罗纹面在压痛点处做轻柔的揉动；以健侧拇指按压的同时被动活动患指，主要进行背伸活动；局部施用擦法，以透热为度。

【注意事项】

（1）注意局部保暖，避免寒凉刺激。

（2）治疗阶段注意患指的休息，避免手部用力或外力撞击。

（3）避免在腱鞘狭窄部进行强力按揉法或弹拨法的操作，防止加重组织损伤而出现局部的充血水肿范围扩大。

【按语】

推拿治疗指部腱鞘炎的预后较好，一般功能均能恢复。若出现局部红肿、疼痛逐渐加重时，应考虑为局部出现炎症，可外敷消炎止痛药或穴位封闭注射，待疼痛明显减轻后，再行推拿治疗。如病程过久出现肌腱与腱鞘之间严重粘连或鞘壁增厚并伴有巨大硬结者，推拿疗效不佳，可选择手术治疗。

（刘 波）

十七、指间关节软组织损伤

指间关节软组织损伤是指在外力的作用下，指间关节超过正常活动范围或超过关节所能承受的最大负荷，导致指间关节侧副韧带、关节囊、肌腱及关节软骨出现不同程度的损伤，以指间关节周围肿胀、疼痛明显及活动功能障碍为主要临床表现的一类病症。本病又称"指间关节扭挫伤"，属中医学"节伤"范畴。

【解剖生理】

手部的指间关节和拇指掌指关节两侧有侧副韧带加强稳定，但关节囊较松弛，皮下组织缺乏，关节较表浅。指间关节只能做屈伸运动，不能做外展、内收运动。在正常情况下，指间关节的侧副韧带限制指关节的侧向活动。在手指屈曲时，指间关节的侧副韧带处于松弛状态；在手指伸直时，侧副韧带处于紧张状态。

【病因病机】

指间关节的关节囊比较松弛，当手指在伸直位时来自指端或侧方的猛烈外力冲击，使指间关节过度扭转、屈伸、侧偏或关节的侧向运动瞬间加大，导致指间关节一侧侧副韧带、深浅伸屈肌腱、关节囊的牵拉损伤或撕裂，甚至断裂。这种损伤可发生在任何指间关节，以远侧指间关节多见。

【诊断】

1. 临床表现

（1）手部有明显的暴力外伤史。

（2）伤后指间关节周围剧烈疼痛、肿胀，常伴有局部淤血及瘀斑。

（3）指间关节功能活动受限，少数伴有畸形，手指偏向一侧，且向一侧活动度增加，严重者手指不能屈伸。

2. 检查

（1）患指关节周围压痛明显，主动运动功能受限，被动活动时疼痛增加。

（2）患指关节周围软组织淤血、肿胀，初起为青紫色，随着淤血逐渐吸收变为淡黄色。

（3）指间关节侧副韧带断裂或关节囊撕裂时，患指可见手指偏斜畸形，指间关节不稳，关节侧向活动异常。

（4）X线检查　可以明确指骨骨折、脱位。

【鉴别诊断】

（1）指间关节脱位　指间关节呈梭形肿胀、畸形、疼痛、局部压痛，被动活动时疼痛加剧，可触及移位的骨端，X线片可明确诊断。

（2）手指肌腱断裂　指深屈肌腱断裂，表现为远侧指间关节不能屈曲；指深浅屈肌腱均断裂，则远、近侧指间关节均不能屈曲。伸肌腱不同部位断裂，其相应关节不能伸展，并可出现畸形。锤状指是指伸肌腱断裂的主要特征表现。

（3）指骨骨折　骨折后局部疼痛、肿胀，手指伸屈功能受限。近节、中节指骨骨折可有成角畸形，末节指骨基底部背侧撕脱骨折有锤状指畸形，手指不能主动伸直。同时可在骨折处扪及骨擦音，有关节异常活动。X线摄片可明确诊断，骨折有横断、斜形、螺旋、粉碎以及是否波及关节面等。

【治疗】

（1）治则　疏通经络，活血止痛。初期以消肿、止痛为主；后期以滑利关节、改善关节功能为主。

（2）部位及取穴　指间关节，阿是穴。

（3）手法　揉法、拿法、拔伸法、捻法、抹法、推法、掐法、捏法、按揉法、指间关节的被动运动。

（4）操作

①急性期　患者坐位。医者用拇指轻揉痛点及肿胀部位，力量由轻到重，时间约5分钟。用拇、食二指轻轻拿捏损伤关节，以缓解疼痛，时间约2分钟。用拔伸法施治于受损的指间关节，约5～10次。捻指间关节，用力要轻柔，时间约2分钟。用轻柔的抹法施治于肿胀部位，力量由轻到重，时间约2分钟。

②恢复期　患者坐位。医者用掐法施治于患指指根部，时间约3分钟。用捻法自患指指根至指端部缓慢操作，力量要轻柔，时间约5分钟。用拔伸法轻轻拔伸患指指间关节，并配合关节被动活动，时间约3分钟。用拇指推法轻推损伤部位，时间约3分钟。用拇指按揉损伤部位，时间约5分钟。

【功能锻炼】

恢复期适当做患指关节的被动活动，拔伸患指。

【注意事项】

（1）损伤急性期须控制关节活动，并配合冷敷，以减轻软组织出血及渗出。恢复期可配合热敷于患指关节。

（2）关节囊或韧带不完全撕裂者，可屈曲患指固定 2～3 周后，再用推拿手法治疗。

（吕　明　魏玉龙　瞿新明　周延辉）

第三节　下肢部疾病

一、髋关节滑囊炎

髋关节周围有很多滑囊，长时间的摩擦、压迫在该处滑囊形成慢性无菌性炎症，导致滑囊积液、肿胀和疼痛，称为髋关节滑囊炎。常见的有坐骨结节滑囊炎、股骨大转子滑囊炎、髂耻滑囊炎等。本病多见于老年人。

【解剖生理】

（1）坐骨结节滑囊　位于两侧坐骨结节部的坐骨突与臀大肌之间。

（2）股骨大转子滑囊　位于股骨大转子与臀大肌之间。该滑囊属于不定或附加滑囊，不是每个人都有。

（3）髂耻滑囊　又称腰大肌滑囊，位于髂腰肌和耻骨之间，是髂部最大的滑囊，80% 与关节囊相通。

【病因病机】

（1）坐骨结节滑囊炎　多发于长期坐位工作或身体瘦弱的中老年人，由于坐骨结节滑囊长期受压和摩擦，滑液分泌增加，囊壁渗出增多，滑囊肿胀，久之囊壁逐渐增厚或纤维化而引起本病。少数则因臀部蹾伤而致。

（2）股骨大转子滑囊炎　多由慢性损伤引起。股骨大转子滑囊位置表浅，该部位直接或间接的外伤或髋关节的过度活动均可导致股骨大转子滑囊的损伤，引起滑囊积液、肿胀和炎性反应、疼痛。早期主要为囊内渗出增加形成的局限性肿胀；日久则滑囊壁增厚，导致渗出液吸收障碍，成为慢性肿块。

（3）髂耻滑囊炎　髂耻滑囊与髋关节囊相通，髋关节损伤引起的局部无菌性炎症可影响到髂耻滑囊，从而发生滑囊炎。

【诊断】

1. 临床表现

（1）坐骨结节滑囊炎　患者坐骨结节部疼痛、肿胀、压痛，久坐不能，坐硬板凳时疼痛加剧，臀肌收缩时可产生疼痛并向臀部放射，坐骨神经受刺激时，可出现坐骨神经痛。

（2）股骨大转子滑囊炎　股骨大转子的后方及上方可有疼痛和肿胀，患者不能向患侧卧，髋关节内旋可使疼痛加剧，患者为了减轻疼痛常常将患肢放在外展、外旋位以使肌肉松弛。

（3）髂耻滑囊炎　股三角外侧疼痛，疼痛可沿大腿前侧放射至小腿内侧，髋关节活动受限，屈曲髋关节或伸直髋关节时疼痛加剧，滑囊过度肿胀时腹股沟的正常凹陷消失或隆起。

2. 检查

（1）坐骨结节滑囊炎　可在坐骨结节部深层摸到椭圆形肿物，肿块大小不定，边缘较清晰。该滑囊易出血，抽出液常为不同程度的血性。

（2）股骨大转子滑囊炎　粗隆部肿胀，其后方的生理凹陷消失，局部压痛，滑囊肿胀明显时，局部可摸到肿块，有时有波动感。

（3）髂耻滑囊炎　股三角压痛，患侧大腿常呈屈曲位，被动伸直、外展或内旋时，疼痛加剧。

【鉴别诊断】

（1）坐骨结节皮脂腺囊肿　一般多在坐骨结节表浅部可摸到边缘较清楚的肿物，多与皮肤相粘连。

（2）股骨大转子结核性滑囊炎　一般发病较慢，局部压痛较轻，可有肿块，穿刺液细菌学检查、组织活检可明确诊断。X线片上可发现股骨大转子有骨质破坏现象。

【治疗】

（1）治则　活血化瘀，消肿止痛，舒筋通络。

（2）部位及取穴　髋关节。

（3）手法：按揉法、弹拨法、滚法、揉法、擦法、髋关节的被动运动。

（4）操作

①坐骨结节滑囊炎　患者俯卧位。医者用按揉法作用于坐骨结节部及其周围，然后弹拨局部，时间 10～15 分钟。患者侧卧位，患肢屈膝屈髋。医者掌擦坐骨结节部，以透热为度。

②股骨大转子滑囊炎　患者侧卧位，患侧在上。医者用滚法放松髋部外侧肌肉 3～5 分钟。弹拨滑囊 2～3 分钟。拇指按揉滑囊 3～5 分钟。以擦法擦滑囊，以透热为度。

③髂耻滑囊炎　患者仰卧位，膝、髋关节稍屈曲。医者用揉法施于腹股沟区，同时配合髋关节屈伸运动。在股三角外侧部弹拨 2～3 分钟。用擦法擦腹股沟区，以透热为度。

【功能锻炼】

可行下蹲及立位下肢后伸锻炼。

【注意事项】

（1）治疗期间应注意减少髋部活动。

（2）不宜长时间坐硬、冷板凳，以免坐骨结节部继续受压。

【按语】

滑囊炎临床多见慢性无菌性炎症，应注意和化脓性滑囊炎、结核性滑囊炎等相区别。推拿治疗本病效果良好，治疗期间应注意休息，可配合超短波等理疗，保守治疗无效者可考虑手术治疗。

二、髂胫束损伤

髂胫束损伤常因股骨大转子与髂胫束后缘或者臀大肌前缘长期摩擦，引起该处软组织增厚或者纤维带形成而致本病，在髋关节做屈曲、内收、内旋活动时，增厚的组织在大粗隆部前后滑动而发出弹响，同时可见到和摸到一条粗而紧的纤维带在大粗隆上滑过，故本病又称为"弹响髋"。被动运动时因肌肉放松而无此现象。本病多见于青壮年，常为双侧性。

【解剖生理】

髂胫束位于大腿外侧面，为阔筋膜张肌的延续部分，其前上部有阔筋膜附着，可特别增厚形成强壮的韧腱扁平带，上部后缘有臀大肌附着相互牵引，向下止于胫骨的外侧髁，髂胫束本身血管很少且无收缩力，但却有防止髋关节过度内收的作用。

【病因病机】

由于各种急、慢性损伤，如大腿外侧碰撞于其他物体上时，或是暴力直接作用于大腿的外侧面；长期行走姿势不当，下蹲或髋关节在内收位受压及牵拉等，可使髂胫束损伤而引起肿痛、痉挛及患肢功能活动受限，使髂胫束后缘或臀大肌肌腱的前缘出现纤维性增厚，呈条索状短缩。当髋关节做屈曲、内收、内旋活动时，增厚及短缩的组织与股骨大粗隆外侧滑动而产生弹响。日久因增厚组织的刺激，可产生粗隆部滑囊炎。

【诊断】

1. 临床表现

（1）多有大腿外侧损伤史。

（2）髂胫束损伤后，患肢多呈半屈外翻体位，大腿外侧可出现肿痛，大腿内收时疼痛加重，双膝并拢下蹲困难。

（3）后期可发展为不能蹲下，必须将大腿处于外展位才可下蹲。

2. 检查

（1）可在大腿外侧摸到挛缩的髂胫束。

（2）髂胫束紧张试验阳性。

【鉴别诊断】

梨状肌综合征多由间接外力损伤所致，有过度旋转、外展大腿的病史或受凉史。疼痛位于一侧臀腿部，常呈"刀割样"或"烧灼样"，腹压增加的动作可加剧疼痛。梨状肌部位触诊可触及条索状肌束或痉挛肌肉，压痛明显，可出现坐骨神经放射痛，梨状肌紧张试验阳性。X线检查可除外髋部骨性疾病。

【治疗】

（1）治则 舒筋通络，松解粘连。

（2）部位及取穴 大腿外侧及髋膝周围，居髎、风市、梁丘。

（3）手法　按揉法、弹拨法、点法、摇法、推法、擦法、滚法、按法。

（4）操作　患者侧卧位，患肢在上。医者从其髋部至膝外上方施以轻柔的滚法、按揉法、弹拨法，并配合点按居髎、风市、梁丘穴，时间约10分钟。患者仰卧位。医者用摇法摇髋关节6~8次。将髋、膝关节屈曲，髋关节外旋，用拇指按揉患处3~5分钟。对髂胫束有轻度痉挛者，患者侧卧，健肢在下伸直，患肢屈膝、屈髋，尽量让膝关节放于床面。医者立于患者背后，用手掌沿紧张的髂胫束从上至下直推，用力由轻到重，时间3~5分钟。顺纤维方向掌擦大腿外侧髂胫束及臀大肌、阔筋膜张肌，以透热为度。

【注意事项】

（1）在患肢大腿外侧施用手法时，要轻重适当以免加重肌肉损伤。

（2）避免长途跋涉和爬山，注意局部保暖。

【按语】

挛缩较重者，可配合内服舒筋活血片或舒筋丸，外用舒筋活血类熏洗药等。

三、退行性髋关节炎

退行性髋关节炎是指由于体重增加，髋关节负重加大而局部血液供应相对减少，加上髋部慢性损伤与积累性劳损等因素，引起髋关节的关节软骨磨损、脱落、增生以及滑膜充血、关节囊变厚、关节间隙狭窄等退行性改变的一种慢性炎症，以髋关节疼痛、活动受限为主要临床表现。本病又称为髋关节骨关节炎，多发于中年以上髋关节活动频繁者。

【解剖生理】

髋关节由股骨头和髋臼构成，主要功能是负重和保证髋关节尽可能多方向、大范围的运动。髋关节外包关节囊，周围有韧带固定。髋臼由髂骨、坐骨和耻骨连结而成，开口斜向前、外、下，其软骨面边缘部分较厚。髋臼缘上有纤维软骨形成的关节盂唇，可加深髋臼的深度，以便容纳2/3的股骨头，同时髋臼与股骨头之间的真空吸引作用则可加强髋关节的稳定性。股骨头呈半圆球状，以股骨颈和股骨干相连，使股骨干远离髋臼，以适应髋关节大幅度的活动。

【病因病机】

本病多因髋部外伤或积累性劳损，引起关节软骨损伤而变性，日久关节软骨可逐渐钙化、增生，形成骨赘。关节软骨损坏增生以后，关节的负重受压区则呈现凹陷性畸形，日久可出现股骨头粗短扁平。关节面的扁平，又可进一步影响局部的血运，表现为骨质密度增高，关节紊乱，骨赘形成，并可发生骨赘碎裂、脱落。软骨损伤后，其碎骨因重力关系堆积在关节囊的内下方，刺激关节囊使其变厚，加速其纤维化及瘢痕形成，软骨损坏后的绒毛样增生可引起髋关节粘连，关节腔减小或消失，关节畸形。滑膜充血，关节囊变厚，最后关节囊因高度纤维化而短缩，关节活动时则刺激囊内神经而引起疼痛。

【诊断】

1. 临床表现

（1）本病多发生于中老年人，有髋部外伤史或积累性劳损史，发病缓慢，多呈慢性进行性加重，发病时关节疼痛，活动障碍，局部压痛，偶有肿胀，多无全身症状。

（2）初期多表现为髋关节疼痛、活动不利，晨起时明显，活动后可减轻。当关节囊短缩后，步行时因刺激囊内神经可出现疼痛，甚至发生持续性疼痛。骨赘形成早期患者一般无明显症状，但若过度活动或局部感受寒冷等刺激，增生的骨刺就可引起周围组织炎性改变，从而引起关节疼痛、活动受限等症状。

2. 检查

（1）腹股沟处压痛明显。

（2）髋关节活动障碍。屈伸、外展及内外旋转活动受限。

（3）髋关节呈内收屈曲畸形。

（4）X线检查　髋关节模糊，髋臼骨赘增生，关节间隙狭窄或消失，晚期股骨头变形、骨质致密。

【鉴别诊断】

类风湿关节炎　多伴有乏力及体重减轻等全身症状，对称性手指小关节疼痛和肿胀，后期关节强直畸形和邻近肌肉萎缩，可出现典型的皮下结节。血沉加快，类风湿因子试验阳性。X线片显示关节间隙变窄、骨端骨质疏松等改变。

【治疗】

（1）治则　活血化瘀，通络止痛，滑利关节。

（2）部位及取穴　髋关节周围，环跳、风市、居髎、秩边、阿是穴。

（3）手法　㨐法、按揉法、擦法、点法、按法、揉法、弹拨法、摇法、髋关节的被动运动。

（4）操作　患者俯卧位。医者用按揉法、㨐法施于臀部，同时配合髋关节后伸和外展的被动运动，时间8~10分钟。点按、弹拨环跳、风市、居髎、秩边、阿是穴，每穴1~2分钟。患者仰卧位。医者于腹股沟部做揉法2~3分钟。作髋关节摇法，配合髋关节内旋、外旋的被动运动，幅度以患者略感疼痛为度，约2分钟。患者侧卧位，患侧在上。掌擦髋关节部位，以透热为度。

【注意事项】

（1）嘱患者进行适当的体育锻炼，并长期坚持。

（2）局部保暖，忌食寒性食物。

【按语】

推拿治疗退行性髋关节炎有较好的临床效果。推拿手法可加快局部的血液循环，促进新陈代谢，具有延缓退变、缓解疼痛的作用。

四、退行性膝关节炎

退行性膝关节炎是由于膝关节的退行性改变和慢性积累性关节磨损，引起膝部关节软骨变性，关节软骨面反应性增生，骨刺形成，导致膝关节疼痛、活动受限并伴有关节活动弹响及摩擦音的一种病症。又称"增生性膝关节炎""肥大性关节炎""老年性关节炎"。是中老年人最常见的疾病之一，且肥胖女性多见。

【解剖生理】

膝关节是由股骨下端、胫骨上端及髌骨组成，膝关节面上附着关节软骨。软骨表面十分光滑，有防止磨擦的作用。膝关节负重大，活动量大，其结构复杂且不稳定，特别是在活动过程中由于关节不稳，容易引起损伤。膝关节也是骨质增生的好发部位之一。膝关节的结构由骨关节面、肌肉、韧带以及关节腔内容物等组成。

【病因病机】

本病的病因目前尚不十分明确，一般认为与年龄、性别、职业、机体代谢及损伤有关，尤其与膝关节的机械运动关系密切。

（1）损伤　因超负荷等因素反复持久刺激，引起膝关节软骨面和相邻软组织的慢性积累性损伤，同时使膝关节内容物的耐受应力降低。当长时间行走或跑跳时在关节应力集中的部位受到过度磨损，导致膝关节腔逐渐变窄，关节腔内容物相互摩擦，产生炎性变而导致腔内压增高。异常的腔内压刺激局部血管、神经，使之反射性地调节减弱，应力下降，形成作用于关节的应力和对抗应力的组织性能失调，关节软骨面出现反应性软骨增生，经骨化形成骨刺或骨赘。

（2）退变　中老年人的内分泌系统功能减弱，骨性关节系统随之逐渐衰退。营养关节的滑液分泌减少，软骨基质中的黏多糖减少，纤维成分增加，使软骨的弹性减低，因此出现骨质疏松，关节软骨面变软变薄，承受机械压力的功能随之减低，产生退行性改变。

中医认为产生本病的原因，一是因慢性劳损、受寒或轻微外伤，二是由于年老体弱，肝肾亏损，气血不足致使筋骨失养，日久则使关节发生退变及骨质增生而发生本病。

【诊断】

1. 临床表现

（1）本病发病缓慢，多见于中老年肥胖女性，往往有劳损史。

（2）膝关节活动时疼痛，其特点是初起疼痛为发作性，后为持续性，劳累后加重，上下楼梯时疼痛明显。

（3）膝关节活动受限。关节活动时可有弹响摩擦音。

（4）部分患者可出现关节肿胀，股四头肌萎缩。个别患者可出现膝内翻或膝外翻。关节内有游离体时可在行走时突然出现交锁现象，稍活动后又可消失。

2. 检查

（1）膝关节周围有压痛，活动髌骨时关节有疼痛感。

（2）X线检查　正位片显示关节间隙变窄，关节边缘硬化，有不同程度的骨赘形成。侧位片可见股骨内侧髁和外侧髁粗糙，胫骨髁间棘变尖、呈象牙状，胫股关节面模糊，髌股关节面变窄，髌骨边缘骨质增生及髌韧带钙化。见图 6-7。

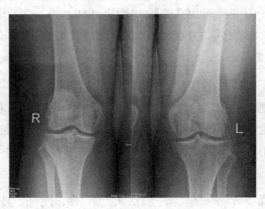

图 6-7　X 线片示膝关节骨性关节炎

（3）实验室检查　血、尿常规化验均正常，血沉正常，抗链球菌溶血素"O"及类风湿因子检查未见异常，关节液为非炎性。

【鉴别诊断】

应排除风湿及类风湿关节炎，膝关节严重创伤如骨折、半月板损伤、十字韧带或侧副韧带损伤等，下肢畸形如膝内外翻及关节感染化脓性关节炎、关节结核等。

【治疗】

（1）治则　舒筋通络，活血止痛，滑利关节。

（2）部位及取穴　患膝部、内膝眼、外膝眼、梁丘、血海、阴陵泉、阳陵泉、犊鼻、足三里、委中、承山、太溪。

（3）手法　㨰法、按揉法、弹拨法、捏法、拿法、摇法、擦法、搓法、膝关节的被动运动。

（4）操作　患者仰卧位，患膝腘窝部垫枕使膝关节呈微屈（约屈膝 30°）。医者在大腿股四头肌及膝髌周围用㨰法、按揉法、捏拿法操作，直至局部发热为度，时间 6~8 分钟。然后点按内外膝眼、梁丘、血海、阴陵泉、阳陵泉、犊鼻、足三里、委中、承山、太溪穴各约 1 分钟。用双拇指将髌骨向内推挤，同时垂直按压髌骨边缘压痛点，力量由轻逐渐加重，时间约 2 分钟。用单手掌根部按揉髌骨下缘约 3 分钟。患者俯卧位。医者施㨰法于大腿后侧、腘窝及小腿一侧，重点在腘窝部委中穴，可与膝关节屈伸活动配合进行，时间 3~5 分钟。患者仰卧位。摇膝关节，顺时针和逆时针方向各 6~8 次。用擦法擦膝关节，以透热为度。

【功能锻炼】

锻炼膝关节伸屈活动，以改进膝关节活动范围与增加股四头肌力量。

【注意事项】

（1）膝关节肿痛严重者应卧床休息，以减轻膝关节的负担。

（2）肥胖患者应注意节食，减轻体重保护膝关节。

【按语】

退行性膝关节炎是中老年人最常见的疾病之一，其发病率比其他负重关节为高。患者应主动进行膝关节功能锻炼，如膝关节伸屈活动等，以改善膝关节的活动范围及加强周围肌群的肌力。

五、膝关节侧副韧带损伤

膝关节侧副韧带损伤是指由于膝关节遭受暴力打击、过度内翻或外翻引起膝内侧或外侧副韧带损伤，属于中医学"膝缝伤筋"的范畴。临床以膝关节内侧或外侧疼痛、肿胀、关节活动受限，小腿外展或内收时疼痛加重为主要特征的一种病症。可分为内侧副韧带损伤和外侧副韧带损伤，临床以内侧副韧带损伤多见，严重者可合并内侧半月板或交叉韧带的损伤。可发生于任何年龄，以运动损伤居多。

【解剖生理】

内侧副韧带呈三角形，其前纵部起自股骨内上髁向下移行，抵止于胫骨上端的内面，其内面与内侧半月板边缘紧密相连。后上斜部自前纵部起点后缘开始斜向后下伸展，止于胫骨内侧关节边缘，并同内侧半月板的内缘连接。后下斜部起于前纵部止点后缘，斜向后下，止于胫骨内髁后缘和内侧半月板后缘。当膝关节完全伸直或屈曲时韧带紧张，关节稳定，而半屈曲位时韧带松弛，关节不稳，易受损伤。

外侧副韧带为坚韧的纤维束，起于股骨外上髁，止于腓骨小头，与关节囊之间有疏松结缔组织相隔，腘肌腱通过外侧副韧带与外侧半月板之间，浅面为股二头肌肌腱，两者之间有滑囊相隔。膝屈曲时该韧带松弛，伸直时则紧张，和髂胫束一起限制膝关节的过度内翻活动。

【病因病机】

（1）内侧副韧带损伤　当膝关节微屈（约$130°\sim150°$）时，如果遇外力作用使小腿骤然外翻、外旋，牵拉内侧副韧带造成损伤；或足部固定不动，大腿突然强力内收、内旋；或膝关节伸直位时，膝或腿部外侧受到暴力打击或重物挤压，促使膝关节过度外翻，即可造成内侧副韧带损伤。若损伤较重，则造成韧带部分撕裂或完全断裂，严重时可合并半月板或交叉韧带的损伤。

（2）外侧副韧带损伤　小腿突然内翻、内旋；或大腿过度强力外翻、外旋；或来自膝外侧的暴力作用或小腿内翻位倒地掼伤，使膝关节过度内翻，导致膝外侧副韧带牵拉损伤。损伤多见于腓骨小头抵止部撕裂。严重者可伴有外侧关节囊、腘肌腱撕裂，腓总神经损伤或受压，可合并有腓骨小头撕脱骨折。由于膝关节呈生理性外翻，又有髂胫束共同限制膝关节内翻和胫骨旋转的功能，所以外侧副韧带的损伤较少见。

【诊断】

1. 临床表现

（1）有膝关节外翻或内翻损伤史。

（2）伤后膝内侧或外侧当即疼痛、肿胀，部分患者有皮下淤血。

（3）膝关节屈伸活动受限，跛行或不能行走。

2. 检查

（1）肿胀 伤处肿胀，多数为血肿。血肿初起为紫色，后逐渐转为紫黄相兼。

（2）压痛 伤处压痛明显，内侧副韧带损伤时压痛点局限于内侧副韧带的起止部，外侧副韧带损伤时压痛点常位于股骨外侧髁或腓骨小头处。

（3）侧向运动试验 膝内侧或外侧疼痛加剧，提示该侧副韧带损伤。

（4）韧带断裂 侧副韧带完全断裂时，可触及该断裂处有凹陷感。做侧向运动试验时，内侧或外侧关节间隙有被"拉开"或"合拢"的感觉。

（5）合并损伤 合并半月板损伤时，麦氏征阳性；合并交叉韧带损伤时，抽屉试验阳性；合并腓总神经损伤时，小腿外侧、足背部有麻木感，甚者可有足下垂。

（6）X线检查 在膝内、外翻应力下拍摄正位片，若韧带完全断裂者则膝关节内、外侧间隙明显增宽，在撕脱骨折部位可见条状或小片状游离骨块。

【鉴别诊断】

（1）内侧半月板损伤 患者一般都有典型的膝部外伤史，伤后膝关节肿胀明显，活动障碍，后期膝关节有交锁现象和弹响音，股四头肌萎缩，麦氏征阳性。

（2）交叉韧带损伤 患者多有较严重的膝部外伤史，膝关节肿胀严重，疼痛剧烈，抽屉试验阳性。多合并有胫骨棘的撕脱骨折。

【治疗】

（1）治则 活血化瘀，消肿止痛，理筋通络。

（2）部位及取穴

①内侧副韧带损伤 膝关节内侧，血海、曲泉、阴陵泉、内膝眼。

②外侧副韧带损伤 膝关节外侧，膝阳关、阳陵泉、犊鼻、梁丘。

（3）手法 㨰法、按揉法、屈伸法、弹拨法、摇法、擦法、搓法、揉法、膝关节的被动运动。

（4）操作

①内侧副韧带损伤 患者仰卧位，患肢外旋伸膝。医者在其膝关节损伤部位周围进行㨰法操作，逐渐移动到损伤部位上操作，时间3~5分钟。沿股骨内侧髁至胫骨内侧髁施按揉法，上下往返治疗，手法宜轻柔，切忌粗暴，时间约3~5分钟。拇指按揉血海、曲泉、阴陵泉、内膝眼穴，每穴约1分钟。用拇指做与韧带纤维成垂直方向的轻柔快速的弹拨理筋手法。掌根揉损伤处，配合做膝关节的拔伸和被动屈伸运动，时间约3~5分钟。轻轻摇动膝关节3~5次。在膝关节内侧做与韧带纤维平行方向的擦法，以透热为度。

②外侧副韧带损伤 患者健侧卧位，患肢微屈。医者在损伤部位及其上下部位用㨰法操作，重点在膝关节外侧部，时间3~5分钟。自股骨外侧髁至腓骨小头处施按揉法，往返操作，手法宜轻柔，切忌粗暴，时间3~5分钟。用拇指按揉膝阳关、阳陵泉、犊鼻、梁丘穴，每穴约1分钟。用拇指做与韧带纤维成垂直方向的轻柔快速的弹拨理筋手法，掌根揉损伤处，配合做膝关节的拔伸和被动屈伸运动，手法以患者能忍

受为度，时间约 3 ~ 5 分钟。搓、揉膝关节 2 ~ 3 分钟。轻轻摇动膝关节 3 ~ 5 次。在膝关节外侧与韧带纤维成平行方向施擦法，以透热为度。

【功能锻炼】

伤后恢复期应练习股四头肌收缩活动，逐渐增加锻炼次数，然后练习直腿抬举，疼痛缓解后行膝关节屈伸锻炼。

【注意事项】

（1）伤后有内出血情况时，暂不宜推拿治疗。

（2）急性期患肢适当休息，避免作膝关节屈伸活动。

（3）后期应加强股四头肌功能锻炼，防止肌萎缩。

【按语】

手法治疗膝关节侧副韧带损伤效果较好，但若损伤为韧带完全断裂或膝关节损伤三联征（半月板损伤合并交叉韧带损伤、侧副韧带损伤）者则手法治疗无效，应早期手术治疗。

六、膝关节半月板损伤

膝关节半月板损伤是指膝部因急、慢性损伤，导致半月软骨撕裂，从而引起膝关节肿胀、疼痛、关节交锁等的一系列综合征。多见于青年人，常发生在半蹲位工作的矿工、搬运工和运动员等。

【解剖生理】

半月板分内、外侧，主要由纤维软骨组织构成。由于其本身无血液营养作用，故修复能力很差。半月板位于股骨髁与胫骨平台之间，可分泌滑液，主要对膝关节起缓冲保护作用。当膝关节伸直时，半月板被股骨髁推挤向前；膝关节屈曲时，半月板被推挤向后。

【病因病机】

当小腿外翻、外旋或内翻、内旋时，半月板上面粘住股骨髁并随之活动，而半月板下面与胫骨平台之间的活动则增加。在正常情况下，半月板有一定的移动度，可以代偿，若此时膝关节由屈曲位突然改为伸直位，由于突然动作加上体重的压力，则可造成半月板卡于股骨髁与胫骨平台之间，来不及移动，而导致半月板破裂。

半月板损伤可分为边缘撕裂、纵行撕裂、横行撕裂、水平撕裂及前后角撕裂。由于半月板只在周缘有血循环，因此除边缘性撕裂外，一般很难修复。破裂的半月板还会影响膝关节的活动功能，造成膝关节交锁。破裂的半月板与股骨髁、胫骨髁之间长期磨损将会导致创伤性膝关节炎。

【诊断】

由于急性期局部肿胀、疼痛剧烈，临床上多难以作出早期的明确诊断。

1. 临床表现

（1）多有膝关节扭伤史。

（2）扭伤时患者自觉关节内有撕裂感，随即发生疼痛肿胀，活动受限，行走跛行。疼痛与压痛多局限于膝关节内、外侧间隙。肿胀则于伤后数小时内显著，慢性期则无肿胀。

（3）损伤时可出现清脆的关节弹响音，转为慢性期后则膝关节伸屈时有弹响音。

（4）有交锁现象，如将膝关节稍微伸屈活动，有时可发生弹响音，疼痛消失，交锁自解。

2. 检查

（1）麦氏征试验阳性。

（2）半月板研磨试验阳性。

（3）如病程长者，可出现股四头肌萎缩。

（4）X线检查　膝部平片不能显示半月板损伤，故直接诊断作用不大，但拍摄平片可以排除膝关节的骨性病变或其他疾患，所以多被认为是常规检查的一种方法。

（5）膝关节镜检查，对关节内结构可提供直观的观察。在对不典型的半月板损伤病例有应用价值。一般对外侧半月板的观察较为满意，对内侧半月板后角损伤观察不满意。

【鉴别诊断】

（1）膝关节内游离体　膝关节内游离体也可引起关节活动时突然交锁，但由于游离体在关节内随意活动，因此关节运动受阻之位置也在随意变动，而半月板损伤后关节发生交锁，活动受阻且有固定的角度和体位。由于游离体是骨性，故X光片可以显示，从X光片可以很容易鉴别。

（2）创伤性滑膜炎　膝关节肿胀，浮髌试验阳性。损伤后当即出现肿胀者，为淤血所致；损伤后期出现积液多为滑膜的炎症引起。

【治疗】

（1）治则　活血化瘀，消肿止痛。

（2）部位及取穴　膝部，阴市、梁丘、伏兔、犊鼻、足三里、血海、阳陵泉、阴陵泉。

（3）手法　一指禅推法、揉法、按法、搓法、擦法、按揉法。

（4）操作　患者仰卧位。医者用一指禅推、揉、按法在下肢足厥阴、足阳明、足太阳经进行往返操作治疗6~8分钟。用按揉法施于阴市、梁丘、犊鼻、足三里、血海、阳陵泉、阴陵泉穴，每穴1~2分钟。用擦法在膝部往返操作，使局部有透热感。解除膝关节交锁的推拿方法：患者屈膝屈髋90°。一助手位于患侧，双手握住股骨下端，医者双手握持踝部，两人相对用力作对抗牵引，医者并缓慢作内外旋转小腿，然后使膝关节尽量屈曲、伸直，反复1~3次，交锁即可解除。

【功能锻炼】

半月板损伤早期或术后都应尽早地进行股四头肌收缩活动，以防肌肉萎缩。关节积液吸收后，可进行膝关节屈伸活动，防止软组织粘连。

【注意事项】

可用热毛巾或理疗热敷施于患处，每日 1 ~ 2 次，每次 20 ~ 30 分钟。

【按语】

非手术治疗 1 ~ 2 个月后无效时，建议手术治疗。

（田　辉）

七、膝关节创伤性滑膜炎

膝关节创伤性滑膜炎又称为膝关节渗出性关节炎，它是以膝关节肿胀、疼痛、运动困难为主症的疾病。由于膝关节是人体最复杂的负重关节，且周围支撑和保护的组织结构较多，如果受到损伤，易导致关节囊内广泛分布的滑膜层损伤，发生充血、渗出，关节腔内大量积液积血而引起滑膜炎。本病可发生于任何年龄。在临床上根据损伤原因可分为急性滑膜炎和慢性滑膜炎。

【解剖生理】

膝关节囊纤维层的内面由滑膜层覆盖，除关节软骨面和半月板外，其余交叉韧带、髁间窝和髁间隆起处均覆盖滑膜。在膝关节的前上方及两侧，滑膜膨出构成髌上囊。滑膜上血管丰富，其主要功能为分泌和吸收滑液，润滑和增加关节的活动范围，并能营养关节软骨面，散发关节活动时所产生的热量。

【病因病机】

由于膝关节遭受暴力打击，跌仆创伤、韧带扭伤、过度劳损、关节内游离体、半月板损伤、膝关节附近骨折或外科手术等因素损伤关节腔内滑膜层，出现充血、水肿、渗出或出血等炎症改变，液体的产生量超过了滑膜吸收能力，导致关节腔内液体逐渐增加，关节内压力逐渐增高，出现急性滑膜炎。

积液持续存在而不能及时吸收，使滑膜在长期压力和炎症的刺激下逐渐肥厚、机化，导致组织粘连、活动受限，继之出现股四头肌萎缩，关节软骨变性，关节不稳，严重影响膝关节的正常活动功能，最终形成慢性滑膜炎。

【诊断】

1. 临床表现

（1）多有明显的膝关节外伤史或膝关节过度活动史。

（2）急性损伤可出现膝关节肿胀、疼痛、活动困难。膝关节早期呈弥漫性肿胀，且逐渐加重，伤后 5 ~ 6 小时出现髌上囊处饱满膨隆，胀痛和跳痛，疼痛程度与膝关节屈伸的程度一致。

（3）慢性损伤表现为膝关节沉重无力，轻度疼痛，膝关节主动屈伸较困难，髌骨下方膨隆饱满，休息后减轻，活动后程度加重。

2. 检查

（1）在髌上囊、髌骨周围、膝关节间隙有广泛性压痛点。

（2）浮髌试验阳性。

（3）膝关节积液较多时，作膝关节穿刺可抽出淡黄色或淡红色液体。

（4）膝关节过伸、过屈活动时疼痛加重，抗阻力伸膝动作时疼痛最明显。

（5）膝关节 MRI 可见不同程度的膝关节腔内积液，可协助确定原发性病变的性质。

【鉴别诊断】

（1）膝关节血肿　为严重的急性损伤如关节腔内骨折、韧带撕裂、半月板破损等。伤后立即出现膝关节肿胀、剧烈疼痛、关节活动严重受限。膝关节 MRI 可明确诊断。

（2）膝关节结核　膝关节肿胀疼痛，活动困难，可出现全身结核病体征，膝关节 MRI 可见关节腔内骨质和关节面破坏。

【治疗】

（1）治则　活血化瘀，消肿止痛。

（2）取穴与部位　膝周，髀关、伏兔、梁丘、风市、箕门、血海、犊鼻、足三里、阳陵泉、阴陵泉、委中、委阳、三阴交、解溪。

（3）手法　一指禅推法、按揉法、擦法、点法、按法、拔伸法、搓法、擦法。

（4）操作　患者仰卧位，将患肢髋、膝关节各屈曲 30°，腘窝部垫枕，膝部放松。医者用一指禅推法和按揉法从髌骨上缘起沿髌周、内外侧膝关节间隙区域循环操作各 5~8 分钟。用擦法在髌骨上方沿髀关、伏兔、梁丘、风市、箕门、血海区域操作 5 分钟。用点法和按法在伏兔、风市、血海、犊鼻、委中、委阳、足三里、阳陵泉、阴陵泉、三阴交、解溪操作，每穴约 1 分钟。撤走腘窝部垫枕、医者一手扶膝部，另一手握踝部（或双手同时握住踝部），沿下肢纵轴做膝关节拔伸法，持续 2 分钟。最后在膝部周围施以搓法和擦法，以透热为度。

【功能锻炼】

积液较明显者，患者仰卧位，在下肢伸直状态下，每日可作间断性足背伸动作 20 分钟，使股四头肌自主收缩，促进积液吸收并防止肌肉萎缩，但应避免作膝关节屈伸活动，以免使滑膜损伤加重。积液和疼痛均不明显者，患者在仰卧位时，可增加数次轻度的非负重的膝关节屈伸活动，以防止或解除滑膜粘连。

【注意事项】

（1）治疗时手法宜轻柔，尽量避免重手法以免加重滑膜损伤，操作时间应稍长，可缩短疗程。

（2）治疗阶段不宜长时间的站立和行走，避免膝关节过度活动，卧床时尽量抬高患肢。

（3）平时注意膝部保暖，避免积液反复出现而久治不愈。

【按语】

在治疗过程中，疗程长短的重点是调整膝关节功能锻炼和卧床休息的时间比例，既要加强锻炼使肌肉不出现萎缩，防止膝关节不稳而反复发生损伤，又要防止治疗和锻炼过度导致滑膜进一步损伤使关节内积液增加。对严重积液者，可尽早行膝关节穿刺，抽出液体，缩短疗程。

八、髌下脂肪垫劳损

髌下脂肪垫劳损是膝关节多发病，又称"髌下脂肪垫损伤""髌下脂肪垫肥厚""髌下脂肪垫炎"。本病是以膝关节前下方疼痛、活动受限为主症的疾病，多发生于膝关节过度活动和外伤。一般休息后可减轻，但活动后又加重，反复发作，迁延难愈，可由膝关节内其他疾病继发引起，也可继发引起膝关节的多种疾病。

【解剖生理】

髌下脂肪垫位于髌骨下方的髌韧带与关节囊之间，是膝关节囊的滑膜层于髌下部的两侧突入关节腔内，形成滑膜皱襞，其内夹以脂肪组织的结构，呈三角形，充填于膝关节前部间隙，有支撑、润滑关节，增加膝关节稳定性和减少摩擦的作用。

【病因病机】

（1）急性外伤　由于行走、跑跳或蹲起时，膝关节的过伸运动或直接外力的撞击，使髌下脂肪垫受到挤压或牵拉，引起局部充血、水肿等无菌性炎性改变，如时间较久，可出现组织增厚或变性，使髌骨下方压力加大，影响膝关节的伸屈活动。

（2）继发损伤　由于膝关节其他疾病的炎性刺激、渗出而引起脂肪垫炎症。如创伤性滑膜炎、半月板损伤、膝关节骨性关节炎、风湿性关节炎等，如长时间未得到有效治疗可出现脂肪垫纤维化、增厚与粘连，影响膝关节运动功能，亦可使原发病难以治愈。

（3）慢性劳损　长时间的膝关节屈伸活动，使膝关节内的软组织处于充血肿胀状态，如无法得到充分休息，则造成脂肪垫和周围组织水肿、渗出、增厚现象，如病程较长者则出现脂肪垫与周围组织发生粘连，引起膝关节运动障碍。

【诊断】

1. 临床表现

（1）有膝关节外伤史或膝关节过度活动史。

（2）膝关节前下方疼痛，站立或运动时膝关节酸痛无力，下蹲起立时加重，严重者可出现卡顿感和弹响声。

（3）急性损伤或病久者，可出现膝关节下方肿胀，无法伸直膝关节，影响行走和下蹲起立。

2. 检查

（1）髌骨下缘髌韧带下方和两侧有深压痛，伸膝和向下推压髌骨时压痛更明显。

（2）髌腱松弛压痛试验阳性。患者仰卧位，患膝伸直放松。医者一手拇指在髌骨下缘髌韧带下方处用力按压，出现疼痛后，嘱患者用力收缩股四头肌，如用同等力量按压时疼痛减轻或消失，则为阳性。

（3）膝关节过伸试验阳性。患者仰卧位，患膝伸直放松。医者用掌根向下推压髌骨，同时另手托住跟腱用力上扳，使膝关节过伸，如出现髌骨下方疼痛加重，则为阳性。

（4）X 线检查　膝关节侧位 X 线片可见脂肪垫部位的纹理增粗，有高密度影。

【鉴别诊断】

（1）髌腱周围炎　由膝关节局部外伤或劳损引起，髌腱区域及其周围疼痛，膝关节伸屈活动过程中均疼痛加重，局部有压痛，有时可触及捻发感。伸膝抗阻时疼痛加重。

（2）髌下滑囊炎　髌腱周围胀痛，稍活动后减轻，囊肿挤压脂肪垫而出现髌韧带两侧明显的隆起，髌骨下髌韧带压痛明显，触压肿胀处可有囊性感，并向髌韧带两侧移动。

（3）髌骨软化症　患者膝部疼痛，上下楼梯时加重，深蹲时不借助外力无法主动起立，压痛点位于髌骨两侧，屈伸膝关节时可有不同程度的摩擦感，髌骨研磨试验阳性。

【治疗】

（1）治则　舒筋活血，通络止痛。

（2）部位及取穴　股部、膝部，伏兔、梁丘、血海、犊鼻、阴陵泉、阳陵泉、足三里。

（3）手法　一指禅推法、按揉法、擦法、点法、按法、拔伸法、搓法、擦法。

（4）操作　患者仰卧位，将患肢髋、膝关节各屈曲 30°，腘窝部垫枕，膝部放松。医者用一指禅推法和按揉法沿髌骨两侧、髌骨下缘间隙区域往返操作各 5~8 分钟。用擦法在髌骨上方沿伏兔、梁丘、血海区域操作 5 分钟。用点法和按法在伏兔、血海、犊鼻、足三里、阳陵泉、阴陵泉操作，每穴约 1 分钟。撤走腘窝部垫枕，医者用一手拇、示指和虎口区域卡紧髌骨上缘及其两侧，沿下肢纵轴向下、内下、外下方平推髌骨 2~3 次，以松解髌骨周围组织。医者一手扶膝部，另一手握踝部（或双手同时握住踝部），沿下肢纵轴做膝关节拔伸法，持续 1 分钟。最后在膝部周围施以搓法，髌骨下方施以擦法，以透热为度。

【注意事项】

（1）手法操作时要特别注意力量和时间的控制，避免力量过重和时间过长而出现病情加重，也要防止治疗力量和时间不足而无效。

（2）注意膝部保暖，治疗阶段尽量减少行走、下蹲等膝关节主动活动，以休息为主，避免由于膝关节运动而使症状加重或反复难愈。

（3）病情较轻的患者可适当穿低跟鞋，减少患膝的过伸活动，加快损伤的恢复。

【按语】

髌下脂肪垫劳损常与其他膝关节疾病合并出现，并互相影响而导致各种膝关节病反复难愈，所以在临床上应高度重视，在治疗阶段和症状消失后合理制定膝关节负重锻炼的方式和强度，以休息为主，适当延长患者膝关节制动的膝关节内各组织修复时间，后期锻炼也应循序渐进，使膝关节内各组织得到充分修复，以提高膝关节的耐受能力，降低复发机率。

（刘　波）

九、踝关节软组织损伤

踝关节组织损伤是指在外力作用下，踝关节骤然向一侧活动而超过其正常活动度时，引起关节周围软组织如关节囊、韧带、肌腱等发生撕裂伤。轻者仅有部分韧带纤维撕裂、重者可使韧带完全断裂或伴踝部骨折，甚至发生关节脱位。本病可发生于任何年龄，以年轻人多见，尤其是运动损伤中发生率最高，多见外侧副韧带损伤，属中医学"踝缝筋伤"范畴。

【解剖生理】

踝关节是由胫腓骨下端和距骨滑车构成。胫骨下端内侧向下的骨突称为内踝，后缘稍向下的突出称后踝，腓骨下端向下突出称外踝，三者构成踝穴。外踝细长，较内踝长约1cm，且位于内踝后约1cm。

胫腓骨下端被坚韧的骨间韧带、下胫腓前、后韧带及横韧带连接在一起，以保证踝关节的稳定。踝关节囊前后松弛而两侧较紧，其前、后韧带薄弱而内、外侧韧带较坚强。内侧副韧带又称三角韧带，起自内踝，向下呈扇形附着于舟状骨、距骨、跟骨，不易损伤。外侧副韧带呈束带状，分前、中、后三束，前束为距腓前韧带，起自外踝前缘，向前下方止于距骨颈；中束为跟腓韧带，起自外踝尖端，向下止于跟骨外侧面的隆起处；后束则为距腓后韧带，起自外踝内后缘，水平向后止于距骨后突。外侧副韧带不如内踝韧带坚强，故易损伤。踝关节周围有许多肌腱包绕，却缺乏肌肉和其他软组织。前面有胫前肌腱和伸踇、伸趾长肌腱，后面主要为跟腱，内侧有胫后肌腱、屈踇和屈趾长肌腱，外侧有腓骨长、短肌腱。

【病因病机】

多因在不平的路面行走，跑步，跳跃，或下楼梯时，腾空后足跖区落地，足部受力不均，踝关节突然向内或向外翻转，踝外侧或内侧韧带受到强大的张力作用所致。当踝关节的内、外翻及旋转活动超过了踝关节的正常活动范围及韧带的维系能力时，则首先造成韧带的撕裂伤或韧带附着部位的撕脱骨折。如果将关节附近的脂肪组织及断裂的韧带嵌入关节间隙中，则使关节腔内及皮下发生淤血，韧带全部断裂时可合并踝关节的脱位。

中医学认为，本病是由于外伤等因素，使踝部的经脉受损，气血运行不畅，经络不通，气滞血瘀而致。

【诊断】

1. 临床表现

扭伤后立即出现踝关节内侧或外侧局部疼痛，尤以内、外翻活动及行走时疼痛明显，致使患足不能着地。即使能勉强站立者，也常常不能行走或只能跛行几步。伤后几分钟到数小时内，可出现程度不等的肿胀、皮下淤血、青紫等现象，迁延日久易转为慢性损伤。

2. 检查

（1）轻者可见局部肿胀、压痛，重者则整个踝关节均肿胀。

（2）踝部的软组织较少，损伤后常可引起局部血管破裂，见皮下淤血明显，尤其是在伤后 2~3 天，皮下淤血青紫更为明显。

（3）踝内翻或外翻试验阳性。

（4）前抽屉试验阳性。

（5）X 线检查　对本病诊断虽无直接意义，但有助于排除骨折脱位等。足强力内翻或外翻位下拍摄 X 线片，见踝关节间隙明显不等宽或距骨脱位的征象，则提示韧带完全断裂。

【鉴别诊断】

（1）踝部骨折　踝部有扭伤史，局部肿胀严重，疼痛剧烈，压痛可能位于内踝、外踝、内踝尖、外踝尖，有时可触及异常活动或骨擦音。X 线检查可确诊。

（2）第 5 跖骨基底部撕脱骨折　踝关节有扭伤史，疼痛及压痛部位在第 5 跖骨基底部。X 线检查可确诊。

【治疗】

（1）治则　急性期活血化瘀，消肿止痛；慢性期宜理筋通络，滑利关节。

（2）部位及取穴　患侧小腿及踝部，风市、足三里、太溪、昆仑、绝骨、太冲、承山、解溪。

（3）手法　滚法、揉法、点按法、推法、摇法、拔伸法。

（4）操作

①急性期　医者滚、揉小腿外侧至踝外侧，上下治疗数遍，同时点按风市、足三里、太溪、昆仑、绝骨、太冲、承山、解溪，小腿及踝部。用指推法在局部理顺抚平，疼痛稍缓解后即可配合小幅度的踝关节摇法和拔伸法，以达到消肿止痛、滑利关节、整复错位的目的。

②恢复期　对伴有肌痉挛、关节粘连的患者，在上述手法的基础上，先予踝关节拔伸、跖屈，然后作突然背伸动作（手法需适宜，不要用力太猛），外翻或内翻足背，以解除肌肉痉挛。再于局部行轻度摩法、擦法，以透热为度。

【功能锻炼】

（1）韧带撕裂严重者，也可采用石膏托固定，约 3 周左右拆除外固定即可。外固定期间，应练习足趾的屈伸运动和小腿肌肉收缩。

（2）恢复期主动练习踝关节的内、外翻及跖屈、背伸运动，促进关节运动功能恢复。

【注意事项】

（1）急性损伤用冰敷时，注意掌握冰敷的时间。

（2）急性期以制动为原则，避免重复扭伤，患肢抬高以利消肿。

（3）踝关节韧带损伤轻者可用绷带或胶布将踝关节固定于韧带松弛位，即外侧副韧带损伤将足外翻位固定，内侧副韧带损伤将足内翻位固定。

【按语】

急性损伤应先排除骨折、脱位及韧带断裂的可能。急性期应以制动为原则，推拿以促进瘀血、肿胀吸收为主，不宜用重手法操作，以免加重损伤。恢复期手法宜深沉，使之由内而外的修复。

（范宏元　王晓东）

十、踝管综合征

踝管综合征是指胫后神经或其分支经过内踝后面的屈肌支持带下方的骨纤维管时受压，以踝管部压痛、足底麻木为主要表现的症候群，又称"跖管综合征""蹠管综合征"。好发于体力劳动者及经常运动的青壮年人，女性肥胖者多发。本病属中医学"筋伤"范畴。

【解剖生理】

踝管是一个缺乏弹性的骨纤维管，由内踝后下方与距骨和屈肌支持带构成。起于内踝尖，向下、向后止于跟骨内侧骨膜，宽约 2～2.5cm，厚约 1cm，自屈肌支持带发出数个垂直的纤维间隔止于跟骨，有防止肌腱滑脱的作用。该管由后上向前下方走行，形成一个约 90° 的弯曲。

踝管内容物由前向后依次分为：胫后肌腱、屈趾长肌腱、胫后神经、胫后动脉、胫后静脉及踇长屈肌腱。胫后神经在踝管内附着于纤维间隔，使肌腱和神经、血管分隔相对固定，因而足部运动时不易受到牵拉。胫后神经穿过内踝后面在屈肌支持带下方发出 1～2 个分支，分布于足内侧皮肤；出踝管后发出跖内侧神经，沿踇外展肌上缘行进穿越踇外展肌筋膜纤维管，支配外展踇肌、5 个屈趾短肌、第一蚓状肌、屈踇、屈趾肌及内侧 3 个半足趾的感觉。跖外侧支潜入踇外展肌深面，通过踇长屈肌腱旁纤维弓，然后经过足跖面，支配跖方肌、外展小趾肌和外侧的 1 个半足趾的感觉。

从解剖结构看，胫后神经在踝管内受压，可产生 3 个分支的相应症状，出踝管后亦可在外展踇长肌、筋膜纤维弓中使跖内侧和跖外侧神经受压。

【病因病机】

踝管为足三阴经筋所结，凡踝管劳损，或屈伸过度，渗液过多，积聚凝滞，以致气血黏滞，阻碍经气运行，拘挛牵掣作痛。

　　因足部过度疲劳，踝关节反复扭伤，跗管内无菌性炎性渗出增多，或屈肌支持带退变增厚，或跗管内增生、骨折后畸形等，造成管腔容积变小，管内压力增高。使跗管内肌腱摩擦产生腱鞘炎、腱鞘肿胀，跗管内容物体积由此增大。由于跗管为骨纤维管，伸缩性相对较差，不能随内容物体积增大而膨胀，因而形成跗管相对狭窄，引起管内神经、血管受压。

　　其病理改变，首先造成缺血，胫后神经纤维对缺血十分敏感，由于缺血则导致胫后神经外膜上的小动脉或小静脉的血流减少，神经缺氧进而毛细血管内皮细胞损害，蛋白漏出。神经节段在显微镜下呈现水肿，细胞增殖及纤维化，又转而增加踝管内的压力，进一步压迫神经而产生症状。其次，由于血管受压，造成动脉血供减少，出现足部发凉、苍白；而静脉、淋巴回流受阻，故足趾肿胀。如及时给予减压，则神经受损可恢复。

【诊断】

1. 临床表现

（1）早期常因行走、站立过久而出现内踝部酸胀不适，休息后可改善。

（2）随着病情发展，出现足跗面烧灼或针刺感，或蚁行感。

（3）足底感觉减退或消失，内侧三个半趾为跗内侧神经受压；外侧一个半趾为跗外侧神经受压；跟内侧支受压时，足跟内侧的两点辨别能力明显降低。

2. 检查

（1）叩击或重压内踝下方的胫后神经可引起疼痛及麻木发作。

（2）将足外翻或背伸，甚至直腿抬高时，足底的跗面亦可有疼痛及麻木感。

（3）内踝后方可触及梭形肿胀或结节。

（4）跗内侧神经或跗外侧神经所支配的肌肉发生萎缩；足内侧纵弓处可见饱满。

（5）止血带试验阳性。

【鉴别诊断】

（1）踝关节内侧韧带损伤　有典型的足外翻扭伤史，局部肿胀、疼痛剧烈。压痛点多见于内踝下方。踝关节运动受限较重，但无神经受压症状。

（2）内踝部的腱鞘炎　内踝后下方疼痛、肿胀、行走时症状加重，无足部麻木表现。

【治疗】

（1）治则　舒筋通络，行气活血，消肿止痛。

（2）手法　一指禅推法、点按法、弹拨法、擦法。

（3）取穴　商丘、中封、复溜、太溪、照海。

（4）操作　医者用一指禅推法沿着胫骨后侧经内踝到足弓部治疗；点按商丘、中封、复溜、太溪、照海等穴；弹拨内踝后方沿肌腱行走路线到足弓部；用小鱼际擦法擦足弓，以透热为度。

【功能锻炼】

　　鼓励患者作自我按摩，其方法为以拇指弹拨内踝后方 10～20 次，用掌根沿胫骨后内侧顺肌腱方向搓揉，以透热为度。

【注意事项】

（1）由于本病为踝管内胫神经受短暂的压迫与缺血而产生的疼痛或感觉异常，早期手法宜轻柔缓和，切忌粗重手法，以免造成神经水肿、出血等加重症状。

（2）治疗期间应适当减少踝关节活动，避免踝关节反复扭伤，以减少对胫神经的刺激。同时亦注意患肢的保暖。

（3）注意局部保暖，减少踝关节运动，防止踝关节重复损伤。

【按语】

现代医学认为推拿能加速局部血液循环，促进代谢，使炎症吸收并降低踝管内压力，减少对胫后神经的刺激和压迫，从而减轻或消除临床症状。对症状严重且经保守治疗无效者，可考虑手术治疗；或踝管内有骨刺，保守疗法长期不愈者，可考虑手术切除。

（阎博华）

十一、跟腱损伤

跟腱损伤是跟腱止点末端结缔组织的损伤，又称之为"跟腱止点末端病""跟腱止点末端损伤"，多发生在运动员和体育爱好者身上，尤其以青壮年人多见，一般人群极少发病。主要病因为在反复奔跑和牵拉过程中，跟腱周围的脂肪组织、腱膜和跟腱下滑囊出现急、慢性无菌性炎症，严重者跟腱断裂。

【解剖生理】

跟腱是人体中最长和最强大的肌腱，长约15cm，由小腿三头肌（腓肠肌与比目鱼肌）肌腱合并而成。腓肠肌起自股骨内、外上髁，2根肌腱在小腿后面的中上部结合在一起，向下移行成腱，再与其深层的起自胫、腓骨上端后面的比目鱼肌肌腱相合，形成跟腱，最后止于跟骨结节。其作用是在胫神经的支配下屈小腿，提跟骨，使足跖屈，是行走和弹跳的主要肌腱。

跟腱周围有内、外鞘，外鞘由小腿深筋膜构成，内鞘则直接贴附于跟腱上，结构类似滑膜。当踝关节屈伸时，跟腱在内、外鞘之间互相滑动摩擦。若跟腱过度活动，或长期慢性劳损，可引起跟腱周围的无菌性炎症及跟腱的撕裂或者断裂。

【病因病机】

（1）急性损伤　跟腱损伤的发生多因急性过度牵拉引起，常因挤压、撞击或弹跳、跑步等用力过猛，使跟腱受到突然的牵拉或扭伤，也可因反复做超过跟腱承受能力的跑跳运动逐渐劳损而发病。此外，由高处跳下等动作也可引起肌腱的变性，肌腱周围组织充血、水肿、渗出、粘连而发本病。

（2）慢性劳损　多由于长途跑步或行走，使跟腱和周围组织反复多次地摩擦而形成慢性炎症，尤其是运动员、舞蹈演员等。另外，人到中年以后身体机能开始下降，在遇到猛然用力弹跳时更易发生本病。

【诊断】

1. 临床表现

（1）主要症状是跟腱部位疼痛。

（2）急性损伤时可听到跟腱撕裂的声音立即出现跟部疼痛、肿胀、淤斑、行走无力，不能提足跟。

（3）晨起下床时跟腱痛而使行走艰难，稍活动后则减轻。

（4）进行跑跳动作时疼痛会加重。上下台阶、下蹲、弓箭步等牵涉跟腱的动作均会产生不同程度的疼痛，用手按之则有局部酸胀痛感，跟腱紧硬无韧性或变形，肌腱肿大，在病变区域出现结节。

2. 检查

（1）压痛部位表浅，特别是在捻动跟腱表面时疼痛明显。

（2）跟腱韧性减低，挤捏时缺乏弹性，局部增粗或呈梭形。

（3）小腿三头肌抗阻力试验阳性　即将患足踝关节背伸后加阻力于患足前掌，并让患者足跖屈，跟腱部位发生疼痛，即为小腿三头肌抗阻力试验阳性。

（4）X线检查　可排除撕脱骨折。

【鉴别诊断】

闭合性跟腱断裂　多发于年青人，尤其是肌肉发达的运动员、舞蹈演员。多在骤然运动或劳动时，足用力跖屈所致。跟腱部位突然疼痛，感到跟腱部位如受沉重打击的感觉，此后走路跖屈无力，伤腿单腿站立时不能抬起足跟。检查可见在跟腱止点上3cm左右有压痛，足跖屈功能丧失，断裂处可摸到凹陷。

【治疗】

（1）治则　活血祛瘀，消肿止痛。

（2）部位及取穴　小腿后部肌肉、跟腱周围，委中、委阳、承山、太溪、照海、昆仑、仆参、丘墟。

（3）手法　捏法、按揉法、拨法、揉法、推法、擦法、捻法、拿法、摇法、擦法。

（4）操作　患者俯卧位。医者用捏法在小腿后部肌肉及跟腱操作6~8分钟，手法由轻渐重、由浅及深，以有明显酸胀感为宜。用擦法、揉法施于腓肠肌、比目鱼肌、跟腱3~5分钟。拨、揉委中、委阳、承山、太溪、照海、昆仑、仆参、丘墟穴，每穴约1分钟。用按揉法于跟腱局部操作3~5分钟。令患者屈膝90°，踝关节跖屈，以充分放松跟腱。有"筋聚"者，在局部以拇、食两指相对捻动2~3分钟，以散其结。握足背之手将踝关节摇动，并慢慢加大幅度使踝关节背伸，时间1~2分钟。用擦法擦跟腱，以透热为度。

【功能锻炼】

疼痛缓解后行踝关节屈伸运动。

【注意事项】

（1）急性损伤，局部肿胀严重者，应抬高患肢，避免做踝关节的运动，勿做手法治疗。

（2）急性期过后，可逐渐进行跖屈背伸活动，预防粘连。

【按语】

本病早期推拿治疗预后较好，疗程短，见效快，痊愈后一般不再复发。推拿作用机制是促进局部血液循环，促使损伤组织修复，在后期可松解粘连。在治疗的同时，应让患者适当休息，以利于提高疗效。

（田　辉）

十二、足跟痛

足跟痛是指跟骨结节周围的慢性疼痛，主要表现为足跟一侧或两侧疼痛，无红肿，站立及行走加重，又称脚跟痛。多因足跟部的骨质、关节、滑囊、筋膜等处慢性劳损和退变引起，跖筋膜炎是引起足跟痛常见的疾病。该病往往发生在久立或行走工作者，在跟骨下方偏内侧的筋膜附着处有骨质增生及压痛。足跟痛是中老年人的多发病、常见病，严重影响患者工作生活。

【解剖生理】

足跟部解剖特点与人体负重的功能有关。跟下部皮肤是人体中最厚的部位。皮下脂肪致密而发达，又称脂肪垫。在脂肪与跟骨之间有滑液囊存在。一方面，跖筋膜及趾短屈肌附着于跟骨结节前方。另一方面，维持足纵弓的跖腱膜，起自跟骨跖面结节，向前伸展附着于5个足趾的脂肪垫上，再止于骨膜上。它们的关系如弓与弦，在正常步态中，跖趾关节背屈、趾短屈肌收缩、体重下压之重拉力，均集中于跟骨两面结节上。跟骨结节前侧有内外2个侧突，外侧突较小，为小趾展肌的起点，内侧突较大，上有踇展肌、趾短屈肌和跖腱膜附着。跖腱膜由中央带、内侧带和外侧带3部分组成，跖腱膜中央带最厚、最强韧，起自跟骨结节内侧突的跖面。内侧带覆盖踇展肌，但甚薄弱。外侧带也很薄弱，覆盖小趾展肌，在其外侧另有坚强的纤维带加强，起于跟骨结节内侧突或外侧突，止于第五跖骨粗隆。

【病因病机】

（1）跟下脂肪垫炎　跟骨下方的脂肪垫的主要作用是吸收震荡，缓解动力对跟骨的冲击。如果脂肪垫受伤，如走路时足跟部被高低不平的路面或小石子硌伤，或由于长时间站立行走的压迫刺激，就会使跟骨下方承重的脂肪垫发生急性损伤或慢性劳损，导致脂肪垫发生无菌性炎症，出现充血、水肿，甚至增生等病理改变，从而出现跟下疼痛。

（2）跖筋膜炎与跟骨骨刺　临床较常见。如果长期站立工作，或因扁平足，足下的跖筋膜长期处于紧张牵拉状态，筋膜的起点即跟骨结节前下方，因反复的牵拉及应力的刺激而发生充血、水肿、渗出，形成无菌性炎症而出现疼痛。日久则骨质增生，形成骨刺，骨刺方向多与跖筋膜的方向一致。

（3）跟腱止点滑囊炎　跟腱附着在跟骨结节的后上部，小腿后方肌肉收缩产生的动力通过这里传达到足，完成走路、跑跳等功能。在跟腱附着部的周围，有小的滑囊存在。如果局部外伤或劳损，如穿鞋摩擦或长时间走路，可导致跟骨结节处滑囊发生慢性无菌性炎症，而出现疼痛。

（4）跟骨骨骺炎　跟骨骨骺的骨化中心在6~7岁出现，13~14岁逐渐闭合。该病多见于6~14岁的少年儿童，由于过多跑跳或运动不当所致，临床较少见。

（5）其他　跟骨高压症与跟骨周围筋膜炎等，均可导致跟部疼痛。

【诊断】

1. 临床表现

（1）显著的足跟疼痛，疼痛以晨起下床站立或行走时剧烈，活动后减轻，久行久立后疼痛加重，休息后又减轻。

（2）疼痛部位一般较局限。

（3）可伴有足底胀麻感或紧张感。得热则舒，遇冷痛增。

2. 检查

（1）跟骨下脂肪垫炎　站立或行走时跟骨下方疼痛，有僵硬肿胀感，压痛明显，压痛点在跟下负重区及其内侧。X线片可见跟骨负重区下方的软组织影像密度增高。

（2）跖筋膜炎与跟骨骨刺　站立或走路时，足底或跟骨前下方疼痛，尤其在早晨起床后或休息后刚开始走路时疼痛明显，行走一段时间后疼痛反而减轻。检查时，跟骨结节前下方压痛明显，牵扯患者跖筋膜可使其疼痛加重。有跟骨骨刺者，X线片可见增生，骨刺较大时还可摸到骨性隆起。但有跟骨骨刺的患者，并不一定会发生跟痛症；而跟痛症在经过治疗疼痛消失后，跟骨骨刺仍然存在。跟骨骨刺的大小与跟部疼痛程度不成正比，跟骨骨刺是老年人骨与关节发生退行性变的特征性表现。

（3）跟腱止点滑囊炎　跟腱附着处疼痛、肿胀，压痛明显。有的跟腱增粗变大，有摩擦感。踝关节背伸、跖屈时疼痛加重，不能踮脚。走路多时可因鞋的摩擦而加重疼痛。部分患者的X线片可见局部钙化影。

（4）跟骨骨骺炎　足跟后下部疼痛，走路可见跛行，运动后疼痛加剧，跟骨后下部压痛、有轻微肿胀。X线片可见跟骨骨骺变扁平，密度呈不均匀的增高，外形不规则，呈波浪状或虫蚀状，骺线增宽。

（5）其他　跟骨高压症与跟骨周围筋膜炎的跟部疼痛范围较广泛，久走久站会加重症状。

【鉴别诊断】

（1）足跟部软组织化脓感染　有跟痛症状，但局部有红肿发热的炎症表现，严重者可有全身不适症状。

（2）跟骨结核　多发于青少年，局部微热，肿痛范围大，可查到原发结核病症。

（3）跟骨骨折 多有典型外伤史。足跟部疼痛、拒按，承重困难，肿胀和皮下淤血明显，严重者足跟的高度变低，横径增宽，外踝下方之正常凹陷消失。X线检查可确诊。

（4）跟骨骨髓炎 急性病变多发于儿童，有高热及间断性寒战等全身症状，压痛及指压性水肿为主要局部表现，可查到感染灶。慢性病变可多次复发，邻近关节可产生畸形，常有不同程度的肌萎缩、挛缩和功能障碍。

（5）跟骨骨骺软骨病 好发于8～13岁儿童，足跟后方有圆形肿胀，较硬并有压痛。X线显示跟腱附着部软组织肿胀，跟骨骨化中心的大小形态、密度以及内部结构不规则，有时可见碎块。

【治疗】

（1）治则 补益肝肾，活血化瘀，温通经络。

（2）部位与取穴 臀部、大腿及小腿腓肠肌至跟骨基底部、跖筋膜部，阳陵泉、悬钟、解溪、承山、三阴交、太溪、照海、然谷、昆仑、仆参。

（3）手法 㨰法、按揉法、拨法、擦法、击法。

（4）操作 患者俯卧位。医者先用㨰法从上至下放松臀部、大腿及小腿部肌肉约10分钟。以拇指按揉法从小腿腓肠肌起按揉至跟骨基底部约5分钟，重点按揉跟骨结节处和压痛点及其周围，以感觉足跟或足底产生酸胀感为宜。指按揉阳陵泉、绝骨、解溪、承山、三阴交、太溪、照海、然谷、昆仑、仆参穴各约1分钟，重点刺激痛点。从足跟部沿跖筋膜按揉约5分钟。用拨法拨跖筋膜约3分钟，重点在其跟骨附着点周围。顺跖筋膜方向用掌擦法，以透热为度。医者摸准骨刺部位压痛点，一手握住踝部固定，另一手以掌根叩击痛点，由轻至重，逐渐加力，连续10余次。以擦法擦足跟部，以透热为度。拔伸下摇踝关节3～5遍。

【功能锻炼】

坚持行跖趾关节的跖屈运动、背伸运动及足底部肌肉的收缩锻炼。

【注意事项】

（1）急性期应注意休息，尽量避免穿着软的薄底布鞋；在足跟部应用厚的软垫保护，也可以应用中空的跟痛垫来空置骨刺部位，以减轻局部摩擦、损伤。

（2）经常做脚底蹬踏动作，增强跖腱膜的张力，加强其抗劳损的能力，减轻局部炎症。

（3）温水泡脚，有条件时辅以理疗，可以减轻局部炎症，缓解疼痛。

（4）当有持续性疼痛时，应该口服非甾体类抗炎镇痛药物治疗；如果疼痛剧烈，严重影响行走时，局部封闭治疗是疗效最快的治疗方法。

（5）注意劳逸结合，避免风寒湿侵袭。

【按语】

足跟痛常常伴有骨刺的形成，疼痛程度与骨刺的方向有关，而与骨刺的大小不成比例。若骨刺的方向斜向下方则常产生疼痛，若骨刺与跟骨平行，则可以没有疼痛。

跟痛的主要病因是跖腱膜和跟腱附着处的慢性炎症，临床治愈的患者，虽然跟痛完全消失，但骨刺依然存在。

（李　武）

学习小结

1. 学习内容

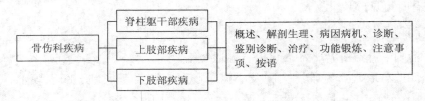

2. 学习方法

通过本章的学习，重点掌握骨伤科疾病的推拿治疗和功能锻炼方法，熟悉骨伤科疾病的病因病机、诊断和注意事项，要注意掌握常见病之间在诊断和治疗上的区别，了解骨伤科疾病的概述、解剖生理。

复习思考题

（1）颈椎病的推拿治疗和功能锻炼方法是什么？

（2）落枕需与哪些疾病鉴别？

（3）落枕的推拿治疗和功能锻炼方法是什么？

（4）简述寰枢关节失稳的病因病机。

（5）寰枢关节失稳的推拿治疗方法是什么？

（6）项背肌筋膜炎的推拿治疗和功能锻炼方法是什么？

（7）项背肌筋膜炎与颈椎病如何鉴别？

（8）颈椎间盘突出症的临床表现有哪些？

（9）推拿手法治疗颈椎间盘突出症的适应证是什么？

（10）胸椎后关节紊乱的诊断依据有哪些？

（11）胸椎后关节紊乱的推拿治疗和功能锻炼方法是什么？

（12）腰椎间盘突出症的诊断依据有哪些？

（13）腰椎间盘突出症的推拿治疗和功能锻炼方法是什么？

（14）急性腰肌损伤的推拿治疗和功能锻炼方法是什么？

（15）慢性腰肌劳损的推拿治疗和功能锻炼方法是什么？

（16）腰椎退行性脊柱炎的推拿治疗和功能锻炼方法是什么？

（17）腰椎后关节紊乱的诊断依据有哪些？

（18）腰椎后关节紊乱的推拿治疗和功能锻炼方法是什么？

（19）棘上、棘间韧带损伤的推拿治疗方法是什么？

（20）第三腰椎横突综合征的推拿治疗方法是什么？

（21）退行性腰椎滑脱症的推拿治疗和功能锻炼方法是什么？

（22）强直性脊柱炎的推拿治疗和功能锻炼方法是什么？

（23）髂腰韧带损伤的诊断依据有哪些？

（24）髂腰韧带损伤的推拿治疗和功能锻炼方法是什么？

（25）骶髂关节紊乱症的推拿治疗方法如何？

（26）梨状肌综合征与腰椎间盘突出症如何鉴别？

（27）梨状肌综合征的推拿治疗和功能锻炼方法是什么？

（28）臀上皮神经损伤与梨状肌综合征如何鉴别？

（29）梨状肌综合征与腰椎间盘突出症如何鉴别？

（30）肩周炎的推拿治疗和功能锻炼方法是什么？

（31）肱二头肌长头肌腱炎的诊断依据有哪些？

（32）肱骨外上髁炎的诊断依据有哪些？

（33）试述腕管综合征的诊断依据和推拿治疗方法。

（34）膝关节半月板损伤的诊断依据有哪些？

（35）踝关节软组织损伤的推拿治疗方法是什么？

（36）试述跟腱损伤的诊断依据和推拿治疗方法。

第七章　内科疾病

一、感冒

感冒是外邪侵袭人体所引起的以头痛、身痛、鼻塞、流涕、咳嗽、喷嚏、恶寒、发热等为主要临床表现的常见外感疾病。

因为本病多由风邪所致，又多发于气候突变、冷暖交替之时，故又称"伤风""冒风"。如在一个时期内不分男女老幼广泛流行，证候多相类似的，称为"时行感冒"。感冒为发病率较高的临床常见病，一年四季均可发病，尤以气候多变的冬春季节为多见。

【病因病机】

感冒主要是由感受外邪使肺卫失和所致。风为六淫之首，感冒的发生以风邪侵袭为多见，同时挟时令之邪。如起居失常、寒温失调、过度疲劳或禀赋虚弱，使肺失宣降，腠理疏松，卫外不固，是引起感冒发生的重要因素。

（1）外感风邪疫毒　外感邪气或疫毒，从皮毛或口鼻侵犯人体，使肺卫失和而发病。风邪虽为六淫之首，但于不同季节，往往随时气而侵入。

（2）正气虚弱，肺卫功能失和　若生活起居不慎，寒暖不调或过度劳累，可使肌腠不密，肺卫调节功能失常，卫外不固，遇外邪侵袭即易发病。

西医学认为感冒主要是由于上呼吸道感染病毒或细菌引起，常见的病原体有鼻病毒、流感病毒、柯萨奇病毒、埃可病毒等。病理变化表现为鼻腔及咽黏膜充血、水肿、上皮细胞破坏，少量单核细胞浸润，有浆液性及黏液性炎性渗出。

【诊断】

（1）风寒感冒　鼻塞声重或鼻痒喷嚏，流涕清稀，喉痒，咳嗽，痰多稀薄，发热轻而恶寒重，无汗，头痛，肢体酸痛，舌苔薄白，脉浮紧。如挟湿则见身热不扬，头重如裹，肢体酸痛而重，胸闷，泛恶，纳呆，口淡，苔腻等症。

（2）风热感冒　发热，不恶寒或微恶风寒，汗出不畅，头痛，鼻塞流浊涕，咳痰黄稠，口干渴欲饮，咽喉红肿疼痛或乳蛾红肿，舌红，苔薄黄，脉浮数。

（3）体虚感冒

①气虚感冒　恶寒发热，或热势不盛，但时时形寒，鼻塞，咳嗽，语声低怯，气短，倦怠，苔白，脉浮无力。

②阳虚感冒　阵阵恶寒，甚则蜷缩寒战，无汗或自汗，汗出后恶寒更甚，周身骨节酸冷疼痛，面色苍白，语言低微，四肢欠温，舌胖淡，脉沉细无力。

③血虚感冒　身热，微恶寒，汗少，面色无华，唇淡，指甲苍白，心悸，头晕，舌淡，脉细或浮而无力或结代。

④阴虚感冒　发热，微汗出，寐差盗汗，心烦，手足心热，咽干，干咳少痰或痰中带血丝，舌质红，脉细数。

根据气候突然变化、伤风受凉等病史，以及流行病学分析，加之发热、畏寒、身冷、头痛、肢体酸痛、喉痒咽痛、咳嗽、鼻塞、喷嚏、流涕等临床症状，大多可明确诊断。

临床需要区分病毒或细菌感染。病毒感染以成年人多见，一般全身症状相对较轻，仅有鼻咽及眼结膜的炎症表现，血常规显示：白细胞正常。细菌感染全身症状较重，以鼻咽部炎症为主，扁桃体及咽部黏膜红肿明显，或有脓性分泌物，血常规显示：白细胞数升高。咽试纸细菌培养或病毒分离可明确诊断。

【治疗】

（1）治则　疏风解表。

（2）部位及取穴　眼眶、前额、颈项部、合谷、印堂、攒竹、太阳、迎香、肩井、风府、风池、大椎、肺俞、脾俞、肾俞、尺泽、曲池、外关、鱼际、列缺、风门。

（3）手法　一指禅推法、按法、揉法、拿法、擦法、抹法、推法、摩法。

（4）操作

①基本操作　患者仰卧位。医者用一指禅推法按"小∞字""大∞字"推3～5遍。拇指按揉印堂、攒竹、迎香、太阳穴，每穴约1分钟。抹前额5～10遍。分推前额、上下目眶及两侧鼻翼5～8遍。指尖击前额部至头顶1～2分钟。指按揉尺泽、曲池、外关、合谷、鱼际穴，每穴0.5～1分钟。患者俯卧位。拿肩井穴约2分钟，以酸胀为度。用一指禅推或指按揉肺俞、大椎、定喘穴，每穴约1分钟。擦大椎，擦背部膀胱经，重点擦大杼至膈俞一段，以透热为度。患者坐位。拿五经10～15遍。掌推上肢背侧手三阳经约2分钟。

②辨证加减

风寒感冒：用拇指按揉太阳穴约1分钟。分推坎宫10遍。四指微屈，从前向后梳理头部1～2分钟，以患者头部出现轻快感为度。拿风池、肩井穴各1～2分钟。医者用拇指按揉或用一指禅推背部足太阳膀胱经约5分钟，重点在风门、肺俞穴。

风热感冒：用一指禅推法从印堂推至神庭穴，反复操作约3分钟。用抹法抹上下眼眶，再沿两侧鼻翼抹至迎香穴，约2分钟。拇指按揉合谷、曲池、外关、尺泽、鱼际穴各 1 分钟，以得气为度。提拿肩井穴约 2 分钟。由上而下拍击背部膀胱经 3～5 遍。

体虚感冒：以一指禅推法施于印堂、攒竹、太阳穴，以头部有轻快感为度。按揉迎香、曲池、列缺、合谷穴各约 1 分钟。掌揉或摩中脘穴 3～5 分钟，使腹部有温热感为度。按揉或一指禅推肺俞、脾俞、肾俞穴，每穴约 1 分钟。若气虚者，按揉或一指禅推气海、外关、足三里穴各约 1 分钟。若阴虚者，按揉或一指禅推太溪、三阴交、肾俞穴各约 1 分钟。若血虚者，按揉或一指禅推关元、血海、膈俞穴各约 1 分钟。若（肾）阳虚者，擦肾俞、命门穴，以透热为度。

【注意事项】

（1）本病具有自愈性，多预后良好。推拿可以很好地缓解临床症状，有效缩短病程，增强患者体质，预防疾病复发。

（2）平时要加强身体锻炼，增强正气卫外能力，预防感冒。经常进行户外活动，接受阳光照射，保持室内外环境卫生和个人卫生，注意气候寒暖变化。

（3）每次推拿后，宜覆被保温，勿复感风寒，以免病情加重或复发。

（4）患病期间应注意休息，多饮白开水，有利于疾病的恢复。

【按语】

推拿治疗本病主要在于疏风解表。在治疗风寒感冒时，手法刺激量宜强，以求发汗。在治疗风热感冒时，要注意手法不宜太重，以免发汗太过，伤及阴津。

二、哮喘

哮喘是一种发作性的痰鸣气喘疾患。发作时喉中哮鸣有声，呼吸气促困难，甚则喘息不能平卧。"哮"是呼吸急促，喉间哮鸣。"喘"是呼吸困难，甚则张口抬肩，鼻翼煽动。本病反复发作，可见于任何年龄和季节，尤以寒冷季节和气候骤变时多发。

【病因病机】

（1）外邪侵袭　重感风寒或风热，侵袭于肺，内者肺气壅滞，外者腠理郁闭，肺失宣降，上逆为喘。

（2）痰浊内盛　饮食不节，恣食肥甘厚味、生冷，或嗜酒伤中，脾失健运，痰湿内生；或素体痰湿偏盛，日积月累导致肺失宣降，上逆而喘。

（3）肺肾虚弱　素体虚弱或久咳伤肺，气失所主，而致气短而喘。年老体弱，肾不纳气，气失其根，导致上逆而喘。

病程迁延，痰浊久留，正气逐渐虚弱；或因年老体弱，脏精为之衰减，均可导致脏腑功能低下。本病早期或在青少年中多病位在肺，实症为主；至后期或老年，则渐由实转虚，由肺及肾。

【诊断】

（1）风寒袭肺证　喘急胸闷，伴咳嗽，咯痰稀薄，色白，口淡不渴，多遇寒而诱发，形寒怕冷，苔白滑，脉浮数。

（2）风热犯肺证　喘促气粗，甚则鼻翼煽动，咳嗽痰黄而稠，胸闷，烦躁，口苦或口渴喜冷饮，汗出，舌质红，苔黄，脉浮数。

（3）痰浊阻肺证　气喘咳嗽，痰多而黏，咯出不爽，甚则喉中有痰鸣声，胸中满闷，恶心纳呆，口淡无味，苔白腻，脉滑。

（4）肺虚证　喘促气短，自汗畏风，言语无力，咳声低弱，痰少质黏，咽干口燥，面潮红，舌红苔薄，脉软弱或细弱。

（5）肾虚证　喘促日久，呼长吸短，气不得续，动则喘息更甚，形瘦神疲，汗出，肢冷，面唇青紫，甚则肢体浮肿，小便不利，心悸不安，舌质淡，脉沉细。

【治疗】

（1）治则　宣肺，降气，平喘。

（2）部位及取穴　颈项部、前胸部、胁肋部、肩背部、腰骶部、上肢部，桥弓、风池、肩井、天突、膻中、章门、中脘、大椎、天府、膏肓、肺俞、脾俞、肾俞、膈俞、命门、足三里、丰隆、定喘、内关、合谷。

（3）手法　推法、拿法、按揉法、一指禅推法、擦法、点法、按法、搓法、抖法。

（4）操作

①基本操作　患者仰卧位。医者按揉天突、膻中、章门、中脘、气海穴，每穴约1分钟。横擦前胸部，以透热为度。点按足三里、丰隆穴各约1分钟，以酸胀为度。患者俯卧位。医者用一指禅推大椎、定喘、膏肓、肺俞、脾俞、肾俞各约1分钟，以酸胀为度。直推背部督脉1~2分钟。横擦肩背部至腰骶部，以透热为度。患者坐位。医者一手扶住患者头部，另一手用拇指推桥弓20~30次。以一手扶住前额，另一手以拿法施治于颈项约3分钟。拿风池、肩井各约1分钟。搓胁肋约半分钟。搓上肢约1分钟。用大鱼际直擦上肢内外侧，以透热为度。抖上肢约1分钟。

②辨证加减

风寒袭肺证：指按揉肺俞、膈俞，每穴约1分钟。拿风池、肩井、合谷各约1分钟。

风热犯肺证：直擦背部膀胱经，以透热为度。三指拿颈项部约3分钟。

痰浊阻肺证：指按揉脾俞、内关、足三里、丰隆，每穴约1分钟。

肺虚证：指按揉肺俞、脾俞、肾俞，每穴约1分钟。重点横擦前胸上部及背部心俞、肺俞区域，以透热为度。

肾虚证：指按揉肺俞、肾俞各1~2分钟。直擦背部督脉，横擦腰部肾俞、命门穴，均以透热为度。

【注意事项】

（1）坚持自我推拿保健，加强体育锻炼。

（2）饮食合理，尽量避免各种已知的过敏源。

（3）患者可以长期坚持少林内功的锻炼，增强心肺功能和体质，对防治本病有很大作用。

【按语】

推拿治疗轻、中型哮喘疗效较好，对重症哮喘或伴有感染者，应结合药物综合治疗。本病在缓解期仍要坚持系统治疗，可以有效降低复发率，在夏季还可以进行冬病夏治。

三、心悸

心悸是指人体因气血阴阳亏虚或痰饮瘀血阻滞，导致心失所养、心脉不畅、心神不宁，以心中急剧跳动、惊慌不安、不能自主为主要表现的一种病症。心悸发作时常伴有气短、胸闷，甚至眩晕、喘促、晕厥，脉象或数、或迟、或节律不齐。推拿治疗在此病中的运用主要是针对功能性病变，对于器质性病变仅作为辅助治疗手段。

【病因病机】

（1）体质虚弱　禀赋不足，素体亏虚，或脾胃虚弱，化源不足，或久病失养，劳逸过度，皆可使气血不足，心失所养，发为心悸。

（2）饮食劳倦　嗜食膏粱厚味、煎炸炙煿，蕴热化火生痰，痰火扰心，发为心悸。或饮食不节，损伤脾胃，运化失司，水液输布失常，滋生痰浊，痰阻心气，而致心悸。

（3）情志所伤　惊则气乱，恐则气下，平素心虚胆怯，暴受惊恐，易使心气不敛，心神动摇，而心慌不能自主，惊悸不已，即作惊悸。思虑过度，劳伤心脾，不仅暗耗阴血，又能影响脾胃功能，致生化之源不足，气血两虚，心失所养，发为心悸。长期抑郁，肝气郁结，气滞血瘀，心脉不畅，心失所养，引发心悸。大怒伤肝，肝火上炎，气血逆乱，且可夹痰，上扰于心，而出现心神不宁，心脉紊乱。

（4）感受外邪　心气素虚，风湿热邪，合而为痹，痹症日久，内舍于心，痹阻心脉，心血瘀阻，发为心悸。或风寒湿热之邪，由血脉内侵于心，耗伤心气心阴，亦可引起心悸。

（5）药物中毒　药物过量或毒性较剧，损及于心，可致心悸。

【诊断】

（1）心虚胆怯证　心悸不宁，善惊易恐，稍惊即发，劳则加重，胸闷气短，自汗，坐卧不安，恶闻声响，少寐多梦而易惊醒，舌质淡红，苔薄白，脉动数，或细弦。

（2）心脾两虚证　心悸气短，失眠多梦，思虑劳心则甚，神疲乏力，眩晕健忘，面色无华，口唇色淡，纳少腹胀，大便溏薄，舌质淡，苔薄白，脉细弱。

（3）肝肾亏虚证　心悸失眠，眩晕耳鸣，形体消瘦，五心烦热，潮热盗汗，腰膝酸软，视物昏花，两目干涩，咽干口燥，筋脉拘急，肢体麻木，急躁易怒，舌质红少津，苔少或无，脉细数。

（4）心阳不振证　心悸不安，动则尤甚，形寒肢冷，胸闷气短，面色苍白，自汗，畏寒喜温，或伴心痛，舌质淡，苔白，脉虚弱，或沉细无力。

（5）水饮凌心证　心悸眩晕，肢面浮肿，下肢为甚，甚者咳喘，不能平卧，胸脘痞满，纳呆食少，渴不欲饮，恶心呕吐，形寒肢冷，小便不利，舌质淡胖，苔白滑，脉弦滑，或沉细而滑。

（6）血瘀气滞证　心悸，心胸憋闷，心痛时作，两胁胀痛，善太息，形寒肢冷，面唇紫暗，爪甲青紫，舌质紫暗，或有瘀点、瘀斑，脉涩或结或代。

（7）痰浊阻滞证 心悸，气短，胸闷胀满，食少腹胀，恶心呕吐，或伴烦躁失眠，口干口苦，纳呆，小便黄赤，大便秘结，舌苔白腻或黄腻，脉弦滑。

（8）邪毒犯心证 心悸，胸闷，气短，左胸隐痛，发热，恶寒，咳嗽，神疲乏力，口干渴，舌质红少津，苔薄黄，脉细数，或结代。

【治疗】

（1）治则 宁心，安神，定悸。

（2）部位及取穴 头面部、胸背部、胁肋部、四肢部，百会、印堂、太阳、风池、大椎、心俞、厥阴俞、膻中、合谷、内关、神门、足三里、三阴交、天突、鸠尾、中府、云门、膈俞、玉枕、巨阙、中脘、血海、脾俞、胃俞、关元、气海、中极、八髎、肾俞、命门、太冲、行间、听宫、听会、耳门、翳风、哑门、章门、期门、中府、大包、京门、华佗夹脊。

（3）手法 一指禅推法、按揉法、擦法、搓法、点法、推法、拿法、摩法、按法、梳法。

（4）操作

①基本操作 患者仰卧位。医者用一指禅推法按"小∞字""大∞字"推3～5遍。拇指按揉百会、印堂、太阳，每穴约1分钟。分推前额约1分钟。开天门约1分钟。用一指禅推法从天突推至鸠尾约3分钟。拇指按揉或点按膻中、中府、云门，每穴约1分钟。横擦上胸部，以透热为度。按揉或点按合谷、内关、神门、三阴交、足三里，每穴约1分钟。患者俯卧位。直擦背部膀胱经第1、2侧线1～2分钟。点按或按揉厥阴俞、心俞、膈俞，每穴约1分钟。患者坐位。拿五经约3分钟。搓胁肋约1分钟。

②辨证加减

虚证为主：延长按揉神门的时间。从胸骨正中分别向左右腋中线分推3～5分钟。按巨阙约1分钟。揉中脘约1分钟。摩小腹约1分钟。推关元、气海、中极约3分钟。指按揉血海、足三里、三阴交、心俞、脾俞、胃俞各约1分钟。用一指禅推法施于华佗夹脊穴约3分钟。擦肾俞、命门、八髎穴，以透热为度。拿风池、玉枕约2分钟。

实证为主：点按太阳、听宫、听会、耳门3～5分钟。按揉翳风、哑门、膻中、中府、章门、期门、大包、京门、膈俞各约1分钟。摩腹部约3分钟。点按三阴交、太冲、行间各约1分钟。用一指禅推法推背部膀胱经第1侧线3～5分钟。拿风池及颈项部约2分钟。搓胁肋约1分钟。

【注意事项】

（1）注意治疗引起心律失常的疾病，如冠心病、肺心病。

（2）积极预防感冒，防治心肌炎；严禁吸烟。

（3）保持精神乐观，情绪稳定，坚定信心，坚持治疗。

（4）轻症可从事适当体力活动，以不觉劳累、不加重症状为度，避免剧烈运动。

（5）饮食有节，进食营养丰富而易吸收的食物，忌过饥、过饱、烟酒，宜低脂低盐饮食。对于高血压患者应控制好血压；有高脂血症者应注意饮食清淡，并予以降脂药。

【按语】

心悸没有固定的发病时节，在一定的阶段表现相对稳定，但在疾病的发展演变过程中则病位、病性变化复杂，以至形成证候的交叉或转化。心悸急性发作期患者须到内科就诊，非急性发作期患者才能进行推拿治疗。推拿治疗在此病中的运用主要是针对功能性病变，对于器质性病变仅作为辅助治疗手段。推拿治疗心悸伴随的功能性改变，疗效显著。对于病程短者，治疗 3~5 次即可明显见效，治疗 1 个疗程可基本治愈，对于病程较长者，需要治疗 2~3 个疗程方可明显见效。

四、冠心病

冠心病是指因冠状动脉狭窄、供血不足而引起的心肌功能障碍和（或）器质性病变，故又称缺血性心脏病。临床上以前胸部阵发性或持久性的压榨样疼痛或剧痛，甚则心律失常、休克或心力衰竭为特征；亦可无任何症状而仅在体检时发现心电图有心肌缺血表现者。本病属中医"胸痹""心痛""真心痛"等范畴。

【病因病机】

本病主要与寒邪内侵、饮食不当、情志失调、年老体虚等因素有关。病位在心，与肝脾肾等脏功能失调关系密切。虚证者，年逾半百，肾气渐衰，温煦滋养无权，终致心肝脾肾俱亏；实证者，气滞、血瘀、寒凝、痰阻，痹遏胸阳，阻滞心脉，不通则痛。临床以虚实夹杂之证多见。

【诊断】

（1）胸阳痹阻证　胸前绞痛，或痛闷交作，痛发时可引至左肩、左臂，爪甲暗淡，唇舌紫暗，或呕吐痰涎，舌暗、边有淤血点，苔薄白或白腻，脉弦或细滑。

（2）阳气虚衰证　心胸隐痛或胸闷气短，头晕，心悸，神疲懒言，畏寒肢冷，面色苍白，动则汗出，舌淡胖、边有齿印，脉沉细或结、代。

【治疗】

（1）治则　补心温阳，宣痹止痛。

（2）部位及取穴　胸背部、四肢部，膻中、大包、心俞、厥阴俞、膈俞、至阳、内关、灵道、郄门、合谷、血海、关元、三阴交、公孙、太冲、太溪、神门。

（3）手法　一指禅推法、点法、按法、揉法、按揉法、擦法、搓法。

（4）操作

①基本操作　以左侧为主，右侧为辅。患者取仰卧位。医者用一指禅推、竖擦胸骨部，从天突至鸠尾，操作 3~5 分钟。点按、按揉膻中、大包各约 1 分钟。用点法、按法、揉法作用于内关、灵道、郄门、神门、合谷、太溪、三阴交、血海、公孙、太冲，每穴约 1 分钟。拿四肢 2~3 分钟。横擦上胸部，以透热为度。患者俯卧位。点按、按揉心俞、厥阴俞、至阳、膈俞，每穴约 1 分钟。擦膀胱经，主要从大杼到膈俞段，以透热为度。患者取坐位。搓两胁部，约 1 分钟。搓上肢约 1 分钟。

②辨证加减

胸阳痹阻证：上述手法操作宜重，适当调整各操作的时间，以泻为主。

阳气虚衰证：上述手法操作宜轻，适当调整各操作的时间，以补为主。

【注意事项】

（1）注意饮食调节，避免膏粱厚味，饮食宜清淡，少食多餐，晚餐不宜过饱。

（2）注意天气变化，特别是天气突然转寒，应适当增减衣服，避免外寒侵袭。

（3）注意精神调摄，避免情绪激动，保持乐观，不宜大怒、大喜、大悲。

（4）注意劳逸结合，适当参加体育锻炼，避免过劳。

（5）若突然发作，应立即服用芳香温通药，并保持镇静，卧床休息。

【按语】

本病多见于中老年患者，易在情绪激动、饱餐之后、劳累过度、寒冷刺激等因素作用下而诱发。本病若能综合各种治疗方法及时治疗，标本兼顾，去除诱因，可稳定病情，控制疾病的发展。推拿治疗时，手法宜轻柔，尤其老年人及体弱者。急性发作期患者须到内科就诊，非急性发作期患者才能进行推拿治疗。推拿治疗胸痹，可缓解临床症状，缩短病程，增强患者体质。对于病程短者，治疗 3～5 次即可明显见效，治疗一个疗程可基本治愈，对于病程较长者，需要治疗 2～3 个疗程方可明显见效。

五、失眠

失眠又称不寐，是指经常不能获得正常睡眠为特征的一种病症。轻者难以入寐，或睡中易醒，醒后不能再寐，或时寐时醒。重者可彻夜不能入寐。失眠在《内经》称为"不得卧""目不瞑"，因邪气客于脏腑，卫气行于阳，不能入阴而发本病。每因饮食不节，情志失常，劳倦、思虑过度及病后、年迈体虚等因素，导致心神不安，神不守舍，不能由动转静而发失眠。

【病因病机】

人之寤寐，有心神控制，而营卫阴阳的正常运作是保证心神调节寤寐的基础。导致失眠的病因虽多，但其病理变化，总属阳盛阴衰，阴阳失交。一为阴虚不能纳阳，一为阳盛不得入于阴。其病位主要在心，与肝、脾、肾密切相关。

（1）化源不足，心神失养　思虑劳倦，伤及心脾，心伤则阴血暗耗，神不守舍，脾伤则纳少，生化之源不足，故血虚不能上奉于心，心失所养，致心神不安，而成不寐。

（2）阴虚火旺，阴不敛阳　禀赋不足，房劳过度，或久病之人，肾精耗伤，水不济火，则心阳独亢，心阴渐耗，虚火扰神，心神不安，阳不入阴，因而不寐。

（3）痰热、实火，扰动神明　饮食不节，脾胃受伤，宿食停滞，酿为痰热，上扰心神。或情志内伤，肝郁化火；或五志过极，心火内炽。皆能扰动心神，阳不入阴，而发为不寐。

【诊断】

（1）心脾两虚证　失眠多梦，易醒难复眠，面色不华，头晕耳鸣，心悸健忘，肢倦神疲，饮食无味，舌淡，苔薄，脉细弱。

（2）阴虚火旺证 心烦不寐，头晕耳鸣，心悸不安，健忘多梦，颧红潮热，口干少津，五心烦热，腰膝酸软，舌红，少苔，脉细数。

（3）肝郁化火证 心烦不寐，性情急躁易怒，面红目赤，胸闷口苦，不思饮食，口渴喜饮，便秘溲黄，舌红苔黄，脉弦数。

（4）痰热扰心证 失眠多梦，头重心烦，头晕目眩，口苦痰多，胸闷脘痞，不思饮食，舌红，苔黄腻，脉滑或滑数。

本病常有饮食不节，情志失常，劳倦、思虑过度，病后，体虚等病史。轻者入寐困难或寐而易醒，醒后不寐，连续 3 周以上，重者彻夜难眠。常伴有头痛、头昏、心悸、健忘、神疲乏力、心神不宁、多梦等症。检测多导睡眠图可帮助确诊：测定其平均睡眠潜伏期时间一般长于 30 分钟；测定实际睡眠时间一般每夜不足 6.5 小时；测定觉醒时间一般每夜超过 30 分钟。

【鉴别诊断】

不寐应与一时性失眠、生理性少寐、他病痛苦引起的失眠相区别。不寐是指单纯以失眠为主症，表现为持续的、严重的睡眠困难。若因一时性情志影响或生活环境改变引起的暂时性性失眠不属病态。至于老年人少寐早醒，亦多属生理状态。若因其他疾病痛苦引起失眠者，则应以治疗原发病为主。

【治疗】

（1）治则 调理脏腑，镇静安神。

（2）部位及取穴 头部、腹部、胁肋部、背部、腰部，太阳、印堂、神庭、攒竹、睛明、鱼腰、百会、角孙、风池、肩井、中脘、气海、关元、心俞、肝俞、脾俞、胃俞、肾俞、命门、八髎、神门、足三里、三阴交、桥弓、涌泉、期门、章门、内关、丰隆、太冲。

（3）手法 按揉法、拿法、抹法、扫散法、摩法、㨰法、一指禅推法、推法、擦法、搓法。

（4）操作

①基本操作 患者仰卧位。医者用掌摩法先顺时针方向摩腹，再逆时针方向摩腹，时间约为 3 分钟。指按揉中脘、气海、关元穴，每穴 1～2 分钟。用一指禅推法从印堂穴向上推至神庭穴，往返 5～6 遍。再从印堂向两侧沿眉弓推至太阳穴，往返 5～6 遍。然后从印堂穴开始沿眼眶周围治疗，往返 3～4 遍。沿上述部位用双手抹法治疗 5～6 遍。指按揉印堂、攒竹、睛明、鱼腰、太阳、神庭、角孙、百会穴，每穴 1～2 分钟。患者俯卧位。用㨰法在背部、腰部施术，重点在心俞、肝俞、脾俞、胃俞、肾俞、命门等部位，时间约为 5 分钟。用掌推法从背部沿脊柱自上而下推至腰骶部，反复操作 3～5 遍。患者坐位。用扫散法在头两侧胆经循行部位操作，每侧 20～30 次。拿五经、拿风池、拿肩井，时间 2～3 分钟。

②辨证加减

心脾两虚证：用指按揉神门、足三里、三阴交各约 2 分钟。直擦背部督脉，以透热为度。

阴虚火旺证：用指推法推桥弓，先推一侧桥弓 20 次，再推另一侧桥弓 20 次。用小鱼际擦法擦两侧涌泉，以透热为度。

肝郁化火证：指按揉肝俞、胆俞、期门、章门、太冲各约 2 分钟。用掌搓法搓两胁，时间约 1 分钟。

痰热扰心证：指按揉神门、内关、丰隆、足三里穴各约 2 分钟。横擦脾俞、胃俞、八髎穴，以透热为度。

【注意事项】

（1）本病心理调节尤为重要，平时要注意精神调摄，喜怒有节，心情舒畅。

（2）睡前不宜饮咖啡、浓茶等刺激之品，应尽量避免或消除居处环境噪音。

（3）劳逸结合，适当参加体力劳动，加强体育锻炼。

（4）作息要有规律，养成良好的睡眠习惯。饮食有节，晚饭不宜过饱。

【按语】

推拿治疗不寐具良好疗效。病程短、病因单一者，治疗收效较快；病程较长、病情复杂者，治疗难以速效。不寐常见于功能性疾病，但也可由于器质性疾病所引起，应注意鉴别。

六、头痛

头痛是临床上常见的自觉症状，可发生于一侧、两侧，或前侧，或后枕，或巅顶，或整个头部，也可连及颈项。头痛可单独出现，亦可以出现于多种急、慢性疾病之中。本证历代医家除有"头痛"记载外，还有"头风""脑风"等记载，本质上仍属于头痛。如《证治准绳》里记载："浅而近者名头痛，其痛卒然而至，易于解散速安也。深而远者为头风，其痛作止不常，愈后遇触复发也。皆当验其邪所从来而治之。"本章节所讨论之头痛皆是外感或内伤杂病所致之头痛。

【病因病机】

引起头痛的病因较多，但归纳起来不外乎外感和内伤两大类。

（1）外感风寒及头部外伤　其共同的病机为气血失和，脉络瘀滞不通而痛。

（2）外感风热及肝阳上亢　其共同的病机为火热上炎，侵扰清窍，气血逆乱而痛。

（3）外感暑湿及中焦阻塞　其共同的病机为湿邪重浊，蒙蔽清阳，清阳不升，浊阴不降而致头痛。

（4）血虚及肾亏　其共同的病机为髓海精气不足，营血亏虚，不能上荣脑髓脉络而致头痛。

头为"诸阳之会""清阳之府"，又为髓海之所在，凡五脏六腑之气血，皆上注于头，故六淫之邪外袭，上犯巅顶，邪气居留，阻抑清阳，或内伤诸疾，导致气血逆乱，瘀阻经络，脑失所养，均可发生头痛。

【诊断】

1. 外感

（1）风寒头痛证　头痛时作，痛连项背，恶风畏寒，遇风尤剧，口不渴，苔薄白，脉浮。

（2）风热头痛证　头胀而痛，甚则头痛如裂，发热、恶风，面红目赤，口渴欲饮，便秘溲黄，舌质红，苔黄，脉浮数。

（3）暑湿头痛证　头痛如裹，肢体困重，纳呆胸闷，小便不利，大便或溏，苔白腻，脉濡。

2. 内伤

（1）肝阳头痛证　头痛而眩，心烦易怒，夜眠不宁，或兼胁痛，面红口苦，苔薄黄，脉弦有力。

（2）痰浊头痛证　头痛昏蒙，胸脘满闷，呕恶痰涎，苔白腻，脉滑或弦滑。

（3）血虚头痛证　头痛而晕，心悸不宁，神疲乏力，面色㿠白，舌质淡苔薄白，脉细弱。

（4）肾虚头痛证　头痛且空，每兼眩晕，腰疼酸软，神疲乏力，遗精带下，耳鸣少寐，舌红少苔，脉细无力。

（5）淤血头痛证　头痛经久不愈，痛处固定不移，痛如锥刺，或有头部外伤史，舌质紫，苔薄白，脉细或细涩。

外感头痛发病较急，痛势较剧，多表现掣痛、跳痛、灼痛、胀痛、重痛，痛无休止，多属于实证。内伤头痛，起病缓慢，痛势较缓，多表现为隐痛、空痛、昏痛，痛势悠悠，遇劳则剧，时作时止，多属于虚证。

【治疗】

（1）治则　通经络，和气血，止头痛。

（2）部位及取穴　头面部、颈项部、背部、腹部、腰部、带脉，印堂、神庭、头维、太阳、角孙、风池、风门、肺俞、肩井、大椎、曲池、合谷、外关、桥弓、中脘、天枢、率谷、太冲、行间、脾俞、胃俞、大肠俞、足三里、丰隆、内关、心俞、膈俞、三阴交、肾俞、命门、攒竹。

（3）手法　一指禅推法、抹法、揉法、拿法、推法、㨰法、按揉法、拍法、捏法、扫散法、摩法、擦法、按法。

（4）操作

①基本操作　患者仰卧位。医者用一指禅推法，从印堂经神庭、头维，推至太阳穴，往返操作约6分钟。用拇指分推眼眶周围，行"小∞字""大∞字"，约3分钟。用抹法，从印堂抹至神庭，再从印堂沿两侧眉弓抹至太阳穴，约3分钟。拿五经3~5分钟，拿风池、颈项部3~5分钟。

②辨证加减

外感

风寒头痛证：用㨰法在项背部治疗3~5分钟。按揉肺俞、风门穴各约1分钟。拿肩井穴约 1 分钟。用推法推背部两侧膀胱经 2～3 分钟，以发热、微微汗出为度。

风热头痛证：指按揉曲池、合谷、外关 1～2 分钟，以得气透热为度。按揉风门、肺俞、大椎穴各约 1 分钟。拿肩井穴约 1 分钟。自上而下拍击背部膀胱经 3～5 遍，以皮肤微红为度。

暑湿头痛证：指按揉印堂、曲池、大椎穴各约 1 分钟。拿肩井、合谷穴各约 1 分钟。拿捏项部皮肤，以皮肤透红发热为度。拍击背部膀胱经，以皮肤微红为度。

内伤

肝阳头痛证：指按揉角孙、率谷、太冲、行间各约 1 分钟，以酸胀得气为度。推桥弓，至上而下，每一侧 20～30 次，两侧交替进行。用扫散法在头部胆经循行部位操作，两侧交替进行，各 20～30 次。

痰浊头痛证：用推摩法在腹部操作 3～5 分钟，重点推摩中脘、天枢穴。按揉足三里、丰隆、内关穴各约 1 分钟，以得气酸胀为度。按揉脾俞、胃俞、大肠俞各约 1 分钟。擦腰部，以透热为度。

血虚头痛证：用摩法摩腹部 3～5 分钟，重点摩中脘、气海和关元穴。用推法和擦法，推擦背部督脉，以透热为度。按揉足三里、三阴交、心俞、膈俞穴各约 1 分钟，以酸胀得气为度。

肾虚头痛证：用摩法摩腹部 3～5 分钟，重点摩气海和关元穴。按揉肾俞、命门穴，以酸胀得气为度。横擦背部督脉、腰部带脉，均以透热为度。

淤血头痛证：按、揉、抹印堂、攒竹、太阳穴及前额部、侧头部胆经循行部位约 5 分钟。擦前额及两侧太阳穴部位，均以透热为度。

【注意事项】

（1）外感头痛患者要注意慎起居，避寒温，以防外感，加重头痛。

（2）肝阳头痛宜调畅情志，保持心情舒畅。

（3）痰浊头痛者宜清淡饮食，勿进肥甘之品，以免助湿生痰。

【按语】

头痛是临床上常见的症状之一，治疗时应当审证求因，根据不同的病情而采取不同的处理手段。在治疗本病时应首先排除颅脑疾病，如颅脑内占位性病变、脑血管意外急性期、脑外伤等所引起的头痛。

七、眩晕

临床上以头晕、眼花为主症的一类病证称为眩晕。眩是眼花，晕是头晕，二者常同时并见，故统称为"眩晕"。轻者闭目即止；重者如坐车船，旋转不定，不能站立，或伴有恶心、呕吐、汗出，甚则昏倒等症状。

【病因病机】

本病发生以虚者居多，如阴虚则易肝风内动，血少则脑失所养，精亏则髓海不足，均易导致眩晕。其次由于痰浊壅阻，或痰火上蒙，亦可形成眩晕。

（1）肝阳上亢　素体阳盛，肝阳上亢，发为眩晕。或因长期忧郁恼怒，气郁化火，使肝阴暗耗，风阳生动，上扰清窍，发为眩晕。或因肾阴亏损，肝失所养，以致肝阴不足，肝阳上亢，发为眩晕。

（2）气血亏虚　久病不愈，耗伤气血，或失血之后，虚而不复，或脾胃虚弱，不能运化水谷以生化气血，以致气血两虚，气虚则清阳不展，血虚则脑失所养，皆能发生眩晕。

（3）肾精不足　肾为先天之本，藏精生髓，若先天不足，肾阴不充，或年老虚弱，肾阴亏虚，或久病伤肾，或房劳过度，导致肾精亏损，不能生髓，而脑为髓之海，髓海不足，上下俱虚，发生眩晕。

（4）痰浊中阻　久嗜肥甘，饥饱劳倦，损伤脾胃，运化失司，以致水谷精微不能化生，聚湿生痰，痰湿中阻，清阳不升，浊阴不降，引发眩晕。

【诊断】

患者主要以头晕目眩、视物旋转为主症，轻者闭目自止，重者如坐车船，甚则仆倒，患者多有情志不遂、饮食不节、年高体虚等病史，严重者还可出现头痛、恶心、呕吐、眼球震颤、耳鸣耳聋、汗出、面色苍白等症，对于脑部疾病引起的眩晕，可结合头颅 MRI 等相关检查，明确诊断。

（1）肝阳上亢证　眩晕耳鸣，头痛且胀，每因烦劳或恼怒而头晕、头痛加剧，面色潮红，急躁易怒，少寐多梦，口苦，舌质红，苔黄，脉弦。

（2）气血亏虚证　眩晕动则加剧，劳累即发，面色㿠白，唇甲不华，发色不泽，心悸少寐，神疲懒言，饮食减少，舌质淡，脉细弱。

（3）肾精不足证　眩晕而见精神萎靡，少寐多梦，健忘，腰膝酸软，遗精，耳鸣，五心烦热，舌质红，脉弦细数。

（4）痰浊中阻证　眩晕而见头重如蒙，胸闷恶心，食少多寐，苔白腻，脉濡滑。

【治疗】

（1）治则　疏经通络，安神止晕。

（2）部位及取穴　头部、腹部，印堂、神庭、头维、睛明、攒竹、太阳、翳风、听宫、率谷、角孙、风池、百会、桥弓、中脘、气海、关元、太冲、行间、涌泉、心俞、肝俞、脾俞、胃俞、肾俞、大肠俞、足三里、太冲、太溪、丰隆、内关。

（3）手法　推法、抹法、一指禅推法、按揉法、摩法、擦法、拿法。

（4）操作

①基本操作　患者仰卧位。医者用推抹法从印堂穴推抹到神庭穴，再从印堂穴沿两侧眉弓推抹至太阳穴 1～2 分钟。用揉法沿上述部位往返操作 2～3 分钟。用一指禅推法在眼眶周围行"小∞字""大∞字"推 3～5 遍。点按或按揉印堂、神庭、百会、头维、睛明、攒竹、太阳、翳风、听宫、率谷、角孙穴，每穴约 1 分钟。患者取坐位。用扫散法在头部两侧胆经循行部位交替进行，约 1 分钟。拿五经 2～3 分钟。

②辨证加减

肝阳上亢证：用拇指按揉太冲、行间、涌泉穴各约 1 分钟，以酸痛为度。用手指从上而下推抹桥弓，两侧交替进行，约1~2分钟。

气血亏虚证：逆时针方向掌摩腹部特别是胃脘部3~5分钟。用一指禅推法推中脘、气海、关元穴各约1分钟，以腹部有温热感为度。用拇指按揉心俞、肝俞、脾俞、胃俞、肾俞、足三里穴，每穴约1分钟。用掌擦背部督脉，以透热为度。

肾精不足证：用手指从上而下推抹桥弓，两侧交替进行，约1~2分钟。用拇指按揉肾俞、太冲、太溪、涌泉穴各约1分钟，以酸痛为度。

痰浊中阻证：顺时针方向掌摩腹部特别是胃脘部3~5分钟。用一指禅推法推中脘、气海、关元穴各约1分钟，以腹部有温热感为度。用拇指按揉脾俞、胃俞、大肠俞、足三里、丰隆、内关穴各约1分钟，以酸胀为度。用擦法擦背部脾俞、胃俞穴，以透热为度。

【注意事项】

（1）接受治疗过程中，患者宜戒烟酒，清淡饮食，少吃煎炸油腻等刺激性食物。

（2）调畅情志，保持心情舒畅，避免劳累过度。

【按语】

治疗本病时手法宜轻柔，避免重手法、强刺激，在头面部操作时，还应注意固定患者头部，避免左右摇动加重眩晕，引起患者不适。眩晕病情轻者，治疗护理得当，预后多属良好；病重经久不愈，发作频繁，持续时间较长，病情重，则难以获得根治。推拿治疗眩晕，操作得法常可收到良好效果，较好地缓解临床症状，预防复发。对于病程短、病情轻者，治疗3~5次即可明显见效，治疗一个疗程可基本治愈；对于病程较长、病情较重者，需要长期坚持治疗方可明显见效。

八、高血压

高血压是一种以体循环动脉血压增高为主要临床表现的疾病。临床上一般认为，在安静休息时，经血压计测量，其收缩压持续高于18.7kPa（140mmHg）、舒张压持续超过12kPa（90mmHg）则为高血压。高血压只是一时短暂出现者叫高血压症；如长时间血压高于正常，并有头晕、头部胀痛、耳鸣、乏力、失眠等，则称为高血压病。重者可影响到心、脑、肾等。

高血压常在精神紧张、过度劳累时发生，与遗传因素有关。本病多发生于40岁以上，肥胖者、脑力劳动者和城市居民的发病率较高，且具有一定的家族遗传倾向。

【病因病机】

临床上将高血压分为原发性高血压（即高血压病）和继发性高血压（即症状性高血压）2种。其中以原发性高血压占绝大多数。

原发性高血压多因精神过度紧张，或某些强烈的、反复的、长期的刺激，以致大脑皮质高级神经机能发生紊乱，失去了对皮质下血管调节中枢（血管舒张、收缩）的正常调节作用，在血管调节中枢形成固定兴奋灶，以交感神经中枢兴奋占优势，从而导致广泛的小动脉痉挛，周围血管阻力增加，血压升高。由于广泛的细小动脉痉挛，又可引起内脏缺血，尤其是在肾脏缺血时，又引起了一系列的代谢变化，从而加速了小动脉的硬化，血压进一步增高。由此可见高血压病除动脉血压升高的特征外，还伴有血管、心、脑、肾、眼等多器官的病变。

【诊断】

动脉血压持续高于 18.7kPa/12kPa（140mmHg/90mmHg）。常伴有头痛、头晕、眼花、头胀、心悸、健忘、失眠、烦躁等症状。体检时可发现左心室扩大，第二心音亢进，眼底检查可发现视网膜动脉痉挛、硬化、出血、视神经乳头水肿等。尿检中见蛋白尿、红细胞和管型。血检中可见胆固醇、甘油三酯、血糖、肌酐和尿素氮增高。另外，心电图、胸部 X 线等检查均有助于对本病的诊断。

若在高血压病程中症状突然加剧，血压急剧升高，并且出现剧烈头痛，视力模糊，心律加快、心悸、面色苍白或潮红等症状，称为"高血压危象"。有时血压急剧升高，还可致脑部循环障碍，见头部剧痛、呕吐、颈项强直、呼吸困难，随后出现意识模糊，甚至昏迷等症状，称为"高血压脑病"。这类患者经抢救虽能脱离危险，但往往会遗留偏瘫、语言障碍等后遗症状。

【鉴别诊断】

高血压病应与症状性高血压相鉴别：慢性肾小球肾炎有肾病史，常伴有贫血、水肿，且具有特征性肾病面容，多数有肾功能不全。妊娠中毒症一般在妊娠晚期出现高血压，且逐渐增高，并伴有水肿和蛋白尿。

【治疗】

推拿疗法适用于缓进型高血压和第 I、II 期的高血压患者，急进型和第 IV 期高血压患者，尤其是高血压危象者，则不列为推拿治疗适应证。

（1）治则　平肝潜阳，安神降浊。

（2）部位及取穴　头部、胁肋部、腹部、督脉，百会、印堂、神庭、太阳、攒竹、睛明、鱼腰、角孙、百会、肩井、风池、桥弓、率谷、心俞、曲池、内关、神门、章门、期门、气海、关元、丰隆、三阴交、太冲、涌泉。

（3）手法　一指禅推法、按揉法、抹法、拿法、扫散法、擦法、捏脊法、揉法、摩法、㨰法。

（4）操作

①基本操作　患者仰卧位。医者用一指禅推法从印堂穴向上推至神庭穴，往返 5～6 遍；从印堂穴沿两侧眉弓推至太阳穴，往返 5～6 遍；从印堂穴沿眼眶周围操作，往返 3～5 遍。沿上述部位用双手抹法治疗 5～6 遍。指按揉印堂、攒竹、睛明、鱼腰、太阳、神庭、角孙、百会、章门、期门穴，每穴 1～2 分钟。用指摩法摩胁肋、掌摩法摩腹各约 3 分钟左右。患者俯卧位。用捏脊法在患者督脉上施术，自上而下，反复 3 遍，采用三捏一提法，轻重以患者感觉舒适为度，配以揉法、㨰法 2～3 分钟，缓解因捏脊法引起的疼痛及不适感。患者坐位。用扫散法在头两侧胆经循行部位操作，每侧 20～30 次。拿五经、拿风池、拿肩井，时间 2～3 分钟。

②辨证加减

有心悸失眠者：指揉内关、神门、三阴交、心俞穴各约 1 分钟。

有气短、精神呆滞者：摩少腹，指揉气海、关元穴，约 6~8 分钟。

【注意事项】

（1）平常要节制饮食，少盐甚至无盐，忌食动物内脏、动物油脂，要戒烟戒酒。

（2）生活要有规律，避免情绪激动，不能过度疲劳，保持大便通畅。可在医师指导下进行适当的体育锻炼。

（3）出现较重头晕眼花、呕吐、偏瘫、失语、意识障碍、呼吸困难、肢体乏力等症状时立即到医院就医。

【按语】

推拿可以较好地缓解临床症状，降低药物用量，增强患者体质，保持血压稳定。在治疗本病时手法应由轻到重，避免强刺激，在头面部操作时不要使患者头部晃动，以免诱发或加重症状。

（王继红）

九、中风后遗症

中风是由于气血逆乱，产生风、火、痰、瘀，导致脑脉痹阻或血溢脑脉之外。临床以突然昏仆、半身不遂、口眼㖞斜、言语謇涩或失语、偏身麻木为主症。依据脑髓神经机能受损程度的不同，有中经络、中脏腑之分，临床表现为不同证候。本病多见于中老年人，大多数有高血压病史。四季皆可发病，但以冬春两季最为多见。中风包括西医的脑溢血、脑血栓形成、脑栓塞、蛛网膜下腔出血等脑血管意外所出现的各种症状。

推拿疗法主要用于中风后遗症期，包括偏瘫、肢体瘫痪、口眼㖞斜、语言障碍等症。中风后遗症以单侧肢体瘫痪、运动障碍最为突出，故多称为"半身不遂""偏瘫""偏枯"。

【病因病机】

本病病位在脑，与心、肾、肝、脾密切相关。其病机有虚（阴虚、气虚）、火（肝火、心火）、风（肝风、外风）、痰（风痰、湿痰）、气（气逆）、血（血瘀）六端，并多在一定条件下相互影响，相互作用。病性多为本虚标实，上盛下虚。在本为肝肾阴虚，气血衰少，在标为风火相煽，痰湿壅盛，淤血阻滞，气血逆乱。而其基本病机为气血逆乱，上犯于脑。本病常见的诱因为气候骤变、烦劳过度、情志相激、跌仆努力等。

（1）积损正衰　年老体弱，或久病气血亏损，元气耗伤，脑脉失养。气虚则运血无力，血流不畅，而致脑脉瘀滞不通；阴血亏虚则阴不制阳，内风动越，携痰浊、淤血上扰清窍，突发本病。

（2）劳倦内伤　烦劳过度，易使阳气升张，引动风阳，内风旋动，则气火俱浮，或兼挟痰浊、淤血上壅清窍脉络。因肝阳暴张，血气上涌骤然而中风者，病情多重。

（3）脾失健运，痰浊内生　过食肥甘醇酒，致使脾胃受伤，脾失运化，痰浊内生，郁久化热，痰热互结，壅滞经脉，上蒙清窍；或素体肝旺，气机郁结，克伐脾土，痰浊内生；或肝郁化火，烁津成痰，痰郁互结，携风阳之邪，窜扰经脉，发为本病。

（4）五志所伤，情志过极　七情失调，肝失条达，气机郁滞，血行不畅，瘀结脑脉；暴怒伤肝，则肝阳暴张，或心火暴盛，风火相煽，血随气逆，上冲犯脑。凡此种种，均易引起气血逆乱，上扰脑窍而发为中风。尤以暴怒引发本病者最为多见。

【诊断】

根据病史和临床表现，可以作出初步诊断，CT 及 MRI 检查可明确诊断。推拿临床极少能接触到本病的初诊患者，即使有个别病例出现，亦应及时转诊。

（1）患者有中风病史，遗留一侧肢体瘫痪无力，关节僵硬，口角歪斜、语言不利等，患侧面下半部表情肌肉麻痹，呈现中枢性面神经麻痹特点，或有偏侧感觉障碍，肢体远端浮肿、肩关节半脱位表现。患侧肌力减退，肌张力增高，肢体被动运动有阻抗感。患侧病理反射 Hoffman、Babinski 征阳性。

（2）中医辨证分型

①阴虚阳亢证　半身不遂、口眼㖞斜、舌强语謇，头晕目眩，心烦易怒，舌苔薄黄，脉弦滑或数。

②痰浊阻络证　半身不遂、口眼㖞斜、舌强语謇，头晕头重，体胖痰多，舌胖苔白，脉滑或濡。

③气虚血瘀证　半身不遂、口眼㖞斜、舌强语謇，神疲乏力，舌淡或有瘀点，脉沉细或弦细。

④心肾阳虚证　半身不遂、口眼㖞斜、舌强语謇，畏寒肢冷，心悸气短，舌胖嫩苔白，脉沉细。

【治疗】

推拿临床主要针对中风后遗症。

（1）治则　疏筋通络，行气活血，解痉止痛，滑利关节，补肾健脾。

（2）部位及取穴　头面部、胸腹部、颈项部、腰背部、脊柱的两侧的膀胱经、腰骶部、上下肢，印堂、睛明、太阳、角孙、风池、风府、肩井、天宗、曲池、手三里、合谷、肝俞、胆俞、膈俞、肾俞、脾俞、环跳、委中、阳陵泉、承山。

（3）手法　按揉法、推法、拿法、擦法、一指禅推法、点按法、点揉法、理法、摩法、擦法、抹法、搓法、摇法、扳法、松动法、拍法、叩法、捻法等。

（4）操作

①头面部操作　适合于脑部疾病引起的头面部症状。抹、一指禅推、按揉颜面部、头部及项部，操作过程中力量由小到大，约 3 分钟；点揉印堂、睛明、太阳、角孙、风池、风府、肩井穴，约 3 分钟；反复拿五经、拿风池、拿颈项、拿肩井，约 3 分钟；扫散法在头的两侧用双手同时操作 5～10 遍；叩击头部 3～5 遍。

②胸腹部操作　掌按双肩，分肋法，平推法，揉按胸肌法 1～2 分钟；按胸骨法，按中府、云门穴法，胸部擦法，掌推法推任脉、推胃经、推脾经，指推法推任脉（巨阙→神阙→关元）配合呼吸，推胃经（不容→天枢→气冲）配合呼吸，推肝经（章门→急脉）配合呼吸，单掌推揉法，团揉法、点天枢穴法、狮子滚绣球法，龙风呈祥法，拿揉腹肌法，腹部掌摩法，约 5 分钟。

③背腰部操作　先擦法，后按揉和推脊柱两侧的膀胱经；点按肝俞、胆俞、膈俞、肾俞、脾俞，擦腰骶部，约 5 分钟。

④上下肢操作　俯卧位时在肢体背侧操作，仰卧位时在肢体前侧操作。先擦法，后按揉和推法。对于中枢性上下肢瘫，可以用轻柔持续的力量在上肢作伸肘、下肢作屈膝运动，被动牵拉痉挛或挛缩的肌肉；对于周围性或混合性上肢瘫痪，要根据不同关键肌的功能状态和肌力，以及拮抗肌平衡状态，选择恰当的手法，加强周围性瘫肌肉刺激，缓解中枢性瘫肌肉的痉挛，调节拮抗肌平衡状态。点揉上下肢的穴位。在被动活动上下肢各关节之前，先拿揉上下肢深层的肌肉。关节活动法可以采用拔伸、屈伸、摇、扳等各种方法，力量和活动范围要由小到大。理五指，逐指逐节进行搓揉拔伸。最后搓、抖上下肢结束治疗。约 10 分钟。

⑤辨证加减

阴虚阳亢证：推桥弓左右各 30 次；按揉三阴交、太冲穴 2 分钟；擦涌泉，以透热为度。

痰浊阻络证：分腹阴阳 10 次；揉腹 2 分钟；按揉天枢、足三里、丰隆穴 2 分钟。

气虚血瘀证：摩腹 5 分钟；按揉气海、膈俞、血海、足三里穴 3 分钟。

心肾阳虚证：摩腹揉脐 2 分钟；按揉关元、命门、腰阳关 2 分钟；擦膻中、心俞、肾俞，以透热为度。

【注意事项】

（1）对长期卧床的患者，推拿治疗的过程中，要时刻防止并发症的发生。

（2）要积极加强心理方面的调理和情绪控制，鼓励患者参与社区活动。

（3）生活要有一定的规律，注意保暖，禁烟忌酒，防止过多摄取高胆固醇、高脂类食物。

【按语】

中风后若不及时治疗，则肢体逐渐痉挛僵硬，拘坚不张。久之，会产生肢体废用性强直、挛缩，导致肢体畸形和功能丧失等。病情稳定时，积极参加肢体的康复功能训练，促进肢体功能尽快地恢复，注意劳逸结合。在推拿治疗的同时，积极治疗原发病。也可以配合药物、针灸、理疗等其他方法治疗，以缩短患者康复的过程。中风病的急性期是指发病后 2 周以内，中脏腑最长病期可至 1 个月；恢复期为发病 2 周或 1 个月至半年以内；后遗症期系指发病半年以上者。

（窦思东）

十、面瘫

面瘫是以突发单侧面部麻木，不能闭眼，口、眼向一侧歪斜为主要表现的病症。多由风邪入中面部，痰浊阻滞经络所致。本病可发生于任何年龄，多数患者为 20～40 岁，男性多于女性，多表现为单纯的一侧面颊筋肉弛缓，无半身不遂、神志不清等症状。

【病因病机】

本病多因正气不足，络脉空虚，风寒或风热之邪乘虚侵入面部阳明、少阳之脉，使经气阻滞，气血不运，筋脉失养，功能失司，导致面部肌肉弛缓不收，口眼歪斜。

【诊断】

主要根据临床表现和既往病史进行诊断。临床以口眼歪斜为主症，突发一侧面部肌肉板滞、麻木、瘫痪，额纹消失，眼裂变大，露眼流泪，鼻唇沟变浅，口角下垂歪向健侧，病侧不能皱眉、抬额、闭目、露齿、鼓颊；部分患者初起有耳后疼痛，还可出现患侧 2/3 味觉减退或消失，听觉过敏等症；病程迁延日久，瘫痪肌肉出现挛缩，口角反牵向患侧，甚至出现面肌抽搐，形成"倒错"现象。

（1）风寒型　见于发病初期，面部有受凉史，口眼歪斜，舌淡，苔薄白，脉浮紧。

（2）风热型　见于发病初期，伴咽痛，耳后乳突部疼痛，口眼歪斜，舌红、苔薄黄，脉浮数。

（3）气血不足型　多见于恢复期或病程较长的患者，口眼歪斜，肢体困倦乏力，面色淡白，头晕，舌淡、苔薄，脉细弱。

【治疗】

（1）治则　疏筋活血，通经活络。

（2）部位及取穴　以患侧面部操作为主，配合健侧面部操作，常用取穴有阳白、睛明、攒竹、鱼腰、丝竹空、太阳、四白、颧髎、颊车、地仓、翳风、牵正、合谷等。

（3）手法　抹法、推法、一指禅推法、按揉法。以面部操作为主，推拿手法用力方向应向太阳穴、耳前方向操作，患侧手法较健侧手法操作要重，可配合运用适量润滑油作介质，便于手法操作。

（4）操作

①基本操作　患者仰卧位。医者用双手拇指抹法，自印堂穴交替向上推抹至神庭穴，再分推前额、眼眶、面颊，时间约 5 分钟。用一指禅推法或按揉法自印堂开始，经阳白、太阳、四白、睛明、迎香、地仓穴至颊车穴，往返 5～6 遍，每穴 1 分钟。从印堂分抹至太阳穴及眼眶，再自睛明、四白、迎香穴沿两侧颧骨抹向耳前三穴，约 5 分钟。指按揉牵正、承浆、翳风，每穴约 1 分钟。掌揉摩面部前额、面颊，约 3 分钟。再双手掌搓热敷眼及面部，以透热为度。

②辨证加减

风寒型：加点按揉风池、风府、肺俞穴，每穴 1～3 分钟，以祛风散寒、通络牵正。

风热型：加捏拿曲池，点按外关、关冲 1～3 分钟，推擦大椎穴，可疏风泄热、疏通筋经。

气血不足型：加按揉建里、中脘、气海、足三里等，每穴 1～3 分钟，可补益气血、濡养经脉。

【注意事项】

（1）刺激眼周面部穴位时，在一个疗程治疗过程中，刺激量应逐渐加大。

（2）患者面部应避风寒，外出时应戴口罩、眼罩。

（3）指导患者进行自我按摩和叩齿、鼓腮、吹气球等锻炼。

（4）治疗期间禁止房事，以免损伤正气，不利于疾病的治疗与康复。

【按语】

推拿治疗效果良好，是目前治疗本病安全有效的首选治疗方法之一。

（马惠升）

十一、胃痛

胃痛是指以上腹部胃脘处经常发生疼痛为主要临床表现的病症。多伴有纳呆、嗳气、泛酸、呃逆等症状。

【病因病机】

本病常因寒邪犯胃、饮食失常或情志不遂，伤及脾胃及肝，导致脾胃功能失调或肝气犯胃而致病。病机可分虚实，实证多由寒邪犯胃、饮食积滞、肝气犯胃导致胃失和降，气机郁滞而成。虚证常因脾胃虚寒、胃失温养，形成"不荣则痛"出现胃痛。

【诊断】

（1）实证　多为急性疼痛。上腹胃脘部暴痛，痛势较剧，痛处拒按，饥时痛减，纳后痛增。寒邪犯胃者兼见胃寒证；饮食积滞者兼见食滞肠胃证；肝气犯胃者兼见肝郁气滞证，并随情志不畅诱发疼痛或加剧。

（2）虚证　多为慢性疼痛。胃脘部隐隐作痛，痛处喜按，空腹痛甚，得食痛减，兼见脾胃虚弱证的表现。

【治疗】

（1）治则　疏肝健脾，和胃止痛。

（2）部位及取穴　胃脘部、背部、胁肋部，中脘、天枢、气海、关元、天突、足三里、手三里、内关、合谷、膈俞、肝俞、胆俞、脾俞、胃俞、大肠俞、八髎、章门、期门、阿是穴。

（3）手法　摩法、一指禅推法、按揉法、搓法、推法、擦法、点法、按法、揉法。

（4）操作

①基本操作　患者仰卧位。医者用摩法在胃脘部操作约 3 分钟。继以轻快的一指

禅推法在阿是穴处操作2分钟。然后重点按揉中脘、气海穴，每穴约1分钟。指按揉足三里、手三里、内关、合谷穴，每穴1~2分钟，以酸胀为度。搓两胁肋部1~2分钟。患者俯卧位。用双手掌根推法在背部脊柱两侧沿膀胱经推至三焦俞穴1~2分钟。按揉膈俞、肝俞、脾俞、胃俞、三焦俞，每穴约1分钟，以酸胀为度。用擦法沿背部膀胱经操作数遍，以透热为度。

②辨证加减

寒邪犯胃证：用较重的点法、按法作用于脾俞、胃俞穴，以酸胀为度。横擦背部 $T_7 \sim T_{12}$ 节段，以透热为度。

饮食积滞证：顺时针方向摩腹，重点在中脘、天枢穴，约5分钟。按揉脾俞、胃俞、大肠俞、八髎穴、足三里穴各约1分钟，以酸胀为度。

肝气犯胃证：用一指禅推法自天突穴向下推至中脘穴，操作约2分钟。轻揉两侧章门、期门穴各约1分钟。按揉背部膈俞、肝俞、胆俞穴各约1分钟，以酸胀为度。

脾胃虚寒证：揉气海、关元穴各约1分钟。按揉足三里穴约2分钟，以酸胀为度。直擦背部督脉并横擦背部膀胱经 $T_7 \sim T_{12}$ 节段，以透热为度。

疼痛剧烈者，先在背部脾俞、胃俞附近找压痛点，用较重的点法或按法，持续刺激约2分钟，以缓解疼痛。

【注意事项】

（1）注意饮食调节，忌暴饮暴食或饥饱不均，忌烟忌酒及辛辣刺激性食物，以清淡易消化食物为宜。

（2）保持精神乐观，不宜过度疲劳。

（3）对胃、十二指肠溃疡出血期患者，不宜推拿治疗。

【按语】

胃痛是临床常见的慢性病，与多种因素有关，推拿治疗有很好的缓解疼痛、促进胃肠功能、保健养胃的作用。

十二、胃下垂

胃下垂是以脘腹胀坠，食后尤甚为主症，站立时胃下缘最低点位置下降到髂嵴连线以下，或十二指肠球部向左偏移的一种慢性胃肠疾病。属于中医学的"胃缓""中气下陷"等范畴。

【病因病机】

（1）气血不足　暴饮暴食或食后剧烈运动，损伤脾胃，或大病久病、产后失血，伤及元气，脾胃虚弱，中气不足，升举无力而致胃体下垂。

（2）肝气郁结　七情所伤，肝气犯胃，导致脾胃受损，化生不足，久则元气亏耗，中气下陷而致。

【诊断】

本病以脘腹胀坠为主症，食后更为明显，站立或劳累后加重，多伴有无规律性胃痛，纳差，乏力，嗳气等症，偶有腹泻、便秘。胃肠钡餐检查有决定性的诊断意义。

【治疗】

（1）治则　补中益气，升阳举陷。

（2）部位及取穴　腹部、背部、胁肋部，百会、中脘、关元、气海、鸠尾、天枢、肝俞、脾俞、胃俞、肾俞、章门、期门、太冲。

（3）手法　托法、插法、揉法、拿法、摩法、振法、滚法、推法、擦法。

（4）操作

①基本操作　患者仰卧位。医者用拿法双手拿腹部，以中脘、关元、气海穴为重点，操作约3分钟。按揉鸠尾、中脘、天枢、气海、关元穴，时间3~5分钟，手法宜轻柔。以托法在胃脘部操作约3分钟。指振中脘穴和掌振上腹部，时间约3分钟，以感觉振颤和温热为度。摩腹部约5分钟。以手掌自下而上推腹部约3分钟。患者俯卧位。用滚法沿脊柱两侧膀胱经操作约3分钟，重点在 $T_6 \sim T_{12}$ 两侧操作，手法宜轻柔。指按揉百会穴2分钟，以酸胀为度。按揉脾俞、胃俞、肝俞、肾俞穴，每穴约1分钟。用插法在肩胛胸壁间操作，即四指并拢，手心向外插入肩胛骨骨隙之中，由内下至外上方，每侧3~5次，交替进行。

②辨证加减

气血不足证：指按揉足三里穴约2分钟，以酸胀为度。直擦背部督脉，横擦左侧背部，均以透热为度。

肝气郁结证：按揉章门、期门、太冲穴，以酸胀为度。掌擦两胁肋部，以透热为度。

【注意事项】

（1）饮食有节，少食多餐，忌食刺激性和不易消化食物。

（2）平时加强腹肌锻炼，如仰卧起坐等。

（3）胃下垂严重者，可借用胃托辅助治疗。

【按语】

胃下垂是临床比较常见的疾病，西医学认为胃的正常位置主要依靠横膈的位置和活动力，以及邻近脏器及相关韧带的固定作用和腹内压的维持作用，特别是腹肌的肌力和腹壁脂肪层的厚度起到关键的支持作用。当以上因素失调时，则可出现胃下垂。推拿治疗本病有升阳举陷、补中和胃的作用，可使胃体上升，缓解症状，疗效比较满意。

十三、胁痛

胁痛是以一侧或两侧胁肋部疼痛为主要临床表现的病症。胁痛可由多种原因引起，与肝胆疾病关系最为密切。推拿治疗本病疗效较好。

【病因病机】

肝胆位于胁肋部，胆经循胁里，肝经布胁肋，故胁痛主要责之于肝胆。本病可分虚实，实证多由气滞、湿热、血瘀等郁阻肝胆及经络，导致肝失疏泄，气机不利，而致胁痛；虚证常因肝阴不足，血不养肝，肝失所养，不荣则胁痛。

【诊断】

（1）肝气郁结证　胁肋胀痛，走窜不定，多因情志不遂而诱发及加重，伴胸闷、纳少、嗳气等症，苔薄白，脉弦。

（2）肝胆湿热证　胁肋灼痛，口苦，纳呆，恶心，厌油腻，或目黄，身黄，小便黄赤，舌红，苔黄腻，脉弦滑数。

（3）气滞血瘀证　胁部刺痛，痛有定处，夜间尤甚，或有跌仆损伤史，胁下或有痞块，舌紫暗，脉沉涩。

（4）肝阴不足证　胁痛隐隐，绵绵不休，遇劳加重，伴头晕目眩，口干心烦，舌红，苔少，脉细弦数。

【治疗】

（1）治则　疏肝利胆，行气止痛。

（2）部位及取穴　胁肋部、背部膀胱经、小腿内外侧肝胆经脉，章门、期门、血海、阳陵泉、阴陵泉、胆囊穴、足三里、三阴交、侠溪、太冲、行间、膈俞、肝俞、胆俞、曲池、外关、合谷、阿是穴。

（3）手法　推法、揉法、按法、点法、一指禅推法、擦法、按揉法、搓法。

（4）操作

①基本操作　患者仰卧位。医者用两拇指或两掌从胸骨剑突沿肋弓分推两胁部约1分钟。按揉章门、期门穴，每穴约2分钟。擦两胁肋部，以透热为度。点、按、揉阳陵泉、胆囊穴、足三里、三阴交、太冲、行间穴，每穴约1分钟。擦小腿内、外侧肝胆经脉，以透热为度。患者俯卧位。用一指禅推法沿背部膀胱经自上而下操作，约5分钟。重按膈俞、肝俞、胆俞及压痛点，每穴约1分钟。擦背部膀胱经，以透热为度。

②辨证加减

肝气郁结证：指按揉肝俞、太冲穴各约2分钟，以酸胀为度。搓两胁肋部约2分钟。

肝胆湿热证：指按揉外关、曲池、阴陵泉、太冲穴各约1分钟，以酸胀为度。搓两胁肋部约2分钟。

气滞血瘀证：按揉合谷、三阴交、膈俞、阿是穴各约1分钟，以酸胀为度，阿是穴处用力稍重。搓两胁肋部约2分钟。

肝阴不足证：指按揉肝俞、胆俞、肾俞、太溪、血海、太冲穴各约1分钟，以酸胀为度。掌摩两侧胁肋部约2分钟。

【注意事项】

（1）保持心情舒畅，劳逸结合，进行适当的体育锻炼，增强体质。

（2）饮食宜清淡，忌食肥甘辛辣之品，戒烟酒。

（3）对于重症肝胆疾病患者应明确诊断，重视原发病的治疗。

【按语】

本病多以西医学的肝胆疾患为多见，患者要注意保持心情舒畅。推拿手法应用以轻快柔和舒适的操作为主，忌用蛮力、暴力操作。

（李进龙）

十四、呃逆

呃逆是由于胃气上逆动膈，气逆上冲，喉间呃呃连声，声短且频，不能自制为主要临床表现的病症。古称"哕"，又称"哕逆"。偶发本症大都轻微，可不治自愈；若持续不已，则需治疗。呃逆的病位在膈，主要因胃气上逆动膈所致。

【病因病机】

（1）饮食不当　过食生冷或滥服寒凉药物，致寒气蕴蓄于胃，循手太阴之脉上动于膈，从而导致呃逆。或因过食辛辣煎炒之品，醇酒厚味，或因过用温补之剂，燥热内生，腑气不降，气逆动膈，从而导致呃逆。

（2）情志不和　因恼怒伤肝，气机不畅，横逆犯脾，逆气动膈，故而呃逆；或因肝郁乘脾，或因忧思伤脾，运化失职，痰浊内生，故而呃逆；或素有痰饮内停，复因恼怒伤肝，气逆夹痰浊上逆动膈，发生呃逆。

（3）正气亏虚　重病、久病之人；或误用吐、下之剂，耗伤中气，损及胃阴，均可使胃失和降而发生呃逆。

【诊断】

（1）胃中寒冷证　呃声沉缓有力，胸膈及胃脘胀闷不舒，得热则减，遇寒则甚，胃纳差，喜热饮，口淡不渴，舌苔白润，脉迟缓。

（2）胃火上逆证　呃声洪亮有力，冲逆而出，胃纳可，口臭烦渴，喜食冷饮，大便秘结，小便短赤，舌红苔黄，脉滑数。

（3）气郁痰阻证　呃逆连声，常因情志不畅而诱发或加重，胸胁痞满，脘腹胀闷，嗳气纳呆，时有恶心，舌苔薄腻，脉弦或弦滑。

（4）正气亏虚证　呃声低沉无力，面色苍白，神疲倦怠，手足不温，胃纳差，舌淡，苔薄白，脉沉细或细弱无力。

【治疗】

（1）治则　理气和胃，降逆止呃。胃中寒冷证者，治以温中祛寒；胃火上逆证者，治以清胃泄热；气郁痰阻证者，治以降气化痰；正气亏虚证者，治以温补脾胃。

（2）部位及取穴　腹部、胁肋部、背部、胸部、腰骶部、四肢部，缺盆、膻中、中脘、肺俞、督俞、膈俞、肝俞、脾俞、胃俞、大肠俞、八髎，大横、天枢、气海、关元、中府、云门、章门、期门、内关、足三里、丰隆。

（3）手法　一指禅推法、㨰法、按法、摩法、搓法、振法、擦法、按揉法、捏脊法。

（4）操作

①基本操作　患者仰卧位。医者用一指禅推法、指按揉法、按法等作用于缺盆、膻中穴5分钟左右，以酸胀为度。用摩法顺时针摩腹，以中脘、气海、关元为重点，约6~8分钟。患者俯卧位。以一指禅推法、滚法作用于背部膀胱经，重点在膈俞、膈俞、脾俞、胃俞，时间约3~5分钟。患者坐位。用搓法、擦法等作用于背部及两胁，以透热为度。

②辨证治疗

胃中寒冷证：指摩气海、关元约2分钟。用振法作用于中脘穴约2分钟。

胃火上逆证：指摩或一指禅推法推大横、天枢约2分钟。指按揉或一指禅推大肠俞、八髎、足三里约3分钟。

气郁痰阻证：指按揉或一指禅推法推中府、云门、膻中、章门、期门、肺俞、肝俞，约3分钟。横擦胸部，重点在膻中穴附近，斜擦两胁，以透热为度。拇指按揉内关、足三里、丰隆穴各约1分钟。

正气亏虚证：拇指按揉或一指禅推法推气海、关元、足三里、内关穴约5分钟。擦背部膀胱经和督脉，横擦腰骶部，以透热为度。捏脊3~5遍。

【注意事项】

（1）注意饮食调节，少食生冷辛辣食物。

（2）保持心情舒畅，适当增加体育锻炼。

【按语】

呃逆为临床常见之证，推拿辨证施治，一般均可获效。若呃逆反复发作，或危重病出现呃逆频频不止，则推拿效果相对较差，应配合其他疗法治疗。

十五、腹泻

腹泻又称泄泻，是指排便次数增多，便质稀薄或完谷不化，甚至便质如水样为主症的一种病症。其中，便质溏薄而势缓者称为泄，便质清稀如水而势急者称为泻，现临床统称为泄泻。腹泻是临床常见的病症，一年四季均可发病，尤以夏秋两季为多见。肠道传染病引起的急性泄泻不在本篇论述。

【病因病机】

（1）感受外邪　寒、湿、暑、热等外邪入侵，伤及脾胃，使脾失健运，胃失和降，脾胃升降失司，则清浊不分，水食相杂，并走大肠而成泄泻。

（2）饮食所伤　饮食不节，伤及脾胃；宿食内停，脾运失职，致水谷精微不能输布，清浊不分而成泄泻。

（3）情志失调　忧思恼怒，精神紧张，致肝气不舒，横逆犯脾，脾失健运，升降失调；或忧思伤脾，脾气不运，土虚木乘，升降失调，运化失常，而成泄泻。

（4）脾胃虚弱　长期饮食失调，劳倦内伤；或久病体虚，脾胃虚弱，不能受纳水谷，导致精微不能输布，水谷停滞，清浊不分，混杂而下，而成泄泻。

（5）脾肾阳虚　年老体衰，肾气不足；或因久病及肾，损伤肾阳；或因房事无度，致命门火衰。肾阳不足，脾失温煦，运化失职，水谷不化，而成泄泻。

【诊断】

（1）外邪侵袭证　发病急骤，便质稀薄或夹黏液，腹痛肠鸣，肢体酸痛，可伴微热，苔白腻或黄腻，脉濡或滑数。

（2）食滞胃肠证　有饮食不节史。腹痛肠鸣，嗳腐吞酸，粪便臭如败卵，泻后痛减，苔厚腻，脉滑。

（3）肝气乘脾证　因情志因素导致泄泻发作。常伴胸胁痞满，嗳气少食，苔薄白，脉细弦。

（4）脾胃虚弱证　便溏或时溏时泻，完谷不化，反复发作，食欲不振，稍食油腻则大便次数增多，舌淡，苔白，脉沉细。

（5）脾肾阳虚证　多于黎明之前泄泻。泻前脐周作痛，肠鸣即泻，泻后痛减，腹部畏寒，腰酸肢冷，舌淡，苔白，脉沉细。

【治疗】

（1）治则　和肠止泻。

（2）部位及取穴　腹部、腰背部、胁肋部、任脉、督脉，风池、风府、中脘、神阙、天枢、气海、关元、大椎、肩井、肝俞、胆俞、脾俞、胃俞、肾俞、气海俞、大肠俞、命门、长强、八髎、章门、期门、曲池、外关、合谷、血海、阴陵泉、足三里、上巨虚、下巨虚、太溪、太冲、涌泉等。

（3）手法　一指禅推法、按法、摩法、擦法、㨰法、搓法、按揉法、振法。

（4）操作

①基本操作　患者仰卧位。医者用一指禅推法由中脘穴沿任脉推至关元穴，往返操作3～5分钟。用按法、拇指按揉法施于中脘、天枢、神阙、气海、关元等穴，约5分钟。用掌摩腹部约5分钟。用拇指按法或按揉法作用于足三里、上巨虚、下巨虚穴，约3分钟。患者俯卧位。用㨰法从脾俞至大肠俞，左右两侧往返治疗约2分钟。用拇指按揉脾俞、胃俞、肾俞、大肠俞、命门、长强穴，每穴约1分钟。用擦法横擦八髎穴，以透热为度。

②辨证加减

外邪侵袭证：用一指禅推法、拇指按揉法作用于风池、风府、曲池、外关、合谷穴，约5分钟。用擦法直擦大椎至胃俞穴，以透热为度。

食滞肠胃证：用掌摩法摩腹时宜顺时针方向摩腹。重点用按法、按揉法作用于天枢、脾俞、胃俞、足三里穴，约5分钟。

肝气乘脾证：用一指禅推法或拇指按揉法施于章门、期门、肝俞、胆俞、太冲穴，约5分钟。用掌擦法作用于肝俞至胃俞穴，以透热为度。用擦法或搓法作用于胁肋部，以透热为度。

脾胃虚弱证：用一指禅推或拇指按揉血海、阴陵泉、足三里、气海、关元穴，约5分钟。摩腹时宜逆时针方向摩腹。用掌振法施于腹部，约2分钟。

脾肾阳虚证：用一指禅推法或拇指按揉法施于太溪、涌泉穴各约 1 分钟。直擦背部督脉，横擦肾俞、命门、八髎穴，斜擦涌泉穴，均以透热为度。

【注意事项】

（1）注意饮食卫生，饮食有节，调畅情志，加强锻炼。

（2）注意胃部保暖，避免着凉，生活要有规律，不宜过度疲劳。

（3）泄泻期间应注意补充水分，宜少食多餐，不宜进食生冷刺激和不易消化的食物。

【按语】

推拿治疗泄泻时应注意选择好适应证。急性泄泻者必须到内科就诊，经化验排除肠道感染后才能行推拿治疗。推拿治疗慢性泄泻，疗效显著。但疗效因病因和病程的不同而差异较大。一般患者治疗 3～5 次即可明显见效，治疗 1 个疗程可基本治愈；对于重症患者，需要治疗 2～3 个疗程方可明显见效。

十六、便秘

便秘是指由于大便秘结不通，或排便时间延长；或虽有便意，而排便艰涩不畅的一种病症。本病常见于各种急、慢性疾病中。便秘属大肠传导功能失常，但与脾胃及肾脏的关系甚为密切。

【病因病机】

（1）胃肠燥热　素体阳盛，或饮酒过度；或过食辛热厚味；或热病之后，津液耗伤，以致胃肠积热，使津液失于输布，不能下润，致大便燥结，难于排出而成便秘。

（2）气机郁滞　情志不舒，忧愁思虑，致肝气郁结，脾失健运，胃失通降；或肺气不足或壅滞，肃降无力，肺与大肠相为表里，导致大肠传导失司。因气机郁滞，通降失常，传导失职，糟粕内停，不得下行故成便秘。

（3）气血亏虚　年老体虚；或劳倦内伤，病后、产后，气血两亏。气虚，则大肠传送无力；阳虚，则肠道失于温煦，阴寒内结，便下无力，大便艰涩；血虚，则津液不能滋润大肠，重者损及下焦精血，以致阴虚，阴亏则大肠干涩；故气血亏虚者，则大便干结，便下困难，甚至秘结不通。

（4）阴寒凝结　阳虚体弱，或年老体衰者，阳气不足，温煦无力，阴寒内生，留于肠胃，致阳气不通，津液失于输布，不能下润，而成便秘。

【诊断】

（1）胃肠燥热证　大便干结，小便短赤，面红身热，口干口臭，烦燥不安，腹胀腹痛，舌红苔黄或黄燥，脉滑数。

（2）气机郁滞证　大便秘结，欲便难出；或便而不爽，肠鸣矢气，嗳气频作，胸胁痞满不舒；或腹胀疼痛，食少纳呆，舌苔薄腻，脉弦。

（3）气血亏虚证　气虚便秘者大便不畅，临便时努挣乏力，汗出气短，便下可不干结，面白无华，神疲乏力，舌淡苔薄，脉弱。血虚便秘者大便秘结，面色无华，心悸气短，失眠多梦，头晕目眩，舌质淡，脉细涩。

（4）阴寒凝结证 大便艰涩，排便困难，腹中冷痛，小便清长，四肢不温，喜热恶寒，腰背酸痛，舌淡，苔白，脉沉迟。

【治疗】

（1）治则 行气导滞，润肠通便。胃肠燥热证者，治以清热降浊；气机郁滞证者，治以疏肝理气；气血亏虚证者，治以健脾和胃，调和气血；阴寒凝结证者，治以温阳散寒。

（2）部位及取穴 腰骶部、背部、胁肋部、中脘、天枢、大横、关元、气海，肺俞、膈俞、心俞、肝俞、脾俞、胃俞、肾俞、大肠俞、命门、八髎，血海、足三里、上巨虚、支沟、曲池、内关、合谷，中府、云门、膻中、章门、期门、太冲。

（3）手法 一指禅推法、按法、摩法、按揉法、㨰法、擦法。

（4）操作

①基本操作 患者仰卧位。医者用一指禅推法、按揉法施于中脘、天枢、大横、关元、气海，约 5 分钟。用掌摩法顺时针方向摩腹，约 5 分钟。患者俯卧位。用一指禅推法、按法、按揉法施于肝俞、脾俞、胃俞、肾俞、大肠俞、八髎穴，约 3 分钟。用㨰法施于背部两侧膀胱经，从肝俞向下至八髎为止，反复操作约 5 分钟。用拇指按揉肾俞、大肠俞、八髎穴约 3 分钟，以酸胀为度。用擦法横擦腰骶部，以透热为度。

②辨证治疗

胃肠燥热证：用拇指按揉足三里、上巨虚、曲池、支沟、合谷穴约 3 分钟，以酸胀为度。用一指禅推法从足三里向下推至下巨虚，约 2 分钟。

气机郁滞证：用拇指按揉中府、云门、膻中、章门、期门、太冲、肺俞、膈俞穴约 5 分钟，以酸胀为度。斜擦两胁肋部，以透热为度。

气血亏虚证：用按法、按揉法、一指禅推法等施于血海、足三里、内关、心俞、肺俞穴，以酸胀为度，约 5 分钟。用擦法擦腰骶部，以透热为度。

阴寒凝结证：用擦法施于背部督脉，从大椎穴至腰阳关穴，以透热为度。用擦法施于腰骶部，以透热为度。

【注意事项】

（1）保持精神舒畅，适当进行户外活动，养成定时排便习惯，大便时不宜久坐。

（2）根据体质多选食蔬菜、水果，忌食辛辣刺激性食物或不易消化的食物。

【按语】

推拿治疗便秘具有明显的疗效。但便秘是由多种原因引起的一种临床症状，治疗时必须审证求因，因证施治，方能获得较好的疗效。

十七、癃闭

癃闭是指排尿困难且量少，甚则小便闭塞不通为主要症状的一种病症。其中，"癃"是指小便不畅，尿短量少，甚至点滴而下，且病势较缓者；"闭"是指小便闭塞，点滴不通，且病势较急者。癃和闭都是指排尿困难，仅在程度上有差别，故多合称为"癃闭"。本病的病位在膀胱，但与三焦的气化有着密切的关系。

【病因病机】

（1）膀胱湿热　中焦湿热，蕴而不解，下注膀胱；或肾热移于膀胱，湿热互结于膀胱，致气化不利，小便不通而成癃闭。

（2）肺热壅盛　肺为水之上源，若热壅于肺，肺气不能肃降，则津液输布失常，水道通调不利，不能下输膀胱；或因肺热过盛，下移膀胱，上、下焦均为热气闭阻而成癃闭。

（3）肝气郁滞　七情内伤致肝气郁结，疏泄不利，气机不调，进而引起三焦水液的运行和气化功能失调，致使水道通调受阻而成癃闭。

（4）肾阳不足　年老体弱，久病体虚者，多肾阳不足，命门火衰，致使膀胱气化无权而成癃闭。

（5）尿路阻塞　淤血、败精、顽痰瘀积或互结，致砂石内生，阻塞尿路，使小便难以排出而形成癃闭。

【诊断】

（1）膀胱湿热证　小便点滴不通，或量少而短，尿赤灼热，少腹胀满，口苦口黏，或口渴不欲饮，或大便干结不畅，舌质红，苔黄腻，脉数。

（2）肺热壅盛证　小便点滴不通，或点滴不爽，咽干，烦渴欲饮，或咳嗽，甚至呼吸急促，舌红，苔薄黄，脉数。

（3）肝气郁滞证　情志抑郁或烦躁易怒，小便通而不爽，甚至不通，胁腹胀满，舌红，苔薄或薄黄，脉弦。

（4）肾阳不足证　小便点滴不畅，排出无力，甚至点滴不下，面色㿠白，神怯气弱，腰膝酸软，畏寒肢冷，舌淡或淡胖，苔薄白，脉沉细或弱。

（5）尿路阻塞证　尿如细线或小便点滴而下，甚则阻塞不通，小腹胀满疼痛，舌质紫暗，或舌根和舌底有瘀点，脉涩。

【治疗】

（1）治则　疏利气机，通利小便。膀胱湿热证者，治以清利湿热；肺热壅盛证者，治以清热宣肺；肝气郁滞证者，治以疏肝理气；肾阳不足证者，治以温肾益气；尿路阻塞证者，治以行瘀散结。

（2）部位及取穴　小腹部、大腿内侧部、前胸上部及背部、腰骶部、中极、关元、气海、志室、水道、髀关、足五里、血海、阴陵泉、三阴交、委阳、合谷、太渊、中府、云门、曲池、章门、期门、肾俞、命门、三焦俞、膀胱俞、八髎。

（3）手法　推摩法、一指禅推法、按揉法、揉法、擦法、摩法。

（4）操作

①基本操作　患者仰卧位。医者用推摩法在腹部操作，重点作用于气海、关元、中极穴，约8分钟。用摩法、掌揉法施于两大腿内侧约5分钟。用一指禅推法、拇指

按揉法等施于髀关、足五里、血海穴约 5 分钟，以酸胀为度。

②辨证治疗

膀胱湿热证：用拇指按揉法、一指禅推法施于膀胱俞、委阳、阴陵泉、三阴交穴，约 5 分钟。用擦法横擦腰骶部，以透热为度。

肺热壅盛证：用掌擦法横擦前胸上部及背部，均以透热为度。用拇指按揉法、一指禅推法施于中府、云门、曲池、太渊、合谷穴，约 5 分钟。

肝气郁滞证：用拇指按揉法、一指禅推法作用于章门、期门穴约 5 分钟，以酸胀为度。用擦法擦两胁部，以透热为度。

肾阳不足证：用一指禅推法、拇指按揉法施于肾俞、命门、八髎穴约 3 分钟，以微感酸胀为度。横擦腰骶部，直擦背部督脉，均以透热为度。

尿路阻塞证：用拇指按揉法、一指禅推法施于肾俞、三焦俞、志室、水道、血海、三阴交穴约 5 分钟，以酸胀为度。用擦法横擦腰骶部，以透热为度。

【注意事项】

（1）慎起居，调情志，进行适当的体育锻炼。

（2）少食辛辣煎烤之品，戒烟酒。

【按语】

推拿治疗尿潴留具有明显效果。尤其适于年老体弱和小儿患者，对下腹部手术后所引起的尿潴留，疗效也较好，同时也可以避免导尿引起的泌尿系统感染。但对器质性疾病引起的尿潴留，如尿毒症等引起的尿潴留，则不能治疗。

（杨云才）

十八、淋证

淋证是指小便频数短涩，滴沥刺痛，欲出未尽，小腹拘急，或痛引腰腹的病症。

【病因病机】

《金匮要略》认为本病的发生是"热在下焦。"《诸病源候论》认为"诸淋者，由肾虚而膀胱热也。"热积膀胱和肾气亏虚，确为淋证发病的 2 个主要因素。若湿热流注下焦，结于膀胱，使膀胱气化失职，则成热淋；如湿热蕴结下焦，煎熬尿液，日积月累，尿中杂质结成沙石，即为石淋；若火热灼伤脉络，扰动阴血，血从尿出，是为血淋；如湿热下注，不能制约脂液，脂液随尿而出，尿液混浊如膏，便成膏淋；若湿邪留恋，日久不除，湿气伤阳，肾阳受损，病情缠绵，遇劳即发，则为劳淋。此外，淋证亦有因肝气郁结，下焦气化不利而成者，谓之气淋。总之，本病的主要病机为下焦气化不利，与肾和膀胱最为密切。

【诊断】

小便频急、淋沥涩痛、小腹拘急、腰部酸痛为各种淋证的主症，也是诊断淋证的主要依据。根据淋证患者的临床表现可以确定其证型。病久或反复发作后，常伴有低热、腰痛、小腹坠胀、疲劳等症。多见于已婚女性，每因疲劳、饮食不当、情志变化、感受外邪而诱发。

结合有关检查，如尿常规、尿细菌培养、X线摄片、肾盂造影、B超、膀胱镜等，可明确诊断。

（1）热淋 小便频数，灼热刺痛，尿色黄赤，点滴而下，急迫不爽，少腹拘急胀痛，或大便秘结，或腰痛拒按，或寒热口苦，苔黄腻，脉濡数。

（2）石淋 尿中时夹砂石，小便艰涩，或排尿时突然中断，尿道窘迫疼痛，少腹拘急，或腰腹绞痛难忍，牵引小腹，连及外阴，尿中带血，舌红，苔薄黄，脉弦或数。

（3）气淋 实证为小便滞涩，淋漓不畅，少腹满闷，甚则胀痛难忍，苔薄白，脉沉弦。虚证为尿频余沥不尽，小便坠胀，面色㿠白，少气懒言，舌淡红，脉虚细无力。

（4）膏淋 实证为小便浑浊不清，呈乳糜色，置之沉淀如絮状，上有浮油如脂，或夹凝块，或混有血液，尿时不畅，灼热疼痛，舌红，苔黄腻，脉濡数。虚证为病久不已，反复发作，淋出如脂，涩痛减轻，形体消瘦，头昏无力，腰膝酸软，舌淡红，苔腻，脉细弱无力。

（5）血淋 实证为小便热涩刺痛，尿色深红，或夹有血块，痛引少腹，心烦，苔黄，脉滑数。虚证为尿色淡红，尿痛涩滞不显著，神疲乏力，腰膝酸软，舌淡红，脉细数。

【治疗】

（1）治则 实则清利，虚则补益。膀胱湿热证者，治以清热利湿；砂石结聚证者，治以通淋排石；气滞不畅证者，治以疏利气机；脾肾亏虚证者，治以健脾益肾。

（2）部位及取穴 腰骶部、小腹部、下肢部、肾俞、膀胱俞、三焦俞、志室、八髎、中极、关元、气海、水道、血海、足三里、三阴交、阴陵泉、阳陵泉、丰隆、髀关、委阳、照海、肝俞、期门、章门、命门、志室、太溪、行间、涌泉。

（3）手法 一指禅推法、按法、㨰法、揉法、按揉法、摩法、拿法、擦法。

（4）操作

①基本操作 患者仰卧位。医者沿顺时针方向摩小腹，约5分钟。用一指禅推法、指按揉法施于中极、关元、气海穴，每穴1~2分钟。患者俯卧位。用一指禅推法、指按揉法施于肾俞、膀胱俞穴，每穴1~2分钟。用拇指按揉肾俞、膀胱俞、八髎穴，每穴1~2分钟，以酸胀为度。横擦八髎穴，以透热为度。

②辨证加减

热淋：用拇指按揉法施于髀关、委阳、阴陵泉、足三里、三阴交穴，每穴1分钟左右，以酸胀为度。用轻缓的手法拿下肢前侧、内侧肌肉2分钟左右。

石淋：用一指禅推法或拇指按揉法施于三焦俞、肾俞、志室、水道、三阴交穴，每穴1分钟左右，以酸胀为度。用轻缓的手法拿下肢后侧、外侧肌肉2分钟左右。

气淋：实证用一指禅推法推肝俞、期门、章门，每穴1分钟左右。用拇指按揉阳陵泉、阴陵泉、丰隆、行间、太溪穴，每穴1分钟左右。斜擦两胁，以透热为度。虚证用一指禅推法推气海、命门、志室，每穴1分钟左右。用拇指按揉阴陵泉、足三里、三阴交，每穴 1 分钟左右。擦涌泉穴，以透热为度。

膏淋：实证用拇指按揉法施于阴陵泉、足三里、三阴交，每穴 1 分钟左右，以酸胀为度。以拿法施于下肢前侧、内侧 2 分钟左右。虚证用一指禅推法或拇指按揉法施于气海、关元、命门、志室、足三里、阴陵泉、三阴交，每穴 1 分钟左右，以酸胀为度。擦涌泉穴，以透热为度。

血淋：实证用一指禅推法或拇指按揉法施于膈俞、三焦俞、肾俞、阴陵泉、阳陵泉、三阴交穴，每穴 1 分钟左右，以酸胀为度。虚证用拇指按揉法施于血海、足三里、三阴交穴，每穴 1 分钟左右，以酸胀为度。擦涌泉穴，以透热为度。

【注意事项】

（1）治疗时，选穴、手法操作应根据患者病情和个体差异而定。

（2）饮食宜清淡，忌肥甘、辛辣之品，多饮水。

（3）平时应适当参加体育锻炼，增强体质；治疗期间禁忌房事，避免过度疲劳。

（4）保持心情舒畅，防止情志内伤。

（5）克服憋尿的不良习惯。

【按语】

淋证伴有结石，有腰腹绞痛的患者，应积极结合其他疗法进行综合治疗，如对于淋证气血虚弱较甚者，可适当配合中药以补气养血治疗。

十九、遗精

遗精由于肾虚不固或邪扰精室，导致不因性生活而精液排泄，每周超过 1 次以上者。其中有梦而遗精的，称为梦遗；无梦而遗精的，甚至清醒时精液流出的，称为滑精。

【病因病机】

本病的病位在精室，各种内外致病因素扰动精室，或精室亏虚，固摄无力均可致遗泄频作，与肾、心、肝、脾密切相关。情志失调，劳神太过，心阳独亢，心阴被灼，心肾不交，水亏火旺，扰动精室而致遗精；醇酒厚味，损伤脾胃，湿浊内生，蕴而生热，热扰精室，湿热下注而致遗精；或见于思虑太甚，劳伤心脾，心脾两虚，脾气下陷，气不摄精，产生遗精；或青年早婚，房事过度，或少年无知，频犯手淫，或醉而入房，纵欲无度，或先天不足，禀赋素亏，下元虚惫，肾虚不藏，精关不固，而致遗精。

【诊断】

（1）阴虚火旺证　少寐多梦，梦则遗精，阳事易举，头晕耳鸣，五心烦热，口干颧红，舌红少苔，脉细数。

（2）湿热下注证　遗精频作，小便黄赤，热涩不畅，口苦而腻，心烦少寐，大便溏臭，或脘腹痞闷，恶心，或茎中灼痛，大便黏滞不爽，舌质红，苔黄腻，脉滑数或濡数。

（3）心脾两虚证 劳则遗精，精液清稀，心悸健忘，夜寐梦多，面黄神疲，少气懒言，食少便溏，舌淡，苔薄白，脉弱。

（4）肾虚不固证 遗精频作，甚则滑泄不禁，形寒肢冷，面色少华，头晕目眩，耳鸣，腰膝酸软，夜尿多，舌淡，苔白滑，脉沉细。

【治疗】

（1）治则 固精涩精。

（2）部位及取穴 小腹部、腰骶部、背部膀胱经、背部督脉，神阙、中极、气海、关元、肾俞、命门、腰阳关、八髎、内关、神门、曲池、三阴交、太溪、三焦俞、膀胱俞、阴陵泉、心俞、脾俞、胃俞、足三里、志室、中脘、曲池、涌泉。

（3）手法 摩法、一指禅推法、㨰法、按揉法、擦法。

（4）操作

①基本操作 患者取仰卧位。医者在小腹部施以摩法 3 分钟左右。以一指禅推法或拇指按揉法施于中极、气海、关元穴 5 分钟左右，以酸胀为度。患者取俯卧位。用㨰法施于腰骶部 5 分钟左右。指按揉肾俞、命门穴各 2 分钟左右，以酸胀为度。横擦肾俞、命门、腰阳关、八髎穴，以透热为度。

②辨证加减

阴虚火旺证：用拇指按揉法施于曲池、内关、神门、三阴交、太溪穴，每穴 1～2 分钟左右，以酸胀为度。擦涌泉，以透热为度。

湿热下注证：逆时针摩腹 5 分钟左右。以一指禅推法、拇指按揉法施于三焦俞、膀胱俞、曲池、阴陵泉等穴，每穴 2 分钟左右，以酸胀为度。

心脾两虚证：以擦法擦中脘穴，以透热为度。以一指禅推法、拇指按揉法施于心俞、脾俞、胃俞、足三里等穴，每穴 1～2 分钟，以酸胀为度。

肾气不固证：以一指禅推法、拇指按揉法施于肾俞、命门、志室、腰阳关，每穴 1～2 分钟，以酸胀为度。用擦法直擦督脉、斜擦涌泉穴，均以透热为度。

【注意事项】

遗精的治疗应注重患者情志因素，正确运用精神疗法，配合心理疏导，增强疗效。

【按语】

本病在推拿手法治疗的基础上，可以配合推拿功法锻炼，如选用保健功、休息式站桩功、六字诀等功法进行治疗，这样可提高治疗效果。

（王晓东）

二十、阳痿

阳痿是指成年的男子在性交时，由于阴茎痿软不举，或举而不坚，或坚而不久，无法进行正常性生活的病症，又称"阴痿""阴器不用"。而过劳、发热等引起的一时性阴茎勃起障碍不可视为病态。据统计，中国 40 岁以上的男性至少有 8 000 万人患有阳痿。阳痿患者常常伴有抑郁、自卑等表现。

【病因病机】

（1）命门火衰　劳倦内伤、年高体弱；或先天禀赋不足；或久病伤肾、手淫、早婚、房劳过度等皆可使肾气不充，进而导致肾阳虚衰，命门火衰，性功能减退而出现阳痿。

（2）心脾两虚　思虑过度，损伤心脾，气血生化不足；或久病、大病初愈，气血不足，宗筋失养而导致阳痿。

（3）肝经湿热　肝经环阴器，抵小腹。若情志不遂，肝气郁结，本经津液不化反为湿浊，蕴久可化热；或因过食肥甘，酿湿生热；或感受湿热之邪，内阻中焦，郁蒸肝胆，伤及宗筋，致使宗筋瘪疭而引起阳痿。

（4）肝气郁结　情志不遂，郁怒伤肝，使气机郁滞，肝失疏泄，肝气郁结，血液运行亦随之瘀滞，从而引起阳事不举或举而不坚而致阳痿。

【诊断】

（1）命门火衰证　阴茎勃起稀少或举而不坚，神疲乏力，头晕耳鸣，健忘，耳鸣，气短自汗，甚至动则气喘，腰膝酸软，舌淡胖，苔薄白，脉沉细。

（2）心脾两虚证　阳事不举，精神不振，失眠多梦，心悸，胃纳不佳，腹胀，便溏，面色不华，舌质淡，苔薄腻，脉细弱。

（3）肝经湿热证　阴茎瘪软，阴囊潮湿、臊臭，睾丸坠胀作痛，下肢酸困，小便黄赤，苔黄腻、脉濡数。

（4）肝气郁结证　阳事不举或举而不坚，心情抑郁，烦躁易怒，脘闷，善太息，胸胁胀满，咽干或咽中有异物堵塞感，意志消沉或猜疑心重，舌淡红，苔薄白，脉沉弦。

【治疗】

（1）治则　命门火衰者，治以益肾壮阳；心脾两虚者，治以补益心脾；肝经湿热者，治以清利湿热；肝气郁结者，治以疏肝理气。

（2）部位及取穴　腹部、腰骶部、背部督脉和膀胱经、胁肋、大腿内收肌，神阙、气海、关元、中极、肾俞、命门、腰阳关、八髎、足三里、三阴交、太溪、涌泉、膻中、长强、心俞、脾俞、内关、太冲、肝俞、阴陵泉、丰隆、章门、期门、太冲。

（3）手法　一指禅推法、摩法、𢱃法、按法、按揉法、擦法、点法。

（4）操作

①基本操作　患者仰卧位。医者用一指禅推法在腹部气海、关元、中极穴操作6～8分钟。以掌摩法在下腹部操作约5分钟，以患者觉腹部有热感为度。用三指按揉气海、关元、中极穴，每穴约1分钟。患者俯卧位。用𢱃法在腰骶部上下来回滚动约3分钟。用点法点肾俞、命门、腰阳关、八髎穴各1分钟左右，至患者自觉有热感或胀感并向下腹部传导为度。指按足三里、三阴交、太溪穴各约1分钟。擦腰骶部，以透热为度。

②辨证加减

命门火衰证：指按揉膻中、长强穴，每穴约 1 分钟。掌振神阙穴约 2 分钟。擦肾俞、命门、八髎、涌泉穴，以透热为度。

心脾两虚证：指按揉心俞、脾俞、肾俞、内关穴，每穴约 1 分钟。直擦背部督脉及膀胱经，以透热为度。

肝经湿热证：用点法点肝俞、阴陵泉、丰隆、太冲，每穴约 1 分钟。用拿法拿腹直肌和大腿内收肌约 3 分钟。

肝气郁结证：指按揉章门、期门、太冲穴，每穴约 1 分钟。擦两胁肋部，以透热为度。

【注意事项】

（1）患者要适度节制房事。性生活时，患者宜保持镇静，不要紧张。

（2）少食辛辣肥甘之品，保持心情舒畅，避免过度疲劳。

（3）适当参加体育锻炼，增强体质。

（4）积极治疗容易导致阳痿的原发病，如糖尿病、甲状腺功能亢进等。

【按语】

本病多属于功能性病变，医者要做好患者的心理疏导工作，使患者对此病有正确的认识，充满信心。在治疗中取得患者夫妻双方的配合，让妻子从心理上对丈夫进行安慰。

二十一、早泄

早泄是指房事时过早射精而影响正常性交，是男子性机能障碍的常见病症，常与阳痿、遗精相伴出现。《沈氏尊生书》说："未交即泄，或乍交即泄"。

【病因病机】

（1）阴阳两虚　房劳、手淫过度使肾精亏虚、肾阴不足，或劳倦内伤、年老体弱；或先天禀赋不足；或虚损日久，久病伤肾，肾精不固而导致早泄。

（2）湿热下注　过食肥甘，酿湿生热，湿热蕴于肝胆，扰动精室而导致早泄。

总之，本病的基本病机为肾失封藏，精关不固，病位在肾。

【诊断】

（1）阴阳两虚证　欲念时起，阳事易举，或举而不坚，过早泄精，或性欲减退，梦遗滑精，头晕目眩，心悸，耳鸣耳聋，口燥咽干，腰膝酸软，舌质红，脉细数。

（2）湿热下注证　泄精过早，阴茎易举，阴囊潮湿、热痒坠胀，尿黄不爽，口苦，咽干、胸胁胀痛，纳呆，下肢酸困，舌质红、苔黄腻，脉弦滑而数。

【治疗】

（1）治则　阴阳两虚者，宜壮阳滋阴；湿热下注者，宜清利湿热。

（2）部位及取穴　腹部、腰骶部、股内侧，气海、关元、中极、肾俞、肝俞、膀胱俞、命门、八髎、足三里、丰隆、三阴交、太溪、行间、涌泉、脾俞、胆俞。

（3）手法　一指禅推法、摩法、滚法、点法、按法、按揉法、擦法。

（4）操作

①基本操作　患者仰卧位。医者用一指禅推法在患者的腹部操作 6 ~ 8 分钟，重点在气海、关元、中极穴；指按揉以上穴位，每穴约 1 分钟。以掌摩法在下腹部操作约 3 分钟，至患者自觉腹部有热感为度。患者俯卧位。用滚法在腰骶部上下来回滚动 3 分钟左右。点按肝俞、肾俞、命门、膀胱俞、八髎穴，至患者自觉有热胀感并向下腹部传导为度。

②辨证加减

阴阳两虚证：指按揉足三里、丰隆、三阴交、太溪穴，每穴约 1 分钟。擦肾俞、命门、八髎、涌泉穴，均以透热为度。

湿热下注证：指按揉脾俞、胆俞、丰隆、行间穴，每穴约 1 分钟。擦大腿内侧肝经循行部位，以微热为度。

【注意事项】

（1）患者要适度节制房事。

（2）少食肥甘之品，注意劳逸结合，加强营养。

（3）适当参加体育锻炼，增强体质。

【按语】

医者要做好患者的心理疏导工作，使患者对此病有正确的认识，对治愈充满信心，在治疗中还要取得患者夫妻双方的配合。

（吕　明　魏玉龙　瞿新明　周延辉）

二十二、消渴

消渴是以多饮、多食、多尿、乏力、消瘦，或尿有甜味为主要临床表现的一种疾病。上消主要表现为烦渴引饮，中消主要表现为消谷善饥，下消主要表现为小溲如膏。消渴病病变的脏腑主要在肺、胃、肾，其病机主要在于阴津亏损，燥热偏胜，而以阴虚为本，燥热为标，两者互为因果。西医学认为本病与遗传、病毒感染、自身免疫、饮食习惯、肥胖有关。

【病因病机】

（1）饮食所伤　如过食辛辣、鱼腥、乳酪、甜腻、油煎之品，或过于饮酒，则可损伤脾胃阴液，使肠胃积热，化燥伤津而致消渴病。

（2）情志所伤　当外来的精神刺激突然、强烈或持久不除，使情志激动过度，超过生理活动的范围，加之人们又不能正确对待外来刺激，从而导致本病的发生。如忧郁恼怒则可伤肝，使肝气郁结，日久化火，肝火上犯，消烁肺胃津液而发消渴病。

（3）房劳所伤　房事不节制，即性生活过于频繁。房事过度则伤肾，耗伤肾精，肾精亏损，虚火内生，内生之虚火扰动人体之后，使人更欲房事，如此恶性循环。因肾阴是一身阴液的根本，终致肾虚、肺燥、胃热俱现而发消渴病。

（4）温燥药物所伤 有人意欲长寿或快情纵欲而长期服用温燥壮阳补肾之剂，或久病误服温燥之品，均可燥热内生，损伤津液，阴津亏损而致消渴病。

【诊断】

（1）上消 烦渴多饮，口干舌燥，尿频量多，舌边尖红，苔薄黄，脉洪数。

（2）中消 多食善饥，形体消瘦，大便干燥，口渴，尿多，苔黄，脉滑实有力。

（3）下消 肾阴亏虚者，尿频量多，混浊如膏脂，或尿甜，口干唇燥，舌红少苔，脉沉细。阴阳两虚者，小便频数，混浊如膏脂，甚至饮一溲一，面色黧黑，耳轮焦干，腰膝酸软，形寒畏冷，男性可有阳痿不举，女性可有阴部瘙痒，舌淡，苔白而干，脉沉细无力。

【治疗】

（1）治则 清热润燥、养阴生津。上消者，治以清热润肺、生津止渴；中消者，治以清胃泻火，养阴增液；下消者，肾阴亏虚治以滋阴固肾，阴阳两虚治以滋阴温阳、补肾固涩。

（2）部位及取穴 腹部、胁肋部，肺俞、胰俞、肝俞、胆俞、脾俞、胃俞、三焦俞、肾俞、中脘、气海、关元、曲池、三阴交、足三里、神阙、命门、心俞、膈俞、阳陵泉、中府、云门、膻中、期门、章门、血海、太溪、然谷、八髎。

（3）手法 一指禅推法、按揉法、按法、揉法、摩法、搓法、擦法、点法。

（4）操作

①基本操作 患者仰卧位。医者掌摩腹部约3分钟。以一指禅推法或按揉法施于中脘、气海、关元穴，每穴约1分钟。掌揉神阙穴约2分钟。患者俯卧位。以一指禅推法或按揉法施于肺俞、胰俞、肝俞、胆俞、脾俞、胃俞、肾俞、三焦俞穴，重点在胰俞，每穴约1分钟。横擦肾俞、命门穴，以透热为度。患者坐位。用拇指按曲池、足三里、三阴交穴各约1分钟。掌搓两胁肋部约1分钟。

②辨证治疗

上消：拇指按揉心俞、膈俞各约1分钟。拇指点阳陵泉、足三里穴各约1分钟。指摩中府、云门、膻中各约2分钟。

中消：用拇指按揉期门、章门各2分钟左右。用拇指点按血海、三阴交、太溪各约1分钟。

下消：用拇指按揉三阴交、太溪、然谷各约2分钟。掌擦骶部八髎穴，以透热为度。

【注意事项】

（1）合理安排作息时间，生活要有规律，冷热要适宜，保证充足睡眠，以防止感冒及肺部感染，减少并发症等。

（2）适当参加体力劳动和体育锻炼，不宜食后即卧、终日久坐，以增强抗病能力。

（3）节制饮食和情欲，保持心情舒畅，节制房事。

（4）坚持持久调养，即使"三多"症状消除，体重恢复正常，也不能立即中断。

【按语】

目前消渴病基本上是不能根治的，治疗的目的是尽可能长地保持无合并症及相对正常的生活。推拿治疗消渴病简单方便、无毒副作用、疗效确切，尤其对非胰岛素依赖型有相当不错的效果。一般情况下，推拿可作为治疗消渴病的一种长期疗法，这种疗法能够改善和缓解患者的各种症状，纠正和防止急、慢性合并症，要根据病情决定是否单独运用或与其他疗法合用。

（王卫刚）

二十三、郁证

郁证是由于情志不舒、气机郁滞所引起的一类病症。主要表现为心情抑郁、情绪不宁、胸部满闷、胁肋胀痛，或易怒喜哭，或咽中如有异物梗阻，失眠等症。本病的病位主要涉及肝、心、脾。在古代医籍记载中，其所指范围广泛，包括由于外感六淫，情志不舒，以及饮食、痰浊积滞所引起的诸多疾病。张景岳曾言："凡诸郁滞，如气、血、食、痰、风、湿、寒热，或表或里，或脏或腑，一有滞逆，皆为之郁。"本节主要讨论因情志不舒，气机郁滞所引起的郁证，即以气郁为主要内容。情志不舒，气机郁滞，会导致脏腑功能不调，可出现血瘀、痰结、食积、火郁等证。

【病因病机】

（1）情志失调　七情过极，刺激过于持久，超过机体的调节能力而致。若郁怒不畅，肝失条达，气失疏泄，致肝气郁结。气郁日久化火，则为火郁；气滞血瘀则为血瘀；谋虑不遂或忧思过度，久郁伤脾，脾失健运，食滞不消而蕴湿、生痰、化热等，则可发展为食郁、湿郁、痰郁、热郁。

（2）体质因素　原本肝旺，或体质素虚，复加情志刺激，肝郁抑脾，饮食渐减，生化乏源，则气血不足，心脾两虚；郁久化火，暗耗营血，累及肾阴，而致阴虚火旺。

【诊断】

（1）肝气郁结证　精神抑郁，情绪不宁，胸部满闷，善太息，胁肋胀痛，痛无定处，脘闷嗳气，不思饮食，大便不调，女子月事不行，苔薄腻，脉弦。

（2）气郁化火证　急躁易怒，胸胁胀满，口苦而干，或头痛，目赤，耳鸣，或嘈杂吞酸，大便秘结，舌质红，苔黄，脉弦数。

（3）痰气郁结证　精神抑郁，胸部闷塞，或胁胀痛，咽中不适，如有物梗阻，吞之不下，咯之不出，苔白腻，脉弦滑。

（4）心神失养证　精神恍惚，心神不宁，多疑易惊，悲忧善哭，喜怒无常，时时欠伸，多见于女性，常因精神刺激而诱发，舌质淡，脉弦细。

（5）心脾两虚证　多思善疑，头晕神疲，心悸胆怯，失眠健忘，食少纳呆，面色不华，舌质淡，苔薄白，脉细。

（6）阴虚火旺证 心悸，眩晕，少寐多梦，健忘，心烦易怒，口咽干燥，或遗精腰酸，妇女则月经不调，舌质红少津，脉细数。

【治疗】

（1）治则 疏通气机，怡情易性。肝气郁结证者，治以疏肝理气解郁；气郁化火证者，治以清肝泻火，解郁和胃；痰气郁结证者，治以行气化痰开郁；心神失养证者，治以养心安神；心脾两虚证者，治以健脾养心，补益气血；阴虚火旺证者，治以滋阴清热，补心安神。

（2）部位及取穴 头部、背腰部、胁肋部、腹部及下肢部，本神、神庭、肝俞、脾俞、胃俞、章门、期门、太冲、行间、胆俞、三焦俞、阳陵泉、丰隆、天突、中脘、心俞、神门、足三里、内关、外关、肾俞、气海、关元、三阴交、涌泉等。

（3）手法 㨰法、一指禅推法、按揉法、摩法、抹法、搓法、拿法、揉法、擦法。

（4）操作

①基本操作 患者仰卧位。医者掌摩腹部约 3 分钟。用指按揉法施于章门、期门穴各约 2 分钟。指摩胁肋部约 3 分钟。双拇指分抹前额 3 分钟。用指按揉法施于本神、神庭穴各约 2 分钟。患者俯卧位。用㨰法施于脊柱两侧膀胱经约 5 分钟。用一指禅推法推肝俞、脾俞、胃俞穴，每穴约 2 分钟。

②辨证治疗

肝气郁结证：拇指按揉太冲、行间穴，每穴约 2 分钟。搓胁肋部约 1 分钟。

气郁化火证：拇指按揉胆俞、三焦俞、阳陵泉穴，每穴约 1 分钟。用拿法施于大腿内侧肌肉，约 3 分钟。

痰气郁结证：拇指按揉胆俞、丰隆穴，每穴约 1 分钟。用勾点法勾点天突穴约 1 分钟。掌揉中脘穴 5 分钟左右。

心神失养证：拇指按揉心俞、神门、足三里，每穴约 1 分钟。用拿法拿下肢内侧和前侧的肌肉，约 5 分钟。

心脾两虚证：拇指按揉心俞、内关、外关、足三里，每穴约 1 分钟。掌揉中脘 5 分钟左右。

阴虚火旺证：拇指按揉肾俞、气海、关元、三阴交，每穴约 2 分钟。擦涌泉，以透热为度。

【注意事项】

（1）必须注意精神治疗，劝导患者，使患者心情愉快，思想开朗。

（2）适当参加体育活动，以增强体质，减轻症状。

（3）应做各系统检查排除器质性疾病，注意与癫痫以及脑动脉硬化、脑外伤等产生的精神症状鉴别。

【按语】

对郁证的治疗，心理治疗极为重要。医者应同时做好患者的心理治疗工作，关心患者的疾苦，解除情志致病的因素，调动患者的积极性，增强治愈疾病的信心。推拿治疗郁证有一定的疗效，如果配合心理、中医功法等治疗，更可以达到事半功倍的效果。

（李 武）

二十四、慢性疲劳综合征

慢性疲劳综合征是一种以慢性或反复发作的极度疲劳持续至少半年以上为特征的证候群，同时伴有低热、淋巴结肿痛、肌肉酸痛、关节疼痛、神经精神症状、免疫学异常和其他非特异表现的综合征。中医古籍中没有本病的病名，但是根据其症状，可将其划归到"虚劳""不寐""脏躁""百合病""郁证""脾胃内伤病"等范畴。随着社会发展，竞争日趋激烈，人们的工作和生活压力也随之增大，慢性疲劳综合征的发病率呈逐年上升的趋势，严重地危害着人们的身心健康。中医推拿能够有效缓解慢性疲劳综合征患者的体力及脑力疲劳，且能够改善患者各种症状，越来越被人们接受。

【病因病机】

有关慢性疲劳综合征的发病原因目前仍存在较大的争议。不少学者认为此病的产生与病毒感染、精神刺激、过敏、接触有毒化学物质及过度劳累等多种因素有关，但亦有人认为只有心理社会应激和持续的病毒感染才是此病的基本发病因素。还有人坚持慢性疲劳综合征本质上是精神疾病。

中医学虽无"慢性疲劳综合征"之病名，但古医籍中却拥有大量对疲劳的描写和论述，形成了独特的、较为系统的中医疲劳理论。中医认为疲劳是人类一种功能不全的表现形式，表现为对活动（体力或脑力）感到厌恶，难以继续进行这些活动。根据疲劳这一现象，在古医籍中相类似的症状有"解㑊""懈怠""四肢不用""四肢不收""四肢酸痛""四肢沉重""四肢劳倦""虚劳"等。考诸历代中医文献，载如"百合病""脏躁""虚损""虚劳"及各类"郁证"等，均具有与慢性疲劳综合征相吻合的典型症状。

（1）先天失养，禀赋不足 先天因素是指人在出生前或胎儿发育过程中形成的致病因素。先天不足、禀赋薄弱之体，易于罹患疾病，身体虚弱，更容易疲劳，且不易恢复。因此，慢性疲劳的形成与先天禀赋薄弱有密切关系。

（2）饮食不调，损伤脾胃 饮食不调包括饮食的定时、数量、质量的不节，暴饮暴食，饥饱不调，饮食偏嗜，饮酒过度，均能损伤脾胃，日久脾胃功能虚弱，气血生化乏源，脏腑失于濡养，遂成疲劳。正如华佗弟子辑录的《中藏经·劳伤论》中所说："饥饱无度则伤脾"。

（3）过劳致病 过劳包括劳力过度、劳神过度、房劳过度。

①劳力过度 指长期体力消耗过度，而引发本征。《素问·宣明五气篇》曰："久视伤血、久卧伤气、久坐伤肉、久立伤骨、久行伤筋"。劳力过甚，导致体倦乏力、肌肉酸痛。

②劳神过度 指思虑、脑力劳动太过。思虑太过则暗耗心血，损伤脾气，可见心

悸失眠、神疲健忘、身体困重。

③房劳过度 肾藏精，主封藏，房劳过度可损伤肾中精气。肾中精气虚损可致五脏之气虚损。如《灵枢·邪气脏腑病形》说："若入房过度，则伤肾"。房劳过度，耗伤肾中之精气，使肾精亏虚，肾气不足，人对外界不良反应的抵抗能力下降，从而易于疲劳。

（4）其他因素

①外感时邪 清代吴澄的《不居集》云："虚损一症，不独内伤，而外感亦有之矣……推而广之，不独风能成劳，六淫之气亦皆能成劳。"

②情志不畅，不良情志刺激，社会、环境因素等 《灵枢·本神》云："脾愁忧而不解则伤意，意伤挽乱，四肢不举。"

疲劳病机极为复杂，总体来说主要是脏腑功能失调。脑力疲劳与心脾关系密切，体力疲劳与肝脾关系密切，久则势必影响及肾。从气血阴阳角度分析，气虚日久，可致血瘀；血虚日久又可导致气虚；阳损及阴，阴损及阳。病势日渐发展，虚实夹杂，使病情趋于复杂。

【诊断】

1. 西医诊断标准

1994 美国疾病控制中心（CDC）修订了慢性疲劳综合征诊断标准，慢性疲劳综合征应符合以下条件。

（1）临床评估的不能解释的持续或反复发作的慢性疲劳，该疲劳是新得或有明确的发作期限；是持续用力的结果；休息后不能明显缓解；导致在工作、教育、社交或个人活动方面有明显的下降。

（2）下列症状同时出现 4 项或 4 项以上，且这些症状已经持续存在 6 个月或更长的时间，但不应早于该疲劳。

①短期记忆力或集中注意力明显下降；

②咽痛；

③颈部或腋窝淋巴结肿大、触痛；

④肌肉痛；

⑤没有红肿的多关节疼痛；

⑥一种类型新、程度重的头痛；

⑦不能解乏的睡眠；

⑧运动后的疲劳持续超过 24 小时。

（3）需要排除症状性慢性疲劳 慢性疲劳综合征的诊断应在确信排除了其他疾病的基础上进行，不能以病史、体格检查或实验室检查作为特异性诊断依据，如下。

①原发病的存在能够解释的慢性疲劳，如甲状腺功能减退症、失眠、药物不良反应所致的医源性疲劳。

②临床诊断明确，现有医疗条件下治疗困难的一些疾病持续存在一起的慢性疲劳，比如乙型肝炎病毒或丙型肝炎病毒感染者。

③过去或现在主要诊断为精神抑郁性情绪失调或具有抑郁性特征的情绪失调，各类精神分裂症、妄想症、痴呆，神经性厌食或神经性贪食。

④病前两年至今有各种不良嗜好，嗜烟、酗酒。

⑤严重肥胖，体重指数 $BMI = 体重（kg）÷身高^2（m）^2 >$ 。

2. 中医辨证分型

（1）肝郁气滞证　神情抑郁，胸胁作胀，嗳气，善太息，月经不调，舌苔薄白，脉弦。

（2）心脾两虚证　肢体困倦，面白无华，气短，忧思多虑，失眠多梦，神疲乏力，头昏心悸，食欲不振，大便溏薄，舌淡，脉弱。

（3）心虚胆怯证　神疲，自汗，乏力，心悸易惊，胆怯不寐，心神不宁，舌淡，脉弱。

（4）肝肾两虚证　神疲乏力，头晕目眩，耳鸣健忘，咽干口燥，失眠多梦，烦热盗汗，筋脉拘急或疼痛，腰膝酸软，阳痿遗精，舌红，苔少，脉细数。

（5）痰扰心神证　神疲乏力，头晕目眩，心烦易怒，失眠多梦，胸闷痰多，舌红，苔黄腻，脉弦滑。

【治疗】

（1）治则　行气活血，通络除疲。

（2）部位及取穴　背部、腰骶部、腹部，华佗夹脊、印堂、攒竹、睛明、太阳、鱼腰、丝竹空、耳门、听宫、听会、风池、风府、神庭、头维、百会、脑空、四神聪、心俞、肝俞、肺俞、脾俞、肾俞、胆俞、肩髃、肩髎、膻中、期门、巨阙、承扶、殷门、委中、承筋、承山、风市、阳陵泉、光明、悬钟、三阴交、太溪、太冲、手三里、曲池、小海、内关、外关、神门、合谷。

（3）手法　一指禅推法、滚法、按揉法、摩法、擦法、搓法、抖法、按法、揉法、拿法、抹法、扫散法、击法、推法、拨法、拍法、点法、捏脊法。

（4）操作

①基本操作

头面部操作：患者坐位。医者用一指禅推法按"小∞字"和"大∞字"走行，于眼眶周围反复推5分钟左右。轻度指按或指揉印堂、攒竹、睛明、太阳、鱼腰、丝竹空穴3~5分钟。指按揉耳门、听宫、听会、神庭、头维、百会、脑空、四神聪、风府各约1分钟。拿头五经、拿风池约2分钟。以抹法、大鱼际揉法施于前额约2分钟。用扫散法施于颞枕部约1分钟。用指端击法击头约1分钟。

背腰部操作：患者俯卧位。医者沿督脉和膀胱经两条侧线及华佗夹脊穴连线从背到腰骶部施以推法、滚法、按揉法、拨法、按法3~5分钟。用拇指按揉心俞、肝俞、肺俞、脾俞、肾俞穴，每穴约1分钟。用捏脊法由下而上反复操作3~5分钟，以皮肤潮红为度。用小鱼际沿膀胱经施以擦法，用掌横擦腰骶部，均以透热为度。沿两侧膀胱经从上至下施以拍法约半分钟。

四肢部操作：患者俯卧位。医者于下肢后侧沿膀胱经施以滚法、拿法、拨法约3

分钟。沿下肢外侧少阳经施以拨法、按法约 2 分钟。点按承扶、殷门、委中、承筋、承山、风市、阳陵泉、光明、悬钟穴约 3 分钟。拿下肢约 2 分钟。沿下肢膀胱经施以掌推法约 1 分钟。患者仰卧位。用拿法、滚法、拨法施于上肢约 2 分钟。点按肩髎、手三里、曲池、小海、内关、外关、合谷约 2 分钟。搓、抖上肢约 1 分钟。

②辨证加减

肝郁气滞证：摩腹部约 3 分钟。搓胁肋约 1 分钟。点按期门、阳陵泉、太冲穴各约 1 分钟。

心脾两虚证：施振法于腹部约 2 分钟，摩丹田约 2 分钟，点按心俞、脾俞、隔俞、血海、足三里穴 3~5 分钟。

心虚胆怯证：施振法于百会穴约 2 分钟。点按巨阙、心俞、胆俞、神门 3~5 分钟。

肝肾两虚证：横擦腰骶部，以透热为度。点按肝俞、肾俞、三阴交、太冲、太溪穴 3~5 分钟。

痰扰心神证：推膻中约 1 分钟。推摩背部约 1 分钟。点按心俞、神门、郄门、丰隆穴 3~5 分钟。

③辨证加减

咽痛者：以轻巧的一指禅推法或用缠法施于咽部 3~5 分钟。

失眠障碍者：头面部操作时间可延长，重点按揉印堂、百会、安眠穴。

上述治疗每次 45~60 分钟，隔日 1 次，10 次为 1 疗程。

【注意事项】

（1）劳逸结合，调畅情志，保持心身放松。

（2）改善生活方式，饮食作息要有规律，不要过度疲劳。

（3）加强锻炼。适度增加体育锻炼，尤其室外运动，不仅增强体质，也能改善情志。

【按语】

慢性疲劳综合征病情复杂，容易误诊误治，目前尚无疗效确切的治疗方案。推拿对于慢性疲劳综合征有良好的治疗作用，能够缓解患者的疲劳状况，打破多个系统相互作用的恶性循环，从而消除各种症状。推拿疗效好，无副作用，无痛苦，患者易于接受，是治疗慢性疲劳综合征的一种非常有效的方法。

（马惠升）

二十五、痹证

痹证是指人体受风、寒、湿、热等邪气侵袭，闭阻经络，影响气血运行，引起肢体筋骨、关节、肌肉等处发生疼痛、麻木、重着、酸楚，或关节僵硬、肿大、变形、屈伸不利等为主要症状的一类疾病。《素问·痹论篇》中记载："风、寒、湿三气杂至，合而为痹。其风气胜者为行痹，寒气胜者为痛痹，湿气胜者为着痹也。"轻者病在肢体关节肌肉，重者病可内舍于脏。临床上有渐进性或反复发作性的特点。

【病因病机】

（1）感受风寒湿邪　久居高寒潮湿之地、睡卧当风、贪凉露宿、暴寒暴暖、冒雨涉水、汗出入水、气候剧变等，风寒湿之邪侵袭人体，壅滞脉道，营卫不和，注于肌腠经络，滞留于筋骨关节，留而不去，导致经络气血痹阻而发风寒湿痹证。

（2）感受风湿热邪　久居炎热潮湿之地，风湿热邪袭于肌腠，壅于经络，或阳盛或阴虚之体与湿相并，痹阻气血经脉，滞留于肢体筋骨，而发为风湿热痹。

（3）劳逸不当　劳欲过度，精气亏损，营卫不固；或长期不运动、不锻炼，容易使气血运行迟缓，体力下降，防御机能降低，引发外邪乘袭。

（4）久病体虚　老年人肝肾不足，身体虚弱，肢体筋脉失养；或病后、产后气血不足，腠理不密，外邪乘虚侵入，气血凝滞，久而成痹。禀赋不足，体弱多病也是痹证发生不可忽视的重要因素。

（5）饮食不节　恣食甘腻肥厚或酒热海腥发物，导致脾失健运，湿热痰浊内生；或跌仆损伤，伤及气血筋脉，致使气血经脉痹阻，亦与痹证发生有关。

【诊断】

（1）风寒湿痹证　关节肌肉呈游走性疼痛，不局限于一处，常伴有低热或不发热，关节肿胀，恶冷喜暖，关节屈伸不利，身重，舌苔白腻或薄白，脉濡。

（2）湿热蕴结证　关节肌肉肿痛，周身酸重或红肿疼痛，或风湿结节硬痛红肿，或红斑痒甚，或伴发热，全身困重，烦闷不安，局部触之发热，口渴不欲饮，溲黄浊，舌质红，苔黄厚，脉濡数或滑数。

（3）痰瘀痹阻证　关节红肿疼痛，痛处固定不移，不可屈伸，或疼痛麻木，得寒痛甚、得热痛减，日轻夜重、晨僵、肢体常有冷感，胸闷痰多，舌质紫暗，苔薄白，脉弦或紧或细或沉迟或涩。

（4）肝肾两虚证　患者痹证日久不愈，骨节酸痛，关节僵硬畸形，肌肉瘦削，冷感明显，时轻时重，面黄少华，心悸乏力，气短，自汗，尿多便溏，腰膝酸痛，头晕耳鸣，舌淡，苔白或无苔，脉象濡弱或细微。

（5）气阴两虚证　肌肉、关节酸痛无力，活动后疼痛加重，或挛急，肌肤无泽，触之发热，或关节肿大变形，或肌肉萎缩，气短，困乏，口干不欲饮，低热，午后无力，舌质偏红或有裂纹，舌苔少或无，脉沉细无力。

【治疗】

（1）治则　祛邪通络，散寒除湿。

（2）部位及取穴　背部、腰骶部、腹部，风池、肩井、天宗、曲池、合谷、外关、委中、肾俞、阿是穴、神阙、风府、阳池、膈俞、血海、足三里、劳宫、公孙、夹脊、大椎、章门、期门、云门、三阴交、命门、八髎、关元、涌泉、内关、神门、曲泽、中脘、心俞、脾俞、胃俞等。

（3）手法　滚法、按揉法、拿法、搓法、捻法、拔伸法、摇法、擦法、抖法、拍法、一指禅推法、推法、揉法、击法、压法、摩法、捏脊法。

（4）操作

①基本操作

关节痹证操作：病变关节较大者，医者在关节周围用滚法往返治疗 3～5 分钟，同时配合该关节的被动运动 按揉病变关节周围穴位，重点在阿是穴，以有酸胀感或疼痛能够忍受为度，约 8 分钟。用拿法施于病变关节，约 5 分钟。如病变关节较小者，用捻法或一指禅推法治疗约 2 分钟。病变关节较大者，用搓法治疗约 2 分钟。病变关节活动受限者，做幅度由小到大的摇法 1～2 分钟。最后在病变关节周围用擦法，以透热为度。

肌肉痹证操作：医者用滚法在病变部位及其周围往返治疗 3～5 分钟。按揉病变部位及其周围穴位，重点在阿是穴，以有酸胀感或疼痛能忍受为度，约 5 分钟。用拿法施于病变部位约 5 分钟。施拍法于病变部位，以微红为度。施擦法于病变部位，以透热为度。对病变部位的肢体用抖法操作约 1 分钟。

②辨证加减

风寒湿痹证：用一指禅推法或拇指按揉法施于风府、肩井、天宗、膈俞、曲池、阳池、血海穴，每穴约 1 分钟。掌擦膀胱经，横擦腰骶部，以透热为度。

湿热蕴结证：用拇指按揉风池、风府、肩井、曲池、外关、合谷、劳宫、膈俞、委中、足三里、公孙穴，每穴约 1 分钟。用推法推督脉、推夹脊，击大椎，约 3 分钟。

痰瘀痹阻证：按揉章门、期门、云门、膈俞、三阴交，每穴约 1 分钟。肘压背部膀胱经约 2 分钟。拿肩井约 1 分钟。搓两胁约 1 分钟。横擦肩背部及腰部肾俞、命门、八髎穴，直擦背部督脉，均以透热为度。

肝肾两虚证：用拇指按揉关元、肾俞、足三里、涌泉穴各约 1 分钟。用掌摩神阙穴约 2 分钟。用擦法直擦督脉及脊柱两侧膀胱经，横擦肾俞、命门、八髎穴，均以透热为度。

气阴两虚证：指按揉曲池、曲泽、内关、神门、中脘、血海、足三里穴，每穴约 1 分钟。摩腹部，约 3 分钟。用一指禅推法推心俞、脾俞、胃俞穴，约 3 分钟。捏脊 3 遍。直擦背部督脉，横擦肾俞、命门穴，均以透热为度。

【注意事项】

（1）患者应注意保暖，避免风寒湿热之邪侵袭。

（2）坚持体育锻炼，增强体质。

（3）调节情志，忌食生冷寒性之品。

（4）有关节功能障碍者，需加强关节功能锻炼。

【按语】

一般来说，痹证初发，正气尚在，病邪轻浅，采取及时有效的推拿治疗痹证有明显疗效，多可痊愈。但若病久痰瘀痹阻，或痹证反复发作，或失治、误治等，往往可使病邪深入，由肌肤而渐至筋骨脉络，出现关节畸形，甚至损及脏腑，引起心痹，使病情缠绵难愈，则推拿疗效较差。

二十六、痿证

痿证是指肢体筋脉弛缓，软弱无力，局部或全身出现肌收缩无力，不能随意运动，严重者出现肌肉萎缩的一种病症。临床以下肢痿弱较为常见，故称"痿躄"。《内经》对本病论述颇详，在《素问·痿论篇》中指出本病主要是"肺热叶焦"，肺燥不能输精于五脏，因而五体失养，肢体痿软。还将痿证分为皮、脉、筋、骨、肉五痿，以示病情的浅深轻重以及与五脏的关系。在治疗上，《素问·痿论篇》提出"治痿独取阳明"的基本原则。

【病因病机】

（1）感受温毒　感受温热之邪，或病后余邪未尽，低热不解，或温病高热持续不退致使内热燔灼，耗气伤津，津伤失布，肺燥不能润泽五脏，五体失去濡养而致痿。

（2）湿热浸淫　久居湿地或涉水淋雨，感受外来湿邪，郁而生热，浸淫经脉，营卫运行受阻；或痰热内停，蕴湿积热，导致湿热相蒸，气血运行不畅，致筋脉失于滋养而成痿。

（3）饮食、毒物所伤　素体脾胃虚弱或久病体虚，使中气受损，脾胃功能失常，气血津液生化不足，无以濡养五脏，以致筋骨肌肉失养；或饮酒过多以及过食辛辣厚味，损伤脾胃，运化失职，湿热内生，聚湿成痰，痰湿内停，而致痿证。此外，服用或接触毒性药物，损伤气血经脉，亦可致痿。

（4）久病房劳　禀赋不足或久病体虚，或房事过度，精气虚损，伤及肝肾；或劳役太过而伤肾，耗损阴精，肾精亏虚，气血化源不足，可致筋脉失于灌溉濡养而成痿。

（5）跌仆瘀阻　跌打损伤，气滞血瘀，瘀阻脉络，气血运行不利，脑失神明之用，发为痿证；或产后恶露未尽，淤血流注于腰膝，以致气血瘀阻不畅，脉道不利，四肢失其濡养而成痿。

【诊断】

（1）肺热津伤证　发病急，病起发热，或热退后突然肢体软弱无力，皮肤枯燥，可较快发生肌肉瘦削，心烦口渴，咽干不利，咳呛少痰，小便黄赤或热痛，大便秘结，舌质红，苔黄，脉细数。

（2）湿热浸淫证　起病较缓，逐渐出现肢体困重，继而手足痿弱无力，尤以下肢为甚，兼见微肿，手足麻木，扪及微热，喜凉恶热，或有发热，胸脘痞闷，小便赤涩热痛，大便黏浊，舌质红，舌苔黄厚腻，脉滑数而濡。

（3）脾胃虚弱证　起病缓慢，肢体软弱无力逐渐加重，肌肉萎缩，伴有神疲肢倦，少气懒言，纳呆便溏，面目虚浮无华，舌淡，苔薄白，脉沉细或沉弱。

（4）肝肾亏损证　起病缓慢，渐见肢体痿软无力，感觉障碍或消失，尤以下肢明显，腰膝酸软，不能久立，甚至步履全废，常伴有头晕耳鸣，遗精或遗尿，或妇女月经不调，舌淡红，少苔，脉沉细数。

（5）脉络瘀阻证　久病体虚，四肢软弱无力，肌肉瘦削，四肢青筋显露，麻木不仁，甚者萎枯不用，可伴有肌肉活动时隐痛不适，舌痿不能伸缩，舌质暗淡或有瘀点、瘀斑，脉细涩。

【治疗】

（1）治则　益气生津，强筋健骨。

（2）部位及取穴　胸腹部、背腰部、四肢部，中府、云门、膻中、风池、中脘、气海、关元、肺俞、肝俞、胆俞、脾俞、胃俞、肾俞、命门、腰阳关、八髎、肩髃、臂臑、肩髎、肩井、曲池、手三里、合谷、外关、列缺、阴陵泉、解溪、阳陵泉、环跳、承扶、风市、委中、承山、风门、太溪、太冲、三阴交、足三里、涌泉。

（3）手法　一指禅推法、拿法、按揉法、摩法、擦法、㨰法、搓法、振法、捻法、压法、推法、按法、捏脊法。

（4）操作

①基本操作

胸腹部操作：患者仰卧位。医者用手指抹胸前正中线，往返操作约半分钟。用按揉法或一指禅推法施于中府、云门、膻中、中脘、气海、关元穴，每穴约1分钟，以酸胀为度。用掌摩腹部约5分钟。

腰背部操作：患者俯卧位。医者用㨰法在腰背部膀胱经及督脉施治约2分钟。用拇指按揉风门、肺俞、肝俞、胆俞、脾俞、胃俞、肾俞、命门，每穴约1分钟，以酸胀为度。用掌推法自上而下推膀胱经及督脉，反复操作约2分钟。用擦法自上而下直擦腰背部膀胱经及督脉，以透热为度。

上肢部操作：患者仰卧位。医者用㨰法施治于肩及上肢部，同时配合患肢的被动运动，反复操作约3分钟。拿肩井约1分钟。用拇指按揉肩髃、臂臑、曲池、手三里、外关、合谷穴，每穴约1分钟，以酸胀为度。用按揉法、捻法在腕关节、掌指关节、指关节操作约2分钟。搓上肢、抖上肢1分钟左右。

下肢部操作：患者仰卧位。医者用㨰法施治于下肢前侧、外侧和内侧，同时配合下肢关节的被动运动，反复操作3~5分钟。用拿法拿上述部位肌肉，约3分钟。用拇指按揉阳陵泉、解溪穴，每穴约2分钟，以酸胀为度。患者俯卧位。用㨰法施治于腰部，患侧臀部，下肢后侧、外侧、内侧，同时配合下肢关节的被动运动，反复操作3~5分钟。用拇指按揉环跳、承扶、风市、委中、承山，每穴约1分钟，以酸胀为度。用掌擦法擦腰骶部、足阳明胃经下肢部，以透热为度。

②辨证治疗

肺热津伤证：用按法和拿法施于风池、肩井穴，每穴约1分钟，以酸胀为度。延长按揉中府、云门、膻中、肺俞的时间。

湿热浸淫证：延长按揉肝俞、胆俞、脾俞、胃俞、中脘穴的时间。用掌摩法顺时针方向摩腹约3分钟。指按揉阴陵泉、足三里、三阴交穴，每穴约1分钟，以酸胀为度。

脾胃虚弱证：用拇指按揉阳陵泉、足三里、三阴交穴，每穴约1分钟，以酸胀为度。延长拇指按揉中脘、脾俞、胃俞的时间。在胃脘部逆时针方向摩腹2分钟。掌振胃脘部约1分钟。捏脊3~5遍。沿足阳明胃经下肢循行线施掌擦法，以透热为度。

肝肾亏损证：用拇指按揉阴陵泉、足三里、三阴交、太溪、太冲，每穴约1分钟，以酸胀为度。延长拇指按揉肝俞、肾俞、命门、腰阳关的时间。用擦法横擦腰骶部肾俞、命门、八髎穴，斜擦涌泉穴，均以透热为度。

【注意事项】

（1）起居有常，劳逸适度，节制房事，调节好情志，避免不良情绪的影响。

（2）平时进行适当身体锻炼，保持气血通畅，避免风寒湿邪侵袭。

（3）患者应加强营养，学会科学饮食，禁食烟酒辛辣及少食肥甘之品。

【按语】

痿证是由多种原因引起的，应进行必要的检查以明确诊断，推拿治疗对痿证康复有一定的效果，但一定要配合中西药物治疗，同时适当的身体锻炼对痿证的康复极为重要。痿证的预后与病因、病程有关，年老体衰发病者，预后较差。

（张　玮）

二十七、肥胖症

肥胖症多是由于摄食热量超过消耗量，从而导致体内脂肪堆积的病症。体重超过标准体重的20%时，称为肥胖症。肥胖症分为两类：单纯性肥胖和继发性肥胖。单纯性肥胖临床上最为常见，占肥胖症的95%以上，不伴有明显神经或内分泌系统功能变化；继发性肥胖常常继发于神经、内分泌和代谢疾病，或与遗传、药物有关。肥胖症是心脑血管疾病的危险致病因素，严重损害患者身心健康。本节主要介绍单纯性肥胖症的推拿治疗方法。

【病因病机】

西医学对单纯性肥胖的成因，目前尚未完全清楚。一般认为，与遗传、饮食、环境等多因素相互作用有关。

中医学认为与以下因素导致阴阳气血紊乱而引起肥胖，属于本虚标实之证。

（1）年老体弱　中年以后，脾肾渐衰，水湿失运，痰瘀渐生，壅结于内，故而肥胖。经产妇女或绝经期女性，肾气衰退，不能化气行水，致使湿浊内聚，从而产生肥胖。

（2）饮食不节　暴饮暴食或过食肥甘厚味，导致气血过于充盛，多余部分转化为膏脂，形成肥胖。或损伤脾胃运化功能，水谷不能完全转化为精微物质，而成水湿痰瘀，充斥流注于皮里膜外，形成肥胖。

（3）缺乏运动　喜卧好坐，运动量过少，摄入的热量得不到消耗。《内经》有"久卧伤气""久坐伤肉"之说，伤气则气虚，伤肉则脾虚，脾气虚弱，运化失司，水谷精微不能输布，痰浊膏脂不能代谢，水湿停聚，形成肥胖。

（4）情志因素　长期精神抑郁，肝失疏泄，横逆犯胃，损伤脾胃运化功能，或肝胆气机不畅，影响胆汁的分泌和排泄，皆致浊脂不能运化，蓄积体内，引起肥胖。

（5）先天禀赋　父母为肥胖之人，以致先天肾气不足，后天脾失健运，水谷精微转输失常，痰浊、膏脂停聚，形成肥胖。

【诊断】

（1）主症

初期轻度肥胖常无明显症状。中重度肥胖常伴随神疲乏力，气短气喘，少气懒言，腹大胀满等。

①胃肠腑热证　形体肥胖，伴怕热多汗，口渴喜饮，消谷善饥，大便秘结，小便短赤，舌质红，苔黄腻，脉弦滑而数。

②脾虚湿阻证　形体肥胖，伴肢体困重，腹满纳差，小便少，舌淡胖边有齿痕，苔薄白或薄腻，脉濡数。

③肝郁气滞证　形体肥胖，伴胸胁胀满，心烦易怒，善太息，得嗳气或矢气则舒，失眠多梦，便秘，舌暗红或有瘀斑、瘀点，脉沉涩或弦。

④脾肾阳虚证　形体肥胖，伴颜面虚浮，神疲乏力，嗜卧气短，腰膝酸软，下肢浮肿，小便昼少夜频，舌淡胖，苔薄白，脉沉细。

（2）肥胖评估方法

①标准体重测定　男性标准体重（kg）＝［身高（cm）－100］×0.9，女性标准体重（kg）＝［身高（cm）－100］×0.9，婴儿（1～6个月）标准体重（g）＝出生时体重（g）＋月龄×600，幼儿（7～12个月）标准体重（g）＝出生时体重（g）＋月龄×500，儿童（1岁以上）标准体重（kg）＝年龄×2＋8。实测体重超过标准体重，<20%者为超重；20%～30%者为轻度肥胖；30%～50%者为中度肥胖；>50%者为重度肥胖。

②BMI测定　BMI＝体重（kg)/身高^2（m^2）。BMI为24～28为超重；28～32为肥胖，超过32为非常肥胖。

③脂肪百分率测定　正常成人男性脂肪组织重量约占体重的15%～18%，女性约占20%～25%。男性：25%～30%，女性：30%～35%，属于超重；男性：30%～35%，女性：35%～40%，属于轻度肥胖；男性：35%～45%，女性：40%～50%，属于中度肥胖；男性：高于45%，女性：高于50%，属于重度肥胖。

【治疗】

（1）治则　健脾祛湿，化痰消浊，疏肝理气，补肾益精。

（2）部位及取穴　腹部、背部、腰部、臀部、四肢部，上脘、中脘、下脘、天枢、气海、关元、脾俞、胃俞、肝俞、肾俞、大肠俞、环跳、臂臑、曲池、手三里、外关、风市、伏兔、梁丘、足三里、丰隆、三阴交、承扶、委中、承山、内庭、合谷、太冲、期门、膻中、太溪、命门。

（3）手法　推法、拿法、按揉法、擦法、点法、按法、搓法、摩法、振法、抖法。

（4）操作

①基本操作

腹部操作：患者仰卧位。医者掌揉腹部，顺时针方向，由脐周至全腹，操作2分钟；一指禅推或按揉腹部任脉、双侧足阳明胃经及足太阴脾经各1分钟；点揉上脘、中脘、下脘、天枢、气海、关元穴各半分钟；摩神阙穴2分钟；掌推腹部，全掌轻置于一侧腰部，掌根着力，向腹部迅速交替用力推按，推完一侧换另一侧，每侧推3～5

分钟；提拿腹部 3~5 次，以患者耐受为度；掌振小腹 1 分钟；掌摩全腹，先顺时针方向后逆时针方向，各 2 分钟。

背部操作：患者俯卧位。医者推按背部 3~5 次；点揉脾俞、胃俞、肝俞穴，各半分钟；掌擦督脉与双侧足太阳膀胱经，透热为度；自下而上捏脊 3~5 遍；叩击背部 10~20 次。

腰部操作：患者俯卧位。医者掌推腰部，掌根着力于一侧腰部，向腰部正中迅速交替用力推按，推完一侧换另一侧，每侧推 3~5 分钟；点揉肾俞、大肠俞穴，各半分钟；大鱼际旋揉腰部，以皮肤发热为度；轻叩腰部，虚握拳，交替叩击 10~20 次；按揉腰部，皮肤发热为度。

臀部操作：患者俯卧位。医者向上推按臀部 10~20 次；双手前后交错推按臀部 10~20 次；点揉环跳穴半分钟；旋揉臀部，以皮肤发热为度；叩击臀部 10~20 次。

上肢部操作：患者取仰卧位。医者拿揉上肢，先手三阳经后手三阴经，各 3~5 遍；点揉臂臑、曲池、手三里、外关穴各半分钟；搓揉上肢 3~5 次；抖上肢 3~5 次。

下肢部操作：患者取仰卧位。医者掌推下肢前、内、外侧，各 3~5 遍；点揉风市、伏兔、梁丘、足三里、丰隆、三阴交穴半分钟；搓揉腿部 3~5 遍；拿下肢前、内、外侧，各 3~5 遍；叩击下肢前、内、外侧 10~20 次。患者俯卧位。医者掌推下肢后侧 3~5 遍；点揉承扶、委中、承山穴，各半分钟；拿揉下肢后侧 3~5 遍；叩击下肢后侧 10~20 次。

②辨证加减

胃肠腑热证：指按揉内庭、合谷穴，每穴 1 分钟。

脾虚湿阻证：指按揉合谷、足三里穴，每穴 1 分钟。

肝郁气滞证：指按揉太冲、期门、膻中穴，每穴 1 分钟。掌擦胁肋部，以透热为度。

脾肾阳虚证：指按揉脾俞、肾俞、太溪、命门穴，每穴 1 分钟。掌擦胁肋部，以透热为度。

【注意事项】

（1）坚持自我推拿保健，加强体育锻炼，多进行慢跑、快走等适当运动，贵在坚持，加强新陈代谢，促进能量消耗。

（2）养成良好的饮食习惯，忌暴饮暴食；科学调摄饮食，忌肥甘厚味，多食蔬菜、水果等富含纤维、维生素的食物，适当补充蛋白质，宜低脂、低盐、低糖饮食。

（3）建立健康的生活方式，保证睡眠充足。

（4）善于调节心理压力，保持稳定的情绪、愉悦的心情。

【按语】

推拿治疗单纯性肥胖疗效好，对于内分泌功能紊乱引起的肥胖或产后肥胖也有良好疗效。治疗本病应持之以恒，坚持多个疗程、长时间治疗，疗效方可稳定。根据具体情况，可针对性地配合针灸或药膳治疗。

（汪　莹）

▪ 学 习 小 结 ▪

1. 学习内容

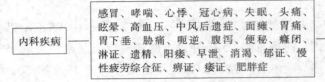

内科疾病 —— 感冒、哮喘、心悸、冠心病、失眠、头痛、眩晕、高血压、中风后遗症、面瘫、胃痛、胃下垂、胁痛、呃逆、腹泻、便秘、癃闭、淋证、遗精、阳痿、早泄、消渴、郁证、慢性疲劳综合征、痹证、痿证、肥胖症 —— 概述、病因病机、诊断、鉴别诊断、推拿治疗、注意事项、按语

2. 学习方法

通过本章的学习，重点掌握内科疾病的推拿治疗方法，熟悉内科疾病的病因病机、诊断和注意事项，要注意掌握常见病之间在诊断和治疗上的区别，了解内科疾病的概述。

▪ 复 习 思 考 题 ▪

（1）感冒的推拿治疗方法是什么？

（2）冠心病的推拿治疗方法、注意事项是什么？

（3）不寐的推拿治疗方法是什么？

（4）头痛的推拿治疗方法是什么？

（5）眩晕的推拿治疗方法是什么？

（6）高血压的推拿治疗方法、注意事项是什么？

（7）中风后遗症的推拿治疗方法、注意事项是什么？

（8）面瘫的推拿治疗方法、注意事项是什么？

（9）胃痛的推拿治疗方法是什么？

（10）胃下垂的推拿治疗方法是什么？

（11）胁痛的推拿治疗方法、注意事项是什么？

（12）腹泻的推拿治疗方法是什么？

（13）便秘的推拿治疗方法是什么？

（14）阳痿的推拿治疗方法、注意事项是什么？

（15）消渴的推拿治疗方法、注意事项是什么？

（16）郁证的推拿治疗方法是什么？

（17）慢性疲劳综合征的推拿治疗方法、注意事项是什么？

（18）肥胖症的推拿治疗方法是什么？

第八章　妇产科疾病

一、经前期紧张症

经前期紧张症，又称"经前期紧张综合征"，是指妇女在经期前周期性出现的情绪急躁、易怒抑郁、乳房胀痛、头晕头痛、腰背胸胁疼痛等一系列精神和躯体症状，见于月经来潮之前 7 ~ 14 天，特别是经前 2 ~ 3 天最为突出，一旦月经来潮，诸症随之消失。本病多见于 30 ~ 40 岁妇女，一般无器质性的病变，其发病机理可能与经前性激素的分泌增高、肾上腺功能亢进及各类精神因素有关。本病属中医学的"经行乳房胀痛""经行头痛""经行眩晕""经行泄泻""经行发热""经行吐衄"等疾病范畴。

【病因病机】

肝藏血、主疏泄、喜条达舒畅，脾主运化、为气血生化之源，肾藏精、主水，本病的发病主要与肝、脾、肾三脏相关。

（1）肝肾阴虚　经、孕、产、乳以血为用，故妇女血常不足，经前房劳过度、情志不畅、劳累过度等暗耗阴血，久之肾阴随之耗损而形成肝肾两脏阴虚。

（2）气滞血瘀　多愁善感，性格内向，肝失条达，气滞而血行不畅，壅滞于脉，不通则痛。

（3）气血不足　素体虚弱，或后天饮食失调，损伤脾胃，气血生化乏源，或失血过多，以致经前阴血不足，脏腑筋脉失于濡养，经络失荣，清窍失养。

（4）痰湿阻滞　饮食不节，嗜食肥甘厚腻，脾失健运，聚湿成痰，上蒙心神，滞于颜面四肢。

【诊断】

（1）肝肾阴虚证　乳房胀痛，腹部下坠，腰膝酸软，面部潮红，两目干涩，口燥咽干，耳鸣，五心烦热，舌红，少苔，脉细数。

（2）气血不足证　失眠，多梦，眩晕，头痛，心悸，健忘，神疲乏力，少气懒言，月经量少、色淡、质稀，唇白，舌质淡，苔薄白，脉细弱。

（3）气滞血瘀证 乳房胀痛，疼痛拒按，胸胁胀满，情绪急躁，易怒抑郁，心神不宁，经色紫暗或有块，舌质暗或有瘀点，脉沉弦而有力。

（4）痰湿阻滞证 头晕，头困重，纳呆食少，腹痛，腹泻、胸闷呕恶，甚则神志不清，颜面四肢浮肿，带下量多、色白而质黏，月经量少、色淡，舌质淡胖，舌苔白厚腻，脉濡滑。

【鉴别诊断】

（1）脏躁 妇女无故自悲伤，甚至哭笑无常，呵欠频作，不能控制，称为"脏躁"。两者均有情志异常的症状，但脏躁与月经无关，亦无周期性。

（2）眩晕、头痛、心悸、水肿 本病的症状表现均可出现与某些内科疾病如眩晕、头痛、心悸、水肿等相似，但本病有明显的周期性，且与月经密切相关，月经来潮而诸症随之消失。

【治疗】

（1）治则 肝肾阴虚者，治宜滋肾养肝；气血不足者，治宜益气养血；肝气郁结者，治宜疏肝解郁；痰湿阻滞者，治宜化痰通络。

（2）部位及取穴 头部、腹部、背部、胁肋部、印堂、攒竹、太阳、神庭、头维、率谷、百会、风池、合谷、支沟、风池、天柱、大椎、膻中、期门、中脘、气海、关元、心俞、膈俞、肝俞、脾俞、胃俞、肾俞、八髎、血海、足三里、丰隆、三阴交、太溪、复溜、太冲。

（3）手法 一指禅偏峰推法、抹法、按揉法、推法、搓法、擦法。

（4）操作

①基本操作 患者仰卧位。开天门、推攒竹、揉太阳穴各约1分钟。用一指禅偏峰推法推前额约3分钟。指按揉印堂、神庭、头维、百会、率谷穴各约1分钟。顺时针摩腹5分钟。用一指禅推法推中脘、气海、关元穴各约1分钟。患者俯卧位。指按揉风池、天柱穴各约1分钟。用一指禅推法推脊柱两侧膀胱经，自心俞至肾俞穴约5分钟。掌推背部膀胱经，自大椎到八髎穴，约1分钟。

②辨证加减

肝肾阴虚证：按揉三阴交、复溜、太溪、肝俞、肾俞穴各约1分钟。横擦腰骶部，以透热为度。

气血不足证：指按揉血海、足三里、三阴交、脾俞、胃俞穴各约1分钟。横擦背部脾胃区（左侧为重点），以透热为度。

气滞血瘀证：按揉合谷、期门、血海、膈俞、太冲穴各约1分钟。一指禅推膻中穴约2分钟。擦胁肋部，以透热为度。

痰湿阻滞证：按揉支沟、风池、天柱、丰隆穴各约1分钟。搓擦涌泉穴，以透热为度。

【注意事项】

（1）本病的精神治疗比药物治疗更为有效。对患者做好解释工作，让患者了解自己体内的生理变化，消除恐惧、焦虑等思想负担。

（2）经前应注意劳逸结合，保证睡眠时间，避免不必要的烦恼和争吵，保持心情舒畅。

（3）经前饮食中应注意少用含咖啡的饮料，少食咸食，少用精制糖，多选用含镁多的食物和富含维生素 A、维生素 E、维生素 B6 的豆类、葵花籽、西瓜子、花生仁等食物。避免铅的摄入。

【按语】

（1）月经前期由于女性激素水平的不平衡状态，情绪易于波动，而本病的精神、情绪障碍突出，因此，舒畅情志对本病的治疗尤为重要。

（2）激素水平的动态平衡是女性的正常生理功能，情绪不可避免受到激素水平的影响。虽然目前尚无特效药物根治本病，但控制症状一般可获得满意疗效。大多数妇女约需 2 年，个别甚至需治疗至绝经期。

二、痛经

痛经是指妇女在经行前后或时值经期出现周期性小腹疼痛，或痛引腰骶，重则剧痛难忍，甚至晕厥，亦称为"经行腹痛"。

【病因病机】

（1）气滞血瘀 素性抑郁、所欲不遂或郁怒伤肝，气郁不舒，血行失畅，瘀于胞宫而作痛。

（2）寒湿凝滞 久居阴湿之地，经期冒雨、涉水或月经将至过食生冷，寒湿之邪客于冲任、胞宫，与血相搏，经血凝滞，使经前或经行气血下注不畅，壅滞胞宫而作痛。

（3）脾肾亏虚 禀赋素弱，久病虚弱、多产房劳，伤及肾气，或素体虚弱，或脾胃虚损，化源不足，精血亏虚，血海空虚，冲任、胞宫失于濡养而作痛。

（4）湿热蕴结 禀素湿热内蕴，嗜食肥甘厚腻酿湿生热，或经期、产后不慎感受湿热之邪，与血相搏，流注冲任，蕴结胞宫而作痛。

【诊断】

（1）气滞血瘀证 经前或经期小腹胀痛，拒按，行经量少，行而不畅，血色紫暗有块，血块下后痛减，情志不畅，胸闷不舒，胸胁乳房胀痛，舌质暗紫，或边有瘀斑、瘀点，脉弦或涩。

（2）寒湿凝滞证 经前或经期小腹冷痛，甚则牵连腰脊疼痛，拒按，得热痛减，行经量少，血色紫暗有块，畏寒身痛，舌暗，苔白腻，脉沉紧。

（3）脾肾亏虚证 经期或经后 1~2 天内小腹绵绵作痛，喜按，按之痛减，伴有腰骶酸痛作胀，经少、色暗、质稀，或伴眩晕耳鸣，面色无华，神疲乏力，心悸气短，失眠健忘，颧红潮热，纳少便溏，舌淡，苔薄白或薄黄，脉沉细。

（4）湿热蕴结证 经前或经期小腹胀痛，有灼热感，拒按，或小腹疼痛，经来加剧，或痛连腰骶，行经量多，色暗红，质稠有块，小便赤黄，低热起伏，舌紫红，苔黄腻，脉滑数或弦。

【鉴别诊断】

发生在经期或经期内加重的腹痛，应与内、外、妇科诸病引起的腹痛相鉴别，如急性阑尾炎、膀胱炎、结肠炎、子宫内膜异位症、子宫肌瘤、卵巢恶性肿瘤、卵巢囊肿蒂扭转等相鉴别。腹痛伴见停经、阴道流血时，应与异位妊娠、胎动不安等相鉴别。注意追问病史，疼痛的确切部位、性质、程度、时间，结合腹部、妇科查体及相关辅助检查进行鉴别诊断。

【治疗】

（1）治则　气滞血瘀者，治宜行气化瘀；寒湿凝滞者，治宜散寒祛湿；脾肾亏虚者，治宜补脾益肾；湿热蕴结者，治宜清热利湿。

（2）部位及取穴　腹部、背部、腰骶部、胁肋部、百会、天突、曲池、膻中、中脘、神阙、气海、关元、章门、期门、命门、肝俞、膈俞、脾俞、胃俞、肾俞、八髎、足三里、血海、三阴交、阴陵泉、太冲、太溪、涌泉、丰隆。

（3）手法　一指禅推法、滚法、摩法、揉法、搓法、擦法。

（4）操作

①基本操作　患者仰卧位。医者用掌摩法摩腹约5分钟。用一指禅推法推任脉，自天突穴至关元穴，约5分钟。掌揉中脘、气海、关元穴各约1分钟。患者俯卧位。用一指禅推法推脾俞、胃俞、肾俞、命门、八髎穴各约1分钟。用滚法滚背部膀胱经约3分钟。用掌横擦八髎穴，以透热为度。

②辨证加减

气滞血瘀证：按揉膻中、章门、期门、肝俞、膈俞、太冲穴各约1分钟。拿血海、三阴交各约1分钟，以酸胀为度。搓擦胁肋部，以透热为度。

寒湿凝滞证：按揉神阙、关元、血海、足三里、命门穴各约1分钟。横擦肾俞、命门穴，以透热为度。

脾肾亏虚证：指按揉百会、脾俞、胃俞、肾俞、命门、太溪、涌泉穴各约1分钟。直推督脉，以透热为度。

湿热蕴结证：按揉曲池、血海、阴陵泉、丰隆、三阴交穴各约1分钟。搓擦涌泉穴，以透热为度。

【注意事项】

（1）痛经者可在月经来潮的时候，用热水袋热敷，喝生姜红糖水或用玫瑰花茶等缓解。更甚者，可使用镇静药，中医针刺穴位注射或服用含有前列腺素合成酶抑制剂的药物，如消炎痛或乙酰水杨酸，但不宜用吗啡、度冷丁等药物。

（2）保持情志舒畅，克服对疼痛的恐惧感；避免过度劳累，保证足够的休息及睡眠；忌食辛辣、生冷等食物，慎用寒凉、滋腻性药物，多食蔬菜水果，养成定时排便习惯。

（3）注意经期卫生，避免涉水、游泳等活动；绝对禁止经期性生活。

【按语】

（1）须了解患者的全身情况及进行妇科检查，以判断有无器质性病变，属原发性痛经还是继发性痛经。

（2）痛经是一种有规律的急性发作性病症，应遵循"急则治标，缓则治其本"的原则，急性期以止痛为主，缓解期以治本为主。在证候上，痛经有虚实之分，但其病机皆为"不通则痛"，如《素问·举通论篇》中指出："寒气客于胃肠之间，募原之下，血不得散，小络急引故痛，按之则血气散，故按之痛止。寒气客于背俞之脉，则脉泣，泣者血虚，虚则痛，其输注于心，故相引而痛，按之则热气至，热气至则痛止矣"。寒性收引，热性弛张，具有温热功效的疗法可以缓解肌肉痉挛，对痛经有缓解作用。

三、月经不调

月经不调是指月经的经期、经量、经色、经质等出现异常改变，并伴有其他症状的一种病证。临床上包括月经先期、月经后期、月经先后不定期、月经过多、月经过少等几种情况。

【病因病机】

中医学认为，肝藏血，脾主统血，肾气旺盛，肝脾调和，冲任脉盛，则月经按时而下。因此，月经的发生与肝、脾、肾及冲、任二脉关系密切。

（1）气血亏虚　素体虚弱，或饮食失调，损伤脾胃，气血生化乏源，气虚则摄血无权，血自下流，或失血伤精，冲任气血空虚，气虚无以生血，月经期气随血耗，则气阴亏虚之状更严重而发生经量少，经色淡、质稀。

（2）血寒　素体阳虚，或久病伤阳，或嗜食生冷、外感寒邪，寒邪乘虚而入，寒与血搏，血为寒凝，滞于冲任胞脉而发生经量少，经色暗，有瘀块。

（3）血热　素体阳盛，或外感热邪，或过食辛辣食物，或肝郁化火，导致热邪扰动冲任，迫血妄行而发生经量或多或少，经色红，质黏稠。

（4）肝郁　平素多愁善感，郁结伤肝，肝气逆乱，疏泄失司，冲任失调，血海蓄溢失常而发生经量或多或少，经色或暗红或紫红，经行不畅。

（5）肾虚　素体肾气不足，或多产房劳，或重病久病，或年迈肾气衰，使肾气不足，藏泄失司，固摄无度，冲任失调而发生经量少，经色淡暗、质清。

【诊断】

（1）气血亏虚证　经期提前或延后，经量过少、色淡、质稀，伴神疲肢倦，气短懒言，头晕眼花，失眠多梦，小腹空坠或绵绵作痛，纳少便溏，面色苍白或萎黄，唇舌淡，苔薄白，脉细弱。

（2）血寒证　经期延后，经量少、色暗红、有瘀块。实寒者小腹拒按冷痛，得热痛减，四肢不温，面色青白，舌质暗淡，苔白，脉沉紧。虚寒者小腹隐痛，喜温喜按，

小便清长，大便溏，舌淡，苔白，脉沉迟或细弱

（3）血热证 经色红，质黏稠。实热者经期提前，经量多，经色鲜红或深红，伴心烦易怒，口干唇燥，小便短赤，大便干结，舌红，苔黄，脉数或滑数。虚热者经量少，色红，伴五心烦热，两颧潮红，腰膝酸软，舌红，少苔，脉细数。

（4）肝郁证 经量或多或少，经色或暗红或紫红，经行不畅，伴乳房及两胁胀痛，胸闷不舒，食少嗳气，喜叹息，舌红、苔薄黄，脉弦涩。

（5）肾虚证 经期或前或后、经量少，经色淡暗、质清，伴有面色晦暗，头晕耳鸣，腰膝酸软，舌淡，苔薄、脉沉细。

【鉴别诊断】

（1）妊娠期出血病症 胎漏、胎动不安、堕胎、异位妊娠等妊娠期疾病均可出现阴道流血症状，根据是否有停经史，月经周期、量、色、质及小腹症状可鉴别。

（2）崩漏 月经过多与崩漏大量阴道出血时相似，但后者出血与月经周期无关，时间长，淋漓不尽，而前者则除月经量过多外，其经期正常，结合病史及相关检查，两者可鉴别。

（3）内科疾病出血 经期阴道出血如伴有内科疾病如再生障碍性贫血、血小板减少等，可使经量增加，甚者暴下如注，或淋漓不尽，通过血液分析、凝血因子等检查可鉴别。

【治疗】

（1）治则 调气和血为总则。气血虚者，治宜益气生血；血寒者，治宜温经散寒；血热者，治宜清热凉血；肝郁者，治宜疏肝理气；肾虚者，治宜补肾调经。

（2）部位及取穴 腹部、胁肋部、腰背部，中脘、神阙、气海、关元、中极、膻中、章门、期门、膈俞、肝俞、脾俞、胃俞、肾俞、八髎、血海、合谷、足三里、三阴交、太溪、大敦、行间、隐白、涌泉。

（3）手法 一指禅推法、摩法、推法、擦法、按揉法、点法、按法、搓法、擦法。

（4）操作

①基本操作 患者仰卧位。医者摩腹约5分钟。用一指禅推法推中脘、神阙、气海、关元、中极穴各约1分钟。搓擦胁肋部，以透热为度。患者俯卧位。点按肝俞、脾俞、肾俞穴各约1分钟。掌推背部膀胱经及督脉，自大椎至大肠俞穴，约1分钟。横擦八髎穴，以透热为度。

②辨证加减

气血亏虚证：按揉脾俞、胃俞、血海、足三里、三阴交穴各约1分钟。掌擦脾俞、胃俞穴，以透热为度。

血寒证：按揉神阙、气海、关元穴各约1分钟。沿脐以掌分推腹部，以透热为度。

血热证：按揉大椎、血海、三阴交、大敦、行间、隐白穴各约1分钟。搓擦涌泉穴，以透热为度。

肝郁证：按揉合谷、膻中、章门、期门、肝俞、膈俞、太冲穴各约1分钟。搓擦胁肋部，以透热为度。

肾虚证：按揉气海、关元、三阴交、太溪、涌泉、肾俞穴各约 1 分钟。掌擦肾俞、命门穴，以透热为度。

【注意事项】

（1）保持情绪稳定，心情舒畅，避免不良刺激。

（2）饮食宜清淡温和，易于消化，不宜过食生冷、过食辛辣香燥伤津的食物，多喝开水，多吃水果、蔬菜，保持大便通畅。

（3）注意个人卫生，预防感染。

（4）注意休息，避免过度疲劳或剧烈活动。

【按语】

（1）月经不调的治疗一般多在经前 5～7 天开始至下次月经来潮前，若经行周期不规律，可于月经净止之日起治疗直到月经来潮时为止。连续治疗 3～5 个月，直至病愈。

（2）推拿对月经不调有很好的疗效，但应注意鉴别诊断，切勿将早孕、宫外孕等误诊为月经不调。此外，生殖系统器质性病变引起的月经不调，应及早作恰当的处理，以免延误病情。

四、不孕症

不孕症是指育龄妇女有正常的性生活，未采取任何避孕措施，与配偶同居 1 年以上，而未受孕者；或曾有过孕育史，而后未采取避孕措施，连续 1 年以上未再受孕者。前者称"原发性不孕症"，后者称"继发性不孕症"。不孕症是一种常见的疾病，大约影响到至少 10%～15% 的育龄夫妇。

【病因病机】

（1）肾虚　先天不足，或房事不节，或久病大病，或素体阳虚，或高龄等导致肾气、肾阴或肾阳不足。肾气虚则冲任虚衰无以摄精；肾阴不足则天癸乏源，冲任血海空虚，或虚热内生，热扰冲任；肾阳虚则命门火衰，寒客胞宫而不孕。

（2）肝气郁结　素性忧郁，或情志内伤，气机不畅，血行受阻，瘀滞于冲任胞宫而不孕。

（3）冲任血虚　素体虚弱，或大病久病，气血化生不足，冲任胞宫失养，或房劳多产，耗伤精血，冲任血海空虚，胞脉失养而导致不孕。

（4）痰湿阻滞　素体脾阳虚、或嗜食肥甘厚味，或劳倦思虑伤脾，脾失健运，水湿内停，聚湿成痰，内阻胞宫，无以摄精成孕而发病。

【诊断】

（1）肾虚证　婚久不孕，月经量少，甚至停经，腰膝酸软。肾气虚者，月经不调，色暗淡，神疲乏力，小便清长，舌淡苔薄，脉沉细；肾阴虚者，月经提前，经色鲜红，形体消瘦，头晕耳鸣，五心烦热，心悸失眠，舌红，苔少，脉细数；肾阳虚者，月经迟发，经色暗淡，性欲冷淡，带下量多，清稀如水样，小腹冷痛，夜尿频，舌淡暗，苔白，脉沉细尺弱。

（2）肝气郁结证　婚久不孕，月经先后不定期，量或多或少，色紫暗有血块，经前乳房及胸胁胀痛，烦躁易怒或精神忧郁，舌暗或舌边有瘀斑，脉弦细。

（3）冲任血虚证　婚久不孕，月经延后、量少、色淡，甚至停经，面色少华，神疲乏力，少气懒言，头晕眼花，失眠多梦，舌淡，苔薄，脉沉细而弱。

（4）痰湿阻滞证　婚久不孕，形体多为肥胖，月经延后，量或多或少，甚至停经，带下量多、色白质黏无臭，胸闷呕恶，肢体昏重，舌淡胖，苔白腻，脉滑。

【治疗】

（1）治则　肾虚者，治宜补肾益精；肝气郁结者，治宜疏肝理气；冲任血虚者，治宜益气养血，调理冲任；痰湿阻滞者，治宜化痰祛湿通络。

（2）部位及取穴　腰背部、腹部，百会、天突、膻中、章门、期门、神阙、气海、关元、子宫、归来、大赫、气冲、四满、膈俞、脾俞、胃俞、肝俞、肾俞、命门、腰阳关、关元俞、八髎、血海、合谷、内关、足三里、昆仑、地机、三阴交、丰隆、太溪、然谷、太冲。

（3）手法　一指禅推法、按揉法、揉法、擦法、推法、掐揉法、振法、颤法。

（4）操作

①基本操作　患者仰卧位。医者用一指禅推法推或用按揉法按揉气海、关元、足三里、三阴交穴各约1分钟。指推任脉，自天突至神阙穴，约2分钟。掌揉子宫、归来、大赫穴约5分钟。以神阙穴为中心，施以掌振颤法2～3分钟。患者俯卧位。按揉肾俞、气海俞、关元俞穴各约1分钟。掌推腰部脊柱两侧的膀胱经，自肾俞至关元俞穴，约5分钟。横擦命门、腰阳关、八髎穴，以透热为度。

②辨证加减

肾虚证：肾气虚者，按揉肾俞、气海、然谷穴各约1分钟。肾阴虚者，按揉百会、地机、太溪穴各约1分钟。肾阳虚者，按揉命门、腰阳关、昆仑穴各约1分钟。

肝气郁结证：按揉章门、期门、膻中、太冲、肝俞、膈俞穴各约1分钟。

冲任血虚证：按揉血海、足三里、三阴交、脾俞、胃俞、肾俞穴各约1分钟。

痰湿阻滞证：按揉丰隆、气冲、四满、次髎穴各约1分钟。掐揉合谷、内关穴各约1分钟。

【注意事项】

（1）婚后不育，夫妇都应进行检查。

（2）分析病因，辨证施治。

（3）治疗应持之以恒。

（4）治疗时间宜早不宜晚。

（5）房事有节制，起居规律，保持心情舒畅。

【按语】

不孕症的病因可分有先天性生理性缺陷和后天病理性因素2方面，前者主要是指夫妇双方因各种生理缺陷而导致不孕，如《广嗣纪要》提出"五不女"（螺、纹、鼓、角、脉）、"五不男"（天、漏、键、怯、变）；后者多为肾虚导致的生殖功能失调，中医认为肾藏精、主生殖，如《妇科玉尺·求嗣》中引万全曰："男子以精为主，女子以血为主，阳精溢泻而不竭，阴血时下而不愆，阴阳交畅，精血合凝，胚胎结而生育滋矣"。可见，生殖的根本是以肾气、天癸、男精女血作为物质基础。生殖机能的调节是通过脑－肾－冲任－胞宫生殖轴系，此与西医学之生殖生理功能是由大脑皮层－下丘脑－垂体－卵巢调节有类似之处。

五、产后身痛

产妇在产褥期内出现肢体或关节疼痛、酸痛、麻木、重着者，称为"产后身痛"，又称为"产后关节痛""产后遍身疼痛""产后痛风""产后痹证"，俗称"产后风"。

【病因病机】

（1）气血亏虚　素体血虚，产时或产后大量出血，或产后虚损未复，阴血亏虚，四肢筋脉关节失于濡养，血运不及，致肢体酸楚、疼痛、麻木而发病。

（2）风寒侵袭　产后气血虚损，血脉空虚则营卫失调，腠理不密，易感外邪；因起居不慎，风、寒、湿乘虚而入，留滞经络、肌腠、筋膜、关节，气血运行不利，不通则痛而发病。

（3）血瘀内结　情志不畅，肝气郁结，气机不畅，气滞血瘀；或因产时胞衣不下，产后余血未尽，恶露不净，留滞经脉，血络不通，瘀阻经脉、关节而发病。

（4）肝肾亏虚　先天禀赋不足，素体肾虚，产时耗伤肾气，耗伤精血，胞脉失养，腰为肾府，肾中精血亏虚，则腰骶疼痛，足跟为足三阴经所过之处，肾虚失于濡养，可致脚软乏力或足跟痛。

【诊断】

（1）气血亏虚证　产后遍身疼痛，关节屈伸不利、酸楚，肢体麻木，头晕乏力，心悸，面色无华，恶露量多色淡，唇舌淡，苔薄白，脉细而无力。

（2）外感风寒证　产后肢体关节疼痛、屈伸不利，项背不舒，或痛无定处，得热则减，可见有肢体肿胀、麻木、重着，伴有恶寒怕风，少腹时痛，舌苔薄白，脉细缓。

（3）血瘀内结证　产后全身胀痛，或如针刺样疼痛，以下肢明显，麻木、重着、屈伸不利，恶露量少，色紫暗或有块，伴有少腹疼痛、拒按，舌质暗或有瘀点，脉沉弦而涩。

（4）肝肾亏虚证　产后腰膝酸痛，下肢乏力，或足跟痛，或头晕，耳鸣耳聋，舌质淡红，苔薄白，脉沉细。

【鉴别诊断】

（1）痹证　本病的外感风寒证与痹证的发病机理相近，而痹证任何时候均可发病，本病的外感风寒证只发生在产褥期，与产褥期生理有关。若产后身痛日久不愈，迁延至产褥期后，则当属痹证论治。

（2）痿证 两者病位均在关节。产后身痛以肢体、关节疼痛、重着、屈伸不利为特征，有时亦兼有麻木不仁或肿胀，但无瘫痪的表现。痿证则以肢体萎弱不用、肌肉瘦削为特征。

【治疗】

（1）治则 以调理气血、通络止痛为总则。气血亏虚者，治宜益气养血；外感风寒者，治宜祛风散寒兼化湿；血瘀内结者，治宜疏肝理气，活血散瘀；肝肾亏虚者，治宜补益肝肾，填精补髓。

（2）部位及取穴 背部督脉和脊柱两侧膀胱经、腹部、四肢部、风池、大椎、中脘、神阙、气海、关元、肩井、风门、肺俞、膈俞、肝俞、脾俞、胃俞、肾俞、八髎、曲池、手三里、合谷、血海、足三里、三阴交、太溪、地机、丘墟、气冲、太冲、涌泉、承扶、殷门、委中、承山、昆仑。

（3）手法 一指禅推法、按揉法、揉法、滚法、擦法、摩法、拿法、推法。

（4）操作

①基本操作 患者仰卧位。医者用掌摩法摩腹约3分钟。用一指禅推法推中脘、气海、关元穴各约1分钟。按揉曲池、手三里、合谷穴各约1分钟。捏拿上肢、屈伸摇动上肢关节约2分钟，从大关节至小关节。患者俯卧位。捏拿风池、肩井穴各约1分钟。用拇指按揉大椎、风门、肺俞穴各约1分钟。用滚法和拨法在背腰部脊柱两侧膀胱经，自膈俞至肾俞，操作约3分钟。用一指禅推膈俞、肝俞、脾俞、胃俞、肾俞穴各约1分钟。按揉承扶、殷门、委中、承山穴各约1分钟。捏拿昆仑和太溪穴约1分钟。以掌横擦八髎穴，直擦督脉，均以透热为度。用掌根平推下肢约1分钟。

②辨证加减

气血亏虚证：按揉血海、足三里、三阴交穴各约1分钟。用平推法从膈俞推至胃俞穴，反复操作约2分钟。

外感风寒证：按揉肺俞、风门、合谷穴各约1分钟。直擦背部督脉、膀胱经，以透热为度。

血瘀内结证：按揉膈俞、地机、丘墟、气冲、太冲、三阴交穴各约半分钟。用掌揉法顺时针揉腹部，约2分钟。

肝肾亏虚证：按揉神阙、气海、关元、血海、足三里、三阴交、太溪穴各约半分钟。搓擦涌泉、肾俞、命门穴，均以透热为度。

【注意事项】

（1）本病以预防为主，注意产褥期护理，避免感受风寒潮湿之邪，注意保暖。

（2）适当活动四肢关节，保持心情舒畅。

【按语】

由于本病发生在产褥期，影响婴儿的喂养及母亲的身体恢复，其转归和预后与患者的体质差异、病情轻重、治疗调摄是否得当有关，若能及时治疗，大多可以治愈，预后佳。若失治、误治，日久不愈，正气愈虚，经脉气血瘀阻，可转为虚实夹杂之病症，可见关节肿胀、活动受限、僵硬变形，甚则肌肉萎缩，筋脉拘紧，可致痿痹。对于本病的治疗，目前主要以对症治疗为主，药物疗效不确切，副作用较大。而推拿治疗以其疗效确切，治疗方便，为越来越多妇女所接受。

六、带下病

带下病是指女性带下量明显增多或减少，色、质、气味异常，常伴有局部或全身症状的一种疾病。带下量明显增多者称为"带下过多"，带下量明显减少者称为"带下过少"。妇女在月经期前后、排卵期、妊娠期带下量增多而无其他不适者，为生理性带下；绝经前后带下量少而无明显其他不适者亦为生理现象。带下病属任脉、带脉功能失常，但与肝、脾、肾关系密切。《傅青主女科》以带下色、质、量和气味为辨证要点，将带下分为白带、黄带、青带、黑带、赤带，五色辨为带下五证。

【病因病机】

1. 带下过多

（1）脾虚　素体脾虚，或忧思气结，或饮食所伤，或劳倦过度，伤及脾胃，脾失健运，反聚成湿而流注下焦，损伤任带，致带下过多。

（2）肾阳虚　素体阳虚，或房劳多产，或久病伤肾，或年老体虚，肾阳虚，命门火衰，气化失常，水湿下注，任带失约；或肾气不固，封藏失职，精液滑脱而致带下过多。

（3）阴虚夹湿　素体阴虚，或房劳多产，或久病失养，或年老体虚，耗伤阴津，相火偏旺，阴虚失守，复感湿邪，损伤任带，致带下过多。

（4）湿热下注　经行产后，胞脉空虚，摄生不洁，湿热内犯；或久居湿地，或涉水淋浴，感受湿邪，湿蕴化热，伤及任带而致；或脾虚湿盛，湿蕴化热，脾失健运，肝木乘土，肝火夹脾湿流注下焦，损伤任带，致带下过多。

（5）热毒蕴结　摄生失慎，或经期、产后胞脉空虚，忽视卫生，或妇科手术消毒不严，热毒乘虚直犯阴器、胞宫。或因热甚化火成毒，或湿热蕴久成毒，热毒损伤任带，致带下过多。

2. 带下过少

（1）肝肾亏损　先天禀赋不足，化源不足，或堕胎多产，大病久病，耗损营血；或七情内伤，或年老体弱，肾精亏损，暗耗肝肾阴血，血少精亏，任带失养，不足以滋润阴道，发为带下过少。

（2）血枯瘀阻　素体脾胃虚弱，化源不足；或堕胎多产，大病久病；或产后大出血，血不归经，或产后受寒，余血内留，新血不生，均可致精亏血枯，淤血内停，瘀阻血脉，精血不足且不循常道，阴津不得深入胞宫、阴道，发为带下过少。

【诊断】

1. 带下过多

（1）脾虚湿困证　带下量多，色白或淡黄，质稀薄，或如涕如唾，绵绵不断，无臭，面色㿠白或萎黄，四肢乏力，脘闷不舒，食少便溏，四肢浮肿，舌淡胖，苔白或腻，脉细缓。

（2）湿热下注证 带下量多，色黄或成脓性，质黏稠，有臭气，或色白、质黏稠，呈豆腐渣样，外阴瘙痒，有秽臭，口腻口苦，胸闷纳呆，小腹作痛，小便短赤，舌红，苔黄腻，脉滑。

（3）肾阴亏虚证 带下量多，色黄或赤白相间，质稠，有气味，阴部灼热感或瘙痒，腰膝酸软，头晕耳鸣，五心烦热，失眠多梦，口燥咽干，舌质红，少苔，脉细数。

2. 带下过少

（1）肝肾亏损证 带下过少，甚则全无，阴部干涩灼痛或瘙痒，阴部萎缩，性交疼痛，甚则性交干涩困难，头晕耳鸣，腰膝酸软，夜寐不安，小便黄，大便干结，舌红，少苔，脉细数或沉弦细。

（2）血枯瘀阻证 带下过少，甚则全无，阴部干涩瘙痒，或面色无华，神疲乏力，头晕眼花，心悸失眠，或经行腹痛，经色紫暗，有血块，肌肤甲错，舌质暗，边有瘀点、瘀斑，脉细涩。

【鉴别诊断】

1. 赤带与经间期出血、经崩鉴别

（1）经间期出血 指月经周期正常，于 2 次月经中间出现周期性子宫出血，一般持续 3～7 天，多可自行停止。赤带，无周期性出现，月经周期正常。

（2）经崩 指经血非时而下，淋漓不尽，无月经周期可言。赤带，月经多正常。

2. 赤白带或黄带与阴疮、子宫黏膜下肌瘤鉴别

（1）阴疮 溃破时，可见赤白样分泌物，但多伴有阴户红肿，或阴户结块。带下病无此症，分泌物的部位亦不同。

（2）子宫黏膜下肌瘤 突入阴道感染时，可见脓性白带或赤白带，或伴有臭味，与黄带、赤带相似，通过妇科检查可鉴别。

3. 白带与白浊相鉴别

白浊是尿道流出混浊米泔样物质，多随小便排出，可伴有小便淋沥涩痛。白带过多出自阴道。

4. 带下过少与卵巢早衰、绝经后的鉴别

（1）卵巢早衰 妇女在 40 岁之前绝经，常伴有绝经期症状，激素水平检查异常。

（2）绝经后 妇女一般在 45～55 岁绝经，自然绝经后，卵巢功能下降出现带下过少，少数可出现阴道干涩不适等症状。

【治疗】

（1）治则 脾虚湿困者，治宜健脾化湿；肾阴亏虚者，治宜补肾益精；湿热下注者，治宜清利湿热；肝肾亏损者，治宜滋补肝肾；血枯瘀阻者，治宜养血化瘀。

（2）部位及取穴 腹部、背部督脉和脊柱两侧膀胱经、下肢足厥阴肝经，合谷、中脘、气海、关元、水道、归来、膈俞、肝俞、脾俞、胃俞、肾俞、气海俞、关元俞、白环俞、八髎、血海、丰隆、足三里、阴陵泉、三阴交、太溪、内庭、行间、太冲、涌泉。

（3）手法　一指禅推法、按揉法、滚法、擦法、摩法、弹拨法、推法、叩法。

（4）操作

①基本操作　患者仰卧位。医者掌摩腹部约3分钟。用一指禅推法推中脘、气海、关元穴各约1分钟。按揉双侧梁门穴至气冲穴约3分钟。用掌心劳宫穴对准神阙穴，施以震颤法，约2分钟。患者俯卧位。用滚法、弹拨法、推法在腰部脊柱两侧的膀胱经上操作，从肾俞穴开始向下至白环俞穴为止，约5分钟，以微发热为宜。用一指禅推肝俞、肾俞、气海俞、关元俞、白环俞穴各约1分钟。用掌按揉法、叩法施于整个背部约2分钟。掌横擦八髎穴，以透热为度。

②辨证加减

脾虚湿困证：按揉水道、归来、阴陵泉、足三里、三阴交穴各约1分钟。用掌根平推，从膈俞至胃俞穴，约2分钟。

湿热下注证：指按揉丰隆、三阴交、行间、太冲、内庭穴各约1分钟。轻叩脊柱两侧膀胱经约1分钟。拍打下肢足厥阴肝经约1分钟。

肝肾亏损证：按揉血海、三阴交、太溪、涌泉穴各约1分钟。用掌根平推，从肝俞至肾俞穴，约2分钟。

血枯瘀阻证：按揉足三里、阴陵泉、三阴交、太冲、合谷穴各约1分钟。直擦背腰部督脉、膀胱经，均以透热为度。

【注意事项】

（1）操作前应详细询问病史，注意带下物的色质。

（2）嘱患者保持心情舒畅，平时饮食宜清淡，注意生活起居的调适。

【按语】

带下过多经及时治疗，多可痊愈，预后良好，注意排除宫颈及宫内的恶性病变。带下过少非器质性的病变者，经及时正确治疗，一般可好转，预后良好。

七、子宫脱垂

子宫脱垂是指子宫从正常解剖位置下降，宫颈外口达坐骨棘水平以下，甚至子宫全部脱出于阴道口外，常伴有阴道前、后壁的膨出，属于中医学"阴挺"的范畴，亦称"阴脱""阴菌"，好发于多产妇女。子宫脱垂属冲任与带脉功能失常，但与脾、肾关系密切。

【病因病机】

（1）气虚下陷　平素体虚，中气不足，或由于临盆过早、产程过长、分娩损伤，或产后过早负重操劳、长期咳嗽等，或寒湿袭于胞络，损伤冲任带脉而失于固摄，导致子宫下脱。

（2）肾虚不固　先天不足，或房劳多产，损伤肾精，或年老体弱，冲任不固，带脉失约，无力系胞，则子宫下脱。

（3）湿热下注　久居湿秽之地，邪气乘虚而入，或因子宫脱出阴户以外，摩擦损伤致邪气入里，湿热下注，损伤冲任带脉，而成本病。

【诊断】

（1）气虚下陷证　自觉有物下垂或脱出阴户之外，小腹及会阴部有下坠感，动则加重，面色少华，神疲气短，倦怠乏力，小便频数，带下量多、色淡、质稀，舌淡，苔白，脉缓弱。

（2）肾虚不固证　子宫脱垂，日久不愈，腰膝酸软，头晕耳鸣，小腹下坠，小便频数，夜间尤甚，带下质稀，舌淡红，脉沉弱。

（3）湿热下注证　子宫脱出阴户外，红肿灼热，或已溃烂，小腹下坠，带黏色黄，口干烦热，小便短赤，大便干结，舌苔黄腻，脉滑数。

【鉴别诊断】

（1）宫颈延长　宫体仍在盆腔内，宫颈细如柱状，阴道前后壁无膨出，前后穹窿位置无下降。

（2）宫颈肌瘤、宫颈息肉、子宫黏膜下肌瘤　可见脱出阴道口，但脱出物下界见不到宫颈外口，阴道内可触及宫颈。

【治疗】

（1）治则　以固摄胞宫为原则。气虚者，治宜补中益气，升阳举陷；肾虚者，治宜补肾固脱，益气升提；湿热者，治宜补气健脾，清热祛湿。

（2）部位及取穴　腹部、背部、腰骶部，百会、神阙、气海、关元、脾俞、肾俞、气海俞、大肠俞、关元俞、小肠俞、命门、八髎、足三里、三阴交、太溪、丰隆、阴陵泉、太冲、涌泉、维道、带脉。

（3）手法　一指禅推法、按揉法、摩法、滚法、擦法、推法、叩法。

（4）操作

①基本操作　患者仰卧位。医者用掌按揉脐部约2分钟。在小腹部做逆时针方向摩腹3分钟。用一指禅推法推气海、关元穴各约2分钟。用拇指按揉百会、维道、带脉穴各约1分钟。患者俯卧位。用滚法、拨法、平推法在脊柱两侧的膀胱经上操作，自脾俞至小肠俞，约5分钟。用一指禅推法推脾俞、肾俞、气海俞、大肠俞、关元俞、小肠俞各约1分钟。用擦法横擦命门、八髎穴，直擦督脉，均以透热为度。

②辨证加减

气虚下陷证：按揉百会、足三里、涌泉穴各约1分钟。医者双手擦热，烫熨神阙穴约3分钟。

肾虚不固证：按揉足三里、三阴交、太溪、涌泉穴各约1分钟。用拇指推法或掌推法平推，从脾俞至小肠俞穴，约2分钟。

湿热下注证：按揉丰隆、阴陵泉、三阴交、太冲穴各约1分钟。轻叩脊柱两侧及腰骶部约1分钟。

【注意事项】

（1）本病受心理因素影响很大，须对患者做好解释工作，消除紧张情绪，注意生活起居的调适。

（2）坚持新法接生，注意产褥期卫生保健，保持大便通畅，避免重体力活动。

【按语】

坚持卫生保健、配合中药针灸治疗，患者坚持配合呼吸做收腹提肛运动，病情可好转或治愈。对于病程长，反复发作，保守治疗无效或病情严重者，可选择适当的手术方式治疗。

八、慢性盆腔炎

慢性盆腔炎是指女性盆腔生殖器官包括子宫、输卵管、卵巢及其周围结缔组织、盆腔腹膜等部位发生的慢性炎症。炎症可在一处或多处同时发生，常因急性盆腔炎治疗不彻底或体弱病情迁移所致，为妇科的常见病和多发病之一。临床根据病变特点及部位的不同，分别称为"慢性输卵管炎""输卵管积水""输卵管卵巢炎""输卵管卵巢囊肿""慢性盆腔结缔组织炎"。

本病与中医学"腹痛""带下病""痛经"及"癥瘕"等病的某些症状相似。

【病因病机】

（1）湿热瘀结　行经期间，或产后，血室正开，余邪未尽，正气未复，湿热之邪入侵，阻滞气机，湿热淤血内结于冲任、胞宫，迁绵日久而发为本病。

（2）气滞血瘀　七情内伤，肝失条达，气机不畅，血行不利，瘀滞于冲任胞中，胞络不通而发为本病。

（3）寒湿凝滞　素体阳虚，下元虚冷，寒湿内生，或因外感寒湿内侵，与胞内浊液内结，凝滞胞脉而发病。

（4）气虚血瘀　平素体弱，正气内伤，或因外邪内侵，留着冲任，淤血停聚，或久病不愈，淤血内结，气滞血瘀发为本病。

【诊断】

（1）湿热瘀结证　少腹部隐痛，或疼痛拒按，可连及腰骶，低热，行经或劳累时加重，带下量多、色黄、质黏稠，胸闷纳呆、口干不欲饮，大便溏或秘结，小便黄赤，舌红、体胖大，苔黄腻，脉弦数或滑数。

（2）气滞血瘀证　少腹部胀痛或刺痛，行经腰骶疼痛加重，经血量多有块，淤血排除则痛减，带下量多，久婚不孕，经前情志抑郁，乳房胀痛，舌体暗紫、有瘀点、瘀斑，苔薄，脉弦。

（3）寒湿凝滞证　小腹冷痛，或坠胀、疼痛，行经腹痛加重，喜热恶寒，得热痛缓，经期延后，经血量少、色黯，带下淋沥，神疲乏力，小便频数，久婚不孕，色暗红，苔白腻，脉沉迟。

（4）气虚血瘀证　下腹部疼痛或结块，缠绵日久，痛连腰骶，行经加重，经血量多有血块，带下量多，精神不振，神疲乏力，食少纳呆，舌质暗红，苔白，脉弦涩无力。

【鉴别诊断】

（1）卵巢囊肿 多为圆形或椭圆形，周围无粘连，活动自如，无明显自觉不适，常于妇检中发现，B超检查可鉴别。

（2）子宫内膜异位症 以进行性的痛经为特征，病程长，平时不痛或仅有轻微疼痛不适，经期则腹痛难忍，并呈进行性加重。腹腔镜检查有助于确诊。

【治疗】

（1）治则 以调和气血、化瘀止痛为原则。湿热瘀结者，治宜清热利湿；气滞血瘀者，治宜行气活血；寒湿凝滞者，治宜散寒祛湿；气虚血瘀者，治宜补气健脾。

（2）部位及取穴 腹部、腰骶部、督脉、脊柱两侧膀胱经，膻中、期门、章门、带脉、气海、关元、曲骨、横骨、水道、膈俞、肝俞、脾俞、胃俞、肾俞、气海俞、大肠俞、关元俞、小肠俞、命门、八髎、血海、足三里、阴陵泉、三阴交、太溪、太冲。

（3）手法 一指禅推法、按揉法、滚法、擦法、摩法、拨法、叩法。

（4）操作

①基本操作 患者仰卧位。医者顺时针方向摩腹约5分钟。用一指禅推法推气海、关元、带脉、曲骨、横骨穴各约1分钟。患者俯卧位。用滚法、拨法在腰部脊柱两侧的膀胱经第一侧线上操作，自肝俞至小肠俞穴，约5分钟。用一指禅推法推肝俞、肾俞、气海俞、大肠俞、关元俞、小肠俞穴各约1分钟。用掌横擦八髎穴，以透热为度。

②辨证加减

湿热瘀结证：用指按揉阴陵泉、三阴交、太溪、太冲穴各约1分钟。轻叩脊柱两侧及腰骶部约半分钟。

气滞血瘀证：用指按揉膻中、期门、章门、血海、阴陵泉、三阴交穴各约1分钟。按揉腹部结块约2分钟。

寒湿凝滞证：用指按揉阴陵泉、足三里、三阴交穴各约1分钟。用小鱼际或掌根直擦督脉，横擦命门、肾俞穴，均以透热为度。

气虚血瘀证：用指按揉血海、足三里、三阴交、脾俞、胃俞穴各约1分钟。按揉腹部包块，约2分钟。

【注意事项】

（1）禁食辛辣刺激食物及发物。

（2）经期注意卫生、保暖，避免受寒，注意生活起居的调适。

（3）急性盆腔炎患者应及时彻底的治疗，防止转为慢性盆腔炎。

（4）保持心情舒畅，解除思想顾虑，正确认识疾病，增强治疗信心。

【按语】

本病病情常比较顽固，与周围组织粘连，药物疗效缓慢，治疗周期较长，多采用中西医结合治疗。其对患者的生活质量有一定的影响，亦可转为急性盆腔炎。推拿手法治疗可促进本病局部炎症的吸收，增强抗炎效果，并可以预防输卵管、卵巢粘连、包块的形成。

九、围绝经期综合征

由于妇女在绝经前后由于精神、心理、神经、内分泌和代谢变化而出现月经紊乱、情绪不定、烦躁易怒、潮热汗出、眩晕耳鸣、心悸失眠等症状，称为围绝经期综合征。属于"经断前后诸证"范畴，又称"更年期综合征"，常见于 49 岁左右的妇女。属于中医学"绝经前后诸证"的范畴。

【病因病机】

本病多因妇女年近绝经前后，肾气渐衰，天癸将竭，冲任亏虚，精血不足，脏腑失养而出现肾之偏盛偏衰现象。肾阴阳失调，常涉及到其他脏腑，以心、肝、脾为主。此外，不少患者与情志抑郁、肝气不舒、气郁痰结有关。

（1）心肾不交　素有阴虚不足，或多产房劳，以致天癸渐竭，肾水不足，不能上济心火，心火独亢，扰动心神，神明不安，则心肾不交而发病。

（2）肝肾阴虚　肝肾同居于下焦，乙癸同源，肾阴不足，精亏不能化血，致肝肾阴虚，肝失柔养，肝阳上亢。

（3）脾肾阳虚　肾与脾先后天互相充养，素体阳虚，或过食寒凉食物而致脾阳受损，脾阳赖肾阳以温煦，绝经之年，肾气渐虚，命门火衰不能温煦脾阳，从而导致脾肾阳虚。

（4）气郁痰结　平素情绪不定，忧郁多疑，肝气不舒，郁而化火，蒸液成痰，痰气交阻而发本病。

【诊断】

（1）心肾不交证　绝经前后，月经紊乱，量或多或少，心悸，失眠多梦，烦躁健忘，潮热汗出，头晕耳鸣，腰膝酸软，口干唇燥，或见口舌生疮，舌红而干，苔少或无苔，脉细数。

（2）肝肾阴虚证　绝经前后，月经紊乱，经量或少或多或淋漓不尽，色淡质稀，头晕目眩，耳鸣，心烦易怒，潮热汗出，五心烦热，心悸不安，记忆减退，腰膝酸软，倦怠乏力，情志异常，恐惧不安，胸闷胁胀，或皮肤瘙痒如蚁爬，口燥咽干，小便短赤，大便干结，舌红，少苔或无苔，脉细数。

（3）脾肾阳虚证　绝经前后，白带清稀量多，月经量多或淋漓不尽，色淡质稀，面色晦暗，精神不振，头昏作胀，形寒肢冷，腰膝酸冷，腰酸如折，面浮肢肿，纳少便溏，小便清长而频，舌胖大，苔白滑，边有齿印，脉沉迟无力。

（4）气郁痰结证　情绪不稳，精神忧郁，善疑多虑，失眠，胸部闷塞，喉中异物感，吞之不下，咯之不出，体胖乏力，嗳气频作，腹胀不适，舌淡，苔白腻，脉弦滑。

【鉴别诊断】

子宫肌瘤 围绝经期综合征多发生于绝经前期，此时为宫颈癌和子宫肌瘤好发阶段，需注意鉴别，通过妇科检查、宫颈刮片活检和子宫内膜活检不难鉴别。

【治疗】

(1) 治则 注重滋肾益阴，佐以扶阳，调养冲任，充养天癸，平调肾中阴阳。心肾不交者，治宜滋阴降火，交通心肾；肝肾阴虚者，治宜滋肾柔肝，育阴潜阳；脾肾阳虚者，治宜温肾健脾；气郁痰结者，治宜解郁化痰，行气散结。

(2) 部位及取穴 头面部、腹部、腰部、脊柱两侧膀胱经，百会、风池、太阳、攒竹、四白、支沟、肩井、天突、膻中、期门、中脘、天枢、气海、关元、中极、心俞、肝俞、脾俞、胃俞、肾俞、命门、八髎、合谷、内关、曲池、血海、足三里、阳陵泉、阴陵泉、丰隆、三阴交、悬钟、太溪、太冲、涌泉、桥弓。

(3) 手法 按揉法、一指禅推法、拿法、揉法、抹法、弹拨法、摩法、擦法、搓法、按揉法。

(4) 操作

①基本操作 患者仰卧位。医者用鱼际揉法施于前额，约 3 分钟。用分抹法施于前额、眼眶和鼻翼两旁，约 2 分钟。用拇指按揉太阳、攒竹、四白穴各约 1 分钟。用一指禅推法推膻中、中脘、气海、关元、中极穴各约 1 分钟。患者俯卧位。拿风池、肩井各约 1 分钟。用一指禅推法或拇指按揉法施于心俞、肝俞、脾俞、胃俞、肾俞、命门、八髎穴各约 1 分钟。用弹拨法在腰部脊柱两侧的膀胱经上操作约 2 分钟。患者坐位。用拇指按揉百会穴约 1 分钟。拿五经约 2 分钟。

②辨证加减

心肾不交证：指按揉合谷、内关、血海、足三里、三阴交、太溪、涌泉、肺俞、肾俞、心俞穴各约 1 分钟。用拇指推法或掌推法平推，从心俞至肾俞穴，约 2 分钟。搓擦涌泉，以透热为度。

肝肾阴虚证：指按揉血海、阴陵泉、三阴交、太溪、太冲穴各约 1 分钟。以神阙为中心，用掌摩法顺时针或逆时针方向摩腹约 3 分钟。推桥弓穴约 1 分钟。

脾肾阳虚证：掌振关元穴约 2 分钟。按揉三阴交、太溪穴各约 2 分钟。用掌横擦命门、八髎穴，以透热为度。

气郁痰结证：按揉天突、膻中、期门、足三里、丰隆、太冲穴各约 1 分钟。横擦八髎穴，斜擦涌泉，以透热为度。

【注意事项】

(1) 做好心理疏导，调节情绪。

(2) 嘱患者注意生活起居的调适，劳逸结合，睡眠充足，维持适度的性生活，保持心情舒畅，避免过度疲劳和紧张，防止心理早衰，并且避免受寒。

(3) 需注意饮食有节，增加营养，加强身体锻炼，增强体质。

（4）定期咨询妇女围绝经期门诊，进行体格检查、妇科检查，以便及时治疗和预防器质性病变。

（5）对于 40 岁之前的妇女出现月经后期量少甚至闭经者，要警惕卵巢早衰，及早治疗。

【按语】

（1）围绝经期的最早变化是卵巢功能衰退而引起的内分泌失调。本病临床症状的出现与雌激素分泌减少的速度和程度有关，即雌激素减少越迅速，围绝经期症状就越严重。绝经期的主要体征为月经停闭，当雌激素减少到不能刺激子宫内膜时，月经即停止来潮，第二性征逐渐退化，生殖器官慢慢萎缩，其他与雌激素代谢有关的组织，也同样出现萎缩现象。

（2）围绝经期是妇女正常的生理过程。因此，围绝经期妇女应建立良好的心态，客观、积极对待这一生理过程，消除忧虑，保持心情舒畅，注意劳逸结合，使阴阳气血平和。

（3）推拿治疗对本病疗效明显，适合围绝经期出现的各种自主神经功能紊乱症状，临床上同时也配合运用雌激素和孕激素治疗。

十、乳少

乳少是指产后哺乳期内，产妇乳汁甚少，或乳汁全无者，又称为"乳汁不行""乳汁不足""产后缺乳"。哺乳期乳汁不足可分为生理和病理两方面，哺乳中期月经复潮，或产妇不适当休息、不按时哺乳，乳汁相应减少者，多为生理现象；若产妇营养不足、体虚或情志抑郁而致乳汁减少，甚至乳汁全无者则为病理现象。

【病因病机】

（1）气血亏虚 产妇素体脾胃虚弱，产后营养供给不足或产时失血过多，气血亏虚，乳汁生化乏源。

（2）肝气郁结 素体抑郁，或产后情志不遂，损伤肝气，肝失疏泄，气机不畅，乳络不通，乳汁壅滞不行而致乳汁减少，点滴而下或乳汁全无。

【诊断】

（1）气血亏虚证 产后乳汁甚少或全无，乳汁清稀，乳房柔软无胀感，面色无华，神疲乏力，头晕眼花，失眠多梦，纳少，色淡，苔薄白，脉沉细。

（2）肝气郁结证 产后乳汁甚少，出之不畅，或全无，乳汁稠，乳房胀硬、疼痛，胸胁胀满，情志不遂，喜嗳气，善太息，食欲不振，色质红，苔薄黄，脉弦细。

【鉴别诊断】

乳痈 两者均有乳汁自乳头溢出，量少，或乳房胀痛。乳痈可发生于哺乳期和非哺乳期，初起乳房红肿热痛，全身发热，继而化脓成痈。

【治疗】

（1）治则 气血亏虚者，治宜益气生血；肝气郁结者，治宜疏肝解郁。

（2）部位及取穴 督脉及脊柱两侧膀胱经、任脉、乳房、胁肋部，内关、乳根、屋翳、膺窗、膻中、期门、少泽、气海、关元、血海、足三里、三阴交、肝俞、脾俞、胃俞、肾俞、命门、太冲。

（3）手法 推法、按揉、推揉法、挤捏、搓法、擦法。

（4）操作

①基本操作 患者仰卧位。医者用拇指直推任脉，自天突至神阙穴，3～5分钟。指按揉屋翳、膺窗、膻中、乳根穴各约1分钟。用左手托住乳房，右手示、中、环、小指从乳房底部顺着乳腺小叶方向，逐步推揉至乳头，遇有结节处加重揉法，每侧约5分钟。十指张开向乳头方向疏刮乳房3～5分钟。横向和纵向挤捏乳头3～5次。患者俯卧位。掌推督脉及脊柱两侧膀胱经约3分钟。

②辨证加减

气血亏虚证：指按揉气海、关元、血海、脾俞、胃俞、足三里、三阴交穴各约1分钟。掌擦肾俞、命门穴，以透热为度。

肝气郁结证：指按揉期门、少泽、内关、肝俞、太冲穴各约1分钟。搓擦胁肋部，以透热为度。

【注意事项】

（1）均衡摄取充足的营养，特别是应增加蛋白质和钙的摄入，对乳汁的分泌有促进作用；禁食麦芽糖及麦芽制品、寒凉生冷食物及冷饮。

（2）避免紧张、过度劳累、睡眠不足等，以免影响乳汁的正常泌泄。

（3）养成良好的哺乳习惯，按需哺乳，积极哺乳，刺激乳腺分泌乳汁。

（4）早发现早治疗，一般在产后15日内治疗效果较好。

【按语】

（1）母乳富含二十六碳六烯酸（DHA）及不饱和脂肪酸二十二碳六烯酸（AA），对脑部发育十分重要，同时，乳汁含有易被婴儿吸收的铁、钙及丰富的乳糖、维生素。因此，乳汁过少或无乳最明显的表现为新生儿生长停滞、体重减轻及智力发育迟缓，应积极治疗。

（2）哺乳有利于子宫收缩、预防产后出血、降低乳腺癌及卵巢癌的发生率、避免产后肥胖等。

（黄锦军 杨 宇）

■ 学 习 小 结 ■

1. 学习内容

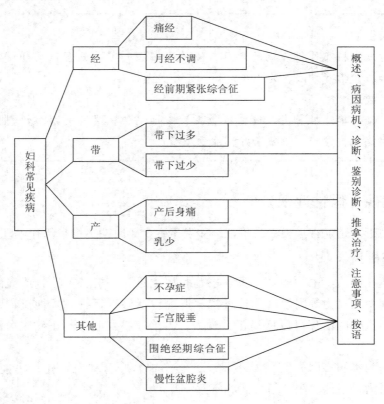

2. 学习方法

本章重点理解和掌握辨证推拿治疗常见妇科疾病，注意常见妇科疾病的鉴别诊断，熟悉和了解常见妇科疾病的病因病机、诊断及注意事项。

■ 复 习 思 考 题 ■

（1）经前期紧张综合征如何诊断?

（2）痛经寒湿凝滞证该如何推拿治疗?

（3）月经不调有哪些常见证候，推拿治疗应该注意些什么?

（4）带下过多湿热下注证该如何推拿治疗?

（5）如何区分急性盆腔炎与慢性盆腔炎?

（6）围绝经期综合征有哪些临床表现及治疗原则?

第九章 五官科及外科疾病

❋学习目的

通过对五官科及外科疾病的学习，使学生掌握一定的五官科及外科常见病的临床诊断和推拿治疗方法，为临床应用奠定理论基础。

❋学习要点

近视、慢性单纯性鼻炎、过敏性鼻炎、慢性扁桃体炎、失瘖、斜视、乳痈的概念、病因病机、诊断、推拿治疗、注意事项。

一、近视（假性近视）

近视以视近清楚、视远模糊为特征，多发于青少年时期。推拿治疗本病效果明显。

【病因病机】

学龄儿童在阅读、书写时离阅读、书写目标太近，或姿势不正，或光线过强、过弱，或过劳地使用目力等因素可导致近视。近视包括假性近视、真性近视，假性近视若得到及时而正确的治疗可以恢复正常视力，若治疗不及时、不正确，可逐渐发展为真性近视。

中医学认为本病多因先天禀赋不足、劳心伤神、肝肾精血不足，不能上充于目，又加上过用目力，目络瘀阻，目失濡养所致。

【诊断】

视近尚清楚，视远模糊。

（1）心气不足证　可伴有心烦，不寐，健忘，神疲，倦怠乏力，舌淡，苔薄，脉弱。

（2）脾虚气弱证　可伴有纳呆，倦怠乏力，便溏，舌淡，苔薄白，脉弱。

（3）肝肾亏虚证　可伴有头晕目眩，耳鸣，多梦，腰膝酸软，舌淡，少苔，脉细。

【治疗】

（1）治则　调和气血，疏通脉络。

（2）部位及取穴　眼眶、头面、腹部、腰骶部、攒竹、鱼腰、睛明、承泣、风池、心俞、膈俞、肝俞、脾俞、肾俞、足三里、光明、阴陵泉、三阴交、太溪。

（3）手法　按揉法、推法、擦法。

（4）操作

①基本操作　患者仰卧位。医者开天门，分额阴阳，用大鱼际揉法揉患者前额2～3分钟，分推眼眶2～3次。勾点攒竹、鱼腰，每穴约20秒，重复2～3次。用拇指按

揉睛明、承泣、足三里、光明，每穴约 1 ~ 2 分钟。患者俯卧位。用拇指按揉风池、肝俞、脾俞、肾俞，每穴约 1 ~ 2 分钟。

②辨证加减

心气不足证：用拇指按揉心俞、膈俞，每穴约 2 分钟。

脾气虚弱证：患者仰卧位，掌揉患者腹部约 3 分钟。用拇指按揉脾俞、三阴交、阴陵泉，每穴约 1 分钟。

肝肾亏虚证：用掌横擦腰骶部，以透热为度。用拇指按揉太溪穴约 2 分钟。

【注意事项】

（1）阅读、书写时注意距离、姿势、科学用眼。

（2）坚持做眼保健操，积极参与体育锻炼。

【按语】

本病当与真性近视相鉴别。科学的视力验光可鉴别真假性近视，在假性近视阶段应积极治疗，推拿治疗之外应劳逸结合，适度用眼，防止发展为真性近视。

二、慢性单纯性鼻炎

慢性单纯性鼻炎是一种以间歇性、交替性鼻塞为主症的鼻黏膜慢性炎症。临床以鼻塞及鼻涕增多为主要特征，可伴有头痛、头昏及嗅觉减退等症状。本病属中医学"鼻窒""壅塞"等范畴。《素问玄机原病式·六气为病》曰："鼻窒，窒，塞也"。

【病因病机】

（1）急性鼻炎失治、误治或日久不愈所导致。

（2）鼻中隔畸形或鼻腔狭窄等局部因素，吸入的异物易沉积在鼻腔内，鼻腔引流受阻造成反复感染而致。

（3）吸入化学气体、粉尘等不洁空气及温度、湿度的剧烈变化所致。

（4）糖尿病、心肾疾病等全身性疾病，以及维生素 A、维生素 C 缺乏均可发为本病。

（5）过度使用血管收缩剂滴鼻引起药物性鼻炎。

中医学认为本病多由外感风寒之邪或内火上炎，致肺失清肃，肺气失宣所致。其病机多与肺、脾二脏功能失调及气滞血瘀有关。

【诊断】

（1）间歇性、交替性鼻塞，遇轻微的鼻腔刺激或精神紧张可加重。白天、活动、呼吸到新鲜空气后症状减轻，夜间、休息、寒冷时加重。卧位姿势改变，向上鼻腔即通气，向下鼻腔即鼻塞。鼻内流出半透明鼻涕，遇到感染时可变为脓性。说话时带鼻音，常需用口呼吸。伴有头痛、头昏、失眠、嗅觉减退、注意力不集中等症状。天气转暖时症状可减轻。

（2）鼻腔检查可见鼻黏膜肿胀、充血，但表面光滑有弹性。总鼻道或下鼻道有黏稠分泌物。

【治疗】

（1）治则 疏风宣肺，通络开窍。

（2）取穴 神庭、印堂、攒竹、睛明、太阳、迎香、口禾髎、风池、风府、大椎、肺俞、风门、鱼际、合谷等。

（3）手法 一指禅推法、擦法、按揉法、拿法。

（4）操作 患者仰卧位。医者拇指推印堂至神庭，前额正中至左右太阳穴，往返操作6~8遍；拇指按揉百会、印堂、太阳、攒竹、迎香、口禾髎、曲池、合谷、列缺、鱼际，每穴1~2分钟；指擦攒竹至睛明，睛明至迎香，以微微透热为度。患者俯卧位，医者用一指禅偏峰推风府至大椎，风池至风门，往返操作6~8遍；拇指按揉肺俞、脾俞、风池、风府、风门，每穴1~2分钟；掌擦大椎至风门，风门至肺俞，以微微透热为度；拿揉颈项部。

【注意事项】

（1）保持鼻腔清洁通畅，积极预防外感。

（2）居室内应保持空气新鲜，避免粉尘、化学毒性物品等刺激。

（3）生活作息规律，禁食辛辣、肥腻刺激性食物，戒除烟酒，适当进行锻炼。

（4）避免长期使用血管收缩剂。

（5）推拿对本病有一定的疗效，可减轻或消除鼻塞及其黏性分泌物，缓解头痛、失眠等症状，但对鼻中隔畸形、鼻腔狭窄、鼻息肉者应考虑手术治疗。

【按语】

本病当与慢性肥厚性鼻炎相鉴别。慢性单纯性鼻炎发作期应及时治疗；稳定期应注意加强耐寒锻炼，防止感冒，减少复发。

三、过敏性鼻炎

过敏性鼻炎，也称变应性鼻炎，是特异性个体接触过敏原后鼻黏膜的炎症反应性疾病，其主要症状是反复喷嚏、流清涕、鼻塞和鼻痒，患者常伴眼痒，结膜充血或流泪。本病属中医"鼻鼽"范畴。《素问玄机原病式》说："鼽者，鼻出清涕也。"

【病因病机】

本病主要由于肺气虚，卫表不固，腠理疏松，风寒乘虚而入，犯及鼻窍，肺气不得通调，津液停聚，鼻窍壅塞，遂致打喷嚏流清涕。《证治要诀》说："清涕者，搏脑冷肺寒所致。"

肺气的充实，有赖于脾气的输布。脾气虚则肺气虚。《素问·玉肌真藏论篇》说："脾不及，则令人九窍不通"。而气之根在肾，肾虚则摄纳无权，气不归元，阳气易于耗散，风邪得以内侵致病。《素问·宣明五气论篇》说："五气所病……肾为欠、为嚏。"故本病表现在肺，但病理变化与脾、肾有一定关系。

【诊断】

（1）有阵发性鼻内发痒、连续打喷嚏、流稀薄黏液样涕、鼻塞、嗅觉减退等典型临床表现，结合过敏史即可初步诊断。

（2）鼻腔检查见鼻黏膜高度水肿，苍白或略带紫色，鼻涕涂片见杯状细胞或白细胞，IgE抗体异常。

【基本治法】

（1）治则　温肺祛邪、益气固卫；补肾健脾、宣通鼻窍。

（2）手法　推法、点按法、揉法、拿法、滚法等。

（3）取穴　四白、迎香、肺俞、脾俞、肾俞、风池、素髎、承灵、脑空、攒竹、禾髎等穴。

（4）操作　患者取仰卧位。医者站其右侧，先用双拇指腹自攒竹穴沿鼻翼两侧轻推至迎香穴，往返5次，然后用一手拇指与示指对称揉捏其鼻根部至其鼻内有酸胀感，再慢慢向下沿鼻翼两侧揉至迎香穴。接着用一手的拇指腹按揉其根部，至其鼻内有酸胀感，最后点按两侧四白、迎香、禾髎等穴位，拇指、示指对称掐捏其素髎穴，以上各穴均操作约1分钟。患者取俯卧位。医者站其左侧，先在其肩背部施用滚法2~3分钟，然后自其天柱穴至肾俞穴进行指捏法3~5分钟，最后依次点按肺俞、脾俞、肾俞各1分钟，均以得气为佳。患者取坐位。医者站其后，先点、按、掐承灵、脑空、风池各2分钟，然后嘱患者配合深呼吸5次，最后再提拿两侧肩井穴5次。

【注意事项】

（1）加强体质锻炼，避免感受外邪侵袭。

（2）预防上呼吸道感染，避免各种理化因素及过敏原。

（3）避免长期使用血管收缩剂。

【按语】

本病应与肥厚性鼻炎相鉴别，后者持续性鼻塞常较重，鼻涕不多，呈黏液性或脓性，一般有不同程度的头痛、头晕和嗅觉减退。

（黄锦军　杨　宇）

四、慢性扁桃体炎

慢性扁桃体炎为咽部常见疾病，多由急性扁桃体炎反复发作或因扁桃体隐窝引流不畅，其内细菌滋生繁殖而演变为慢性炎症。由于积存的细菌不断分泌毒素，并经过腺窝周围的血管网传播到全身。因而扁桃体成为不少全身性疾病如风湿热、肾炎等的病灶，这也正是其危害所在。中医学称本病为"慢乳蛾"或"虚火乳蛾"。

【病因病机】

（1）肺肾阴虚，虚火上炎　邪毒滞留，灼伤阴津或温热病后，肺肾亏损，津液不足，不能上输滋养咽喉，阴虚内热，虚火上炎，与余邪互结喉核而为病。

（2）脾胃虚弱，喉核失养　素体脾胃虚弱，不能运化水谷精微，气血生化不足，喉核失养；或脾不化湿，湿浊内生，结聚于喉核而为病。

（3）痰瘀互结，凝聚喉核　余邪滞留，日久不去，气机阻滞，痰浊内生，气滞血瘀，痰瘀互结喉核，脉络闭阻而为病。

【诊断】

（1）肺肾阴虚证　咽部干燥，微痒微痛，哽哽不利，午后症状加重，午后颧红，手足心热，失眠多梦，或干咳少痰，耳鸣眼花，腰膝酸软，大便干，舌质红干，苔少，脉细数。

（2）脾胃虚弱证　咽干痒不适，异物梗阻感，咳嗽痰白，胸脘痞闷，易恶心呕吐，口淡不渴，大便不实，舌质淡，苔白腻，脉缓弱。

（3）痰瘀互结证　咽干涩不利，或刺痛胀痛，痰黏难咯，迁延不愈，全身症状不明显，舌质略有瘀点，苔白腻，脉细涩。

【治疗】

（1）治则　扶正祛邪，利咽消肿。

（2）部位及取穴　颈部、腹部，人迎、风池、风府、天突、中脘、肩井、肺俞、膈俞、脾俞、胃俞、肾俞、曲池、太渊、鱼际、合谷、血海、足三里、太溪、涌泉。

（3）手法　一指禅推法、按揉法、摩法、擦法、推法、点法、按法、揉法、拿法。

（4）操作

①基本操作　患者坐位。医者站于患者背后，用虎口轻轻卡住颈部，用拇指、发绀的罗纹面着力上下推擦颈部约5分钟。用拇指按揉风府、风池穴各1~2分钟。拿风池、肩井各1~2分钟。用勾揉法勾揉天突穴1~2分钟。用一手拇、食两指罗纹面轻揉喉结周围2~3分钟。用拇指轻揉双侧人迎1~2分钟。用一手拇指点按曲池、合谷、鱼际穴，每穴1~2分钟。

②辨证加减

肺肾阴虚证：用拇指按揉太渊、肺俞、肾俞、太溪、涌泉穴，每穴约1分钟。用擦法擦足底，以透热为度。

脾胃虚弱证：用掌摩法顺时针方向摩腹，约5分钟。用拇指按揉法或一指禅推法施于中脘、足三里、脾俞、胃俞穴，每穴约1分钟。

痰瘀互结证：用拇指按揉法或一指禅推法施于中脘、足三里、血海、膈俞穴，每穴约1分钟。用掌横擦膈俞，以透热为度。

【注意事项】

（1）平时应加强锻炼。

（2）饮食有节，少食辛辣厚味；按时作息，以免虚火内生。

（3）注意口腔卫生，及时治疗邻近组织疾病。

【按语】

推拿对慢性扁桃体炎有较好疗效。对于反复发作的慢性炎症，可先行保守治疗。

如发作次数频繁，则应考虑手术摘除扁桃体。

（王卫刚）

五、失瘖

失瘖，又称咽喉炎。有急、慢性之分。急性失瘖，发病急，卒然声音不扬，甚至嘶哑失音；慢性失瘖，病程长，声音嘶哑，发声易倦，不耐久言。

【病因病机】

急性失瘖多为外感所致，风寒外袭，内束于肺，或风热外袭，壅遏肺气，气机不利，寒热之邪结于喉窍，阻滞脉络，以致声户开合失利。慢性失瘖常由内伤所致，多言久歌，耗气伤津，气耗则声门鼓动乏力，津伤则声户滋润无源。久瘖不愈，以致脾肺气虚，声户失养，关闭不全；耗伤肾气，声户无以温养，则痿弱松弛，不能关闭。甚者咽喉脉络受损，可致气血瘀滞，声户肿胀不消，或形成小节、息肉，妨碍发音而为瘖。

【诊断】

声音不扬，甚至嘶哑不能出声者，本症以声音嘶哑为特征。分为急性失瘖和慢性失瘖两型。

1. 急性失瘖

（1）风热侵袭证　病初起，喉内不适，干痒而咳，音低而粗，声出不畅，或喉内有灼热疼痛感。全身症见发热，恶寒，头痛，肢体困倦，骨节疼痛，舌边微红，苔白或兼黄，脉浮数。局部检查可见声带红肿。

（2）风寒外袭证　卒然声音不扬，甚则嘶哑，或兼有咽喉微痛，吞咽不利，咽喉痒。全身症见咳嗽不爽，鼻塞流涕，恶寒，发热，头痛，无汗，口不渴，舌苔薄白，脉浮。

2. 慢性失瘖

（1）肺肾阴虚证　声音低沉费力，言语不能持久，甚至嘶哑，日久不愈。言语过多、劳累过度后症状加重。全身症见颧红唇赤，头晕耳鸣，虚烦少寐，腰膝酸软，手足心热，舌红少苔，脉细数。检查可见声带微红肿，边缘增厚。

（2）肺脾气虚证　声嘶日久，劳则加重，语言低微难以持久。全身症见少气懒言，倦怠乏力，纳呆便溏，唇舌淡红，舌体胖，苔白，脉缓而无力。检查可见咽喉黏膜色淡，声带松弛无边，闭合不良。

（3）气滞血瘀证　声嘶日久，喉内不适，有异物感，常清嗓，胸闷，舌质黯，脉涩。检查可见声带黯红，有小节或息肉，常有黏膜附其上。

【治疗】

1. 急性失瘖

（1）治则　清热散寒，宣肺开音。

（2）取穴　风池、大椎、哑门、水突、人迎、扶突、合谷、尺泽、列缺、阿是穴等。

（3）手法　一指禅推法、拿法、点法、按法、揉法等。

（4）操作

①基本操作　患者取坐位。医者立于其侧后方，取风池、哑门、人迎、水突、扶突穴，用一指禅推法或按揉法操作，并配合拿风池穴，点按阿是穴，推抹喉结两旁。时间8～10分钟。

②辨证加减

风热侵袭证：加一指禅推大椎穴，按揉合谷、尺泽等穴位。手法由轻至重，时间3～5分钟。

风寒外袭证：加点按、按揉合谷、尺泽、列缺等穴位。手法宜稍重，使患者有"得气"感，时间5分钟。

2. 慢性失瘖

（1）治则　健脾益肺，利喉开音。

（2）部位及取穴　人迎、水突、扶突、肩井，合谷，曲池，足三里、肺俞，肝俞、肾俞。

（3）手法　一指禅推法、拿法、按法、揉法、擦法等。

（4）操作

①基本操作　患者取坐位。医者立于其侧后方，取人迎，水突、扶突穴，用一指禅推法或按揉法操作，并配合拿肩井穴，点按阿是穴。时间8～10分钟。

②辨证加减

肺肾阴虚证：取合谷、曲池、肺俞、肾俞等穴用一指禅推法或按揉法，手法宜轻柔。时间8～10分钟。

肺脾气虚证：用一指禅推法或按揉法在肺俞、脾俞、足三里、合谷等穴治疗。每次8～10分钟。

气滞血瘀证：加一指禅推肝俞、曲池穴，在阿是穴重点按揉，并做喉结两旁的推抹法操作。时间5～8分钟。

【注意事项】

（1）避免高声及持久讲话，必要时须短期禁声。

（2）防止外感及咽喉部炎症的发声。

（3）少吃辛辣、燥烈之品。

（4）推拿治疗后，可适当喝些温开水，但不宜冰冷或过烫的开水。

【按语】

（1）推拿治疗本病疗效较佳，可每日治疗1次，一般经过1～2周的治疗即可获愈。少数须1～2个月。临床观察到经推拿治疗有时发音清晰，但声门闭合仍不能恢复到正常生理状态。

（2）推拿治疗本病，能调节神经的兴奋和抑制功能，从而改变喉肌的紧张度。并能加速局部的血液和淋巴循环，促进新陈代谢，以改善局部组织的营养供应，吸收水肿和代谢物，修复受损的组织。

（刘玉超）

六、斜视

斜视是指两眼注视目标时，眼的视轴明显偏斜。该病可分为共同性斜视和麻痹性斜视两大类。共同性斜视以眼球无运动障碍、第一眼位和第二眼位斜视度相等为主要临床特征；麻痹性斜视则有眼球运动受限，复视，可为先天性，也可因外伤、或全身性疾病导致。中医学称本病为"目偏视"或"神珠将反"。

【病因病机】

（1）共同性斜视 多在因屈光不正以致调节功能失常的情况下发生，也可由于神经控制力不安定或双眼单视功能发育不良，或一眼因疾病而视力障碍，以致不能双眼注视等因素所致。发热疾病以及精神神经的创伤常为斜视发生的诱因。

（2）麻痹性斜视 分为先天性和后天性两种。先天性在出生时或出生后早期发生，主要为先天发育异常、出生时创伤或婴幼儿时疾病所致。可累及单眼的一条或几条主管眼球运动的肌肉功能障碍。后天性多由外伤、感染、内分泌疾患、血循环障碍、肿瘤及退行性改变等引起。先天性多有代偿头位，两侧脸颊不对称。后天性多为急性，突出症状为复视。

中医认为，本病多因正气不足，风热外袭，卫外失固，风中经络；或因脾气虚弱，目系弛缓，约束失权；或因头额面部被伤，损伤脉络，气滞血瘀而成。

【诊断】

共同性斜视和麻痹性斜视的临床表现具体如下。

（1）共同性斜视 常是逐渐发生的，无眼球运动障碍。两眼视力往往差别较大，经常斜视的一眼，其视力常显著减退。时间长久以致功能减退出现废用性弱视。

（2）麻痹性斜视 常是骤然发生，有眼球运动障碍。复视和高度头晕是其主要的自觉症状，为克服复视，也有代偿性倾斜侧头位，斜眼较健眼的斜视角大。

如按中医辨证分型，可将麻痹性斜视分为风中经络和脾失健运两型，具体临床表现如下。

（1）风中经络证 单眼或双眼黑睛偏向内眦或外眦，转动受限，视一为二。起病比较突然，伴有恶寒，发热，头痛，恶心，呕吐，舌苔白腻，脉浮。

（2）脾失健运证 单眼或双眼黑睛偏向内眦或外眦，转动受限，视一为二。起病相对较缓，伴有头晕目眩，食少纳呆，泛吐痰涎，舌苔厚腻，脉弦滑。

【治疗】

（1）治则 舒筋活血，通调脉络。风中经络者宜祛风通络，脾失健运者宜补脾益气。

（2）部位及取穴　头面部、颈项部、上肢部，太阳、头维、睛明、攒竹、鱼腰、丝竹空、瞳子髎、四白、合谷、风池、肩井、肝俞、脾俞、肾俞、足三里、丰隆、风府、翳风。

（3）手法　一指禅推法、指揉法、一指禅偏锋推法、抹法、拿法。

（4）操作

①基本操作　患者仰卧位，双目微闭。医者先用一指禅推法从右侧太阳穴开始，慢慢向右头维穴移动，沿前发际至左头维、左太阳穴，然后沿眶上缘缓缓移动推向右太阳穴，如此反复操作6遍；用拇指按揉睛明、攒竹、鱼腰、丝竹空、瞳子髎、太阳、四白等穴，每穴各1分钟；用一指禅偏锋推法从右侧攒竹穴开始沿上眼眶向外，至右太阳穴，再沿下眼眶向内至目内眦，推向左攒竹，沿上眼眶向外至左太阳穴，沿下眼眶至左目内眦睛明穴，如此呈倒"8"字形环推，往返操作3遍；抹上下眼眶2分钟。患者坐位。医者拿风池、合谷、肩井各1分钟；按揉肝俞、脾俞、肾俞各1分钟。

②辨证加减

风中经络证：加揉风府、翳风穴各1分钟。

脾失健运证：加揉足三里、丰隆穴各2分钟。

【注意事项】

（1）坚持自我推拿保健，加强体育锻炼。

（2）积极进行视觉训练，如有意识地让患者指鼻、观笔尖、看灯光等，以纠正斜视。

（3）共同性斜视易出现废用性弱视，可配合应用遮盖法，即戴眼罩遮盖住健眼，迫使斜眼注视目标，以增进视力。但遮盖期间，如发现健眼视力下降，则应停止此法。

【按语】

斜视以局部治疗为主，共同性斜视通过推拿治疗可改善症状，具有一定的疗效。对麻痹性斜视的早期效果较好，患者治疗前应排除其他病证，治疗后宜休养，避免过劳，特别应减少视力疲劳。对于经推拿治疗3～6月仍无效者，可考虑受术治疗。

（郑娟娟）

七、乳痈

乳痈是发生于乳房部的急性化脓性疾病，一般发生于哺乳期妇女，尤以初产妇最为多见。初起乳部焮红肿痛，同时伴有发热、恶寒、头痛等全身症状，日久作脓溃烂。乳痈发于妊娠期称为"内吹乳痈"，发于哺乳期称为"外吹乳痈"。

【病因病机】

《外科精义》谓："乳子之母，不知调养；怒忿所逆，郁闷所遏，厚味所酿，以致厥阴之气不行，故窍不得通而汁不得出，阳明之血热沸腾，故热甚而化脓；亦有所乳之子，膈有滞痰，口气焮热，含乳而睡，热气所吹，遂生结核。于初起时，便须忍痛，揉令稍软，吮令汁透，自可消散，失此不治，必成痈疖。"说明前人对乳痈的发生原因和早期处理都有较正确的认识。

（1）乳汁瘀积　乳头破损、畸形或内陷，哺乳时剧痛，影响充分哺乳，或因乳汁多而婴儿不能吸空，均可致乳汁瘀滞，乳络不畅，日久败乳蓄积，则易酿脓。

（2）肝胃不和　情志内伤，肝气不舒，产后饮食不节，恣食肥甘厚味而致阳明积热。依据经脉循行分布，乳头属足厥阴肝经，乳房属足阳明胃经，乳汁为气血所生化，而源出于胃，实水谷之精华，肝主疏泄，能调养乳汁的分泌，若肝气不舒，胃热蕴滞，肝胃不和，可致经络阻塞，气滞血瘀，邪热蕴积而成肿块，热盛内腐而成脓。

形成本病原因虽多，但其主要发病机制是乳汁瘀滞，乳络不畅，败乳蓄久成脓。西医学称本病为急性乳腺炎，认为大多由金黄色葡萄球菌感染而引起的。

【诊断】

乳房肿胀触痛，皮色红赤，结块或有或无，乳汁排泄不畅，伴有形寒、发热、周身骨节酸痛等症。若数日后见肿块增大，焮红疼痛，发热持续不退，硬块中央渐软，按之有波动感者，是已到脓熟阶段，经数日后即破溃而出稠脓，脓排尽后体温恢复正常，肿痛渐消，逐渐愈合。

【鉴别诊断】

（1）炎性乳癌　是一种少见的特殊类型的乳腺癌。多发生于年轻妇女，尤其在妊娠或哺乳期。特点是发展迅速、预后差。局部皮肤可成炎症样表现，开始时比较局限，不久即扩展到乳房大部分皮肤，并可迅速波及到对侧乳房。其皮肤颜色为一种特殊的暗红或紫红色，毛孔深陷呈橘皮样或猪皮样改变，局部肿胀有轻触痛，但患侧乳房多无明显肿块可触及，患侧腋窝常出现转移性肿大淋巴结，但全身的炎性反应较轻微。病理检查可查到癌细胞。

（2）浆细胞性乳腺炎　多发于非哺乳期妇女，哺乳期也可发生。其肿块发于乳晕部，多伴乳头凹陷内缩，乳晕皮肤红肿，有瘙痒感或烧灼感，后期转为疼痛，乳头溢出红棕色、绿色或黑色液体，乳晕下区可扪及边缘不清的软结节，偶为硬结节。

【治疗】

（1）治则　乳痈的治疗一般分初起、脓成和已溃阶段，分别施以消散、托里、排脓等法。推拿治疗一般在乳痈初起尚未成脓时为好。

（2）部位及取穴　腹部、背部膀胱经，天谿、食窦、屋翳、膺窗、乳根、中脘、天枢、气海、风池、肩井、少泽、合谷、肝俞、脾俞、胃俞。

（3）手法　摩法、揉法、按法、拿法、擦法。

（4）操作

①胸腹部操作　患者仰卧位。医者先施揉、摩法于患乳周围的乳根、天谿、食窦、屋翳、膺窗等穴，约8分钟。再摩、揉腹部，重点在中脘、天枢、气海，时间约4分钟。

②肩、项及上肢操作　患者正坐位。医者先按、揉其风池，再沿颈椎两侧向下到大椎两侧，往返按揉数十次，然后拿风池、肩井及少泽、合谷。时间约3分钟。

③背部操作 患者正坐位。医者用㨰法沿背部膀胱经往返治疗，重点在肝俞、脾俞、胃俞。时间约6分钟。再按、揉上述穴位，以患者感觉酸胀为度。

【注意事项】

（1）妊娠期5个月后应经常用75%酒精棉球擦乳头。

（2）哺乳时宜避免露乳当风，注意胸部保暖，哺乳后应轻揉乳房。

（3）每日按时哺乳，养成良好习惯，注意婴儿口腔清洁，不可含乳而睡。

（4）哺乳前后保持乳房清洁，若乳头破裂应及早治疗。

（5）断乳时应逐渐减少哺乳时间，再行断乳。

（6）保持心情舒畅，避免情志刺激。

（7）手法宜轻快柔和，不可损伤皮肤，运用手法时宜先从乳痈周围着手，逐步移向肿块中央。

（8）在饮食方面，既要注意有足够的营养，又要避免过食肥甘厚味之品，要多饮汤水，使乳源充足而不致乳汁浓稠难出。

（李 静）

■ 学习小结 ■

1. 学习内容

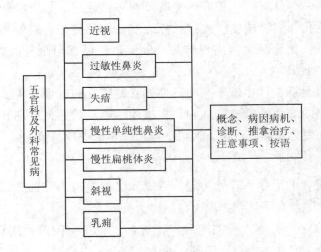

2. 学习方法

本章要求掌握五官科常见病：近视、过敏性鼻炎、失瘖的概念、诊断和推拿治疗方法，通过课堂学习和实训练习，使学生能独立处理近视、过敏性鼻炎、失瘖的临床诊断和推拿治疗。通过课堂简单讲授，使学生熟悉慢性单纯性鼻炎、慢性扁桃体炎、斜视、乳痈的概念、诊断和推拿治疗方法。

复习思考题

（1）近视气血不足证与肝肾亏虚证之鉴别诊断是什么，推拿手法治疗的区别在哪里？

（2）过敏性鼻炎肺气虚寒证临床表现特点是什么，如何进行推拿手法治疗？

（3）对于急性失瘖如何辨证分型，推拿治疗的基本操作如何？

附 篇

推拿流派

中医学术流派的形成包括 3 个核心要素：代表性人物及其团队，代表性学术观点（即思想），代表性著作。中医推拿流派除了符合以上 3 个核心要素外，还具有自己独特的特点：每一种推拿流派各有一种或几种特长手法，称之为"主治手法"或"流派手法"，并有几种或几十种辅助手法及一套独特的功法，作为医者的专业训练基础与对患者的辅助医疗手段。中医推拿在其漫长而曲折的发展过程中，由于学术渊源、师承关系、主治对象以及社会、地域、人情等复杂原因，逐渐形成了许多有特色的学术流派与分支。当今中医推拿的主要流派与学术分支有一指禅推拿、滚法推拿、内功推拿、腹诊推拿、点穴推拿、整骨推拿、外伤按摩疗法、按摩疗法、小儿推拿、脏腑经络推拿、保健推拿、养生按摩、胃病推拿、捏筋拍打法、指压推拿、指针疗法、指拨疗法、捏脊疗法、自我推拿、膏摩疗法、动功按摩、运动按摩、美容按摩、经外奇穴推拿、子午流注推拿、经穴推拿等。这里仅将影响较大的几种推拿流派简介如下。

一、一指禅推拿流派

一指禅推拿是以一指禅推法作为临床操作的主要手法，为我国古老的推拿手法，它在长期的进程中逐渐发展成为一门独特的流派，并在临床上应用很广泛。

"一指禅"意为万物归一，是佛教禅宗用语。该流派可上溯到清代道光、咸丰年间河南的李鉴臣。李鉴臣约于 1862 年传于丁凤山（1842～1915）。丁凤山为江苏江都世医之后，早期推拿行医于扬州，1911 年迁居上海，当时的《上海指南》有其推拿执业介绍，为江浙两省一指禅推拿创始人。此后长期行医于沪、杭并广收门徒，弟子有王松山、钱福卿、钱研堂、黄海山、丁树山、沈希圣、翁瑞午、丁鹏山、丁宝山和广东吴大嘴等 12 人，自此后至 1949 年前已发展门徒 40 余人，其队伍之壮大，为当时其他推拿流派所不能及，是近代中医推拿最有影响的流派之一。

该流派以一指禅推法为主治手法，还有拿、按、摩、滚、捻、抄、搓、缠、揉、摇、抖等十几种常用手法，手法要求柔和深透、柔中寓刚、刚柔相济，强调以柔和为贵。一指禅推拿以"易筋经"为自修的锻炼功法。"易筋经"大多数动作需和呼吸密切结合，通过练功，可以增强腰力、腿力、臂力、指力，可以使手腕手指等关节变得柔软有力。"易筋经"是一指禅推拿医生不可缺少的一种基本功。经络学说在一指禅推拿治疗疾病过程中应用十分广泛，不仅对选取穴位有重要对指导作用，而且由于经络的功用和本身的特点不同，首取的穴位和经络，往往是治病取效的保证。一指禅推拿在应用时，不仅取穴而且也直取经络施以手法，这是该流派的又一特点。

一指禅推拿治疗疾病范围甚广，既可以用于成人，也可以用于小儿。小儿疾病单一，取穴不须太多，要抓住重点，手法宜轻柔，操作时间应稍短。治疗成人，主要选用十四经脉、经穴、经筋、经外奇穴和阿是穴，遵循"循经络、推穴道"的原则。尤擅长于内妇杂病的治疗，如头痛、眩晕、不寐、劳倦内伤、高血压、月经不调、胃脘痛、久泻、便秘等病症；对漏肩风、颈椎病、腰痛等运动系统病症亦有卓效。一指禅推拿流派的代表著作有《一指定禅》（抄本），黄海山之子黄汉如所著《一指禅推拿说明书》及《黄氏医话》。

二、滚法推拿流派

滚法推拿是以滚法作为主要手法来治疗疾病的一种推拿手法，以中医经络学说结合西医学生理、解剖和病理等基础为实践依据。滚法最早记载于《推拿医术原理简论》。

随着推拿手法的日益丰富，针对治疗神经系统疾病、运动系统疾病和软组织损伤这一特定范围，滚法推拿逐渐形成和发展起来。该流派创始人丁季峰（1914～1998），出生于扬州一指禅推拿世家，伯祖父丁凤山、父亲丁树山均为一指禅推拿大家。自幼师承家学，刻苦学习，精研一指禅推拿手法，深得一指禅推拿流派精髓。早年随父习练一指禅手法，18岁父去世后，随堂兄丁鹤山习医，1936年起在上海开设推拿诊所，声名渐盛，后经过反复细致的临床观察，发现神经系统疾病、运动系统疾病和软组织损伤的病因病机和转归有着共同的规律性，与内科疾病存在本质的差异，原有的许多推拿手法，对上述疾病并非都可以产生满意的疗效，为此，丁季峰潜心研究诸家手法的特点，结合西医学有关神经系统，运动系统，软组织的解剖、生理及病理学知识，以中医经络学说为理论指导，兼收一指禅推拿及其他手法的长处，创造出滚法手法并以其作为主治手法，以其他手法作为辅助手法，再配合以自主性和被动性的运动治疗而形成了滚法推拿流派，成为近代推拿流派最有影响的流派之一。

丁季峰于20世纪40年代变法图新，将原一指禅推拿流派的"滚法"加以改进，把手背尺侧作为主要接触面，并与一指禅推法的节律性摆动相结合，既提高了刺激量，又增加了柔和感，为与原"滚法"相区别，取名"滚法"。后来又将滚法与关节被动运动相结合，并辅以揉法和按、拿、捻、搓等手法，形成了风格独特的滚法流派。该流派的主治手法是滚法，其他常用手法有揉、按、拿、捻、搓。临证时，常运用中西医结合的诊断方法，施术时，则循经走穴，运动关节，矫正畸形，理顺筋肉，按抚神经，一招一式均以中医的经络学说与西医的解剖、生理、病理等基础理论为指导。滚法既保持了一指禅推拿法对人体柔和的节律性刺激这一特点，又有施术面积大和作用力强等优点。临床上多用于治疗运动、神经系统病症，主要适应证有半身不遂、小儿麻痹后遗症、周围神经麻痹、口眼歪斜、各种慢性关节病、腰及四肢关节扭伤、腱鞘炎、肩周炎、颈椎病、腰椎间盘突出症、头痛、胸胁痛等。同时该流派有禁忌证：骨、关节部位的化脓性、结核性病灶；良性或恶性肿瘤；未愈合的骨折；体质高度虚弱，或伴有严重的内科疾病，难以忍受手法刺激者；局部急性炎症；疼痛尖锐、剧烈等。

三、内功推拿流派

少林内功原为武林强身健体的基本功，内功推拿就是在这个基础上发展起来的治病方法，强调患者通过锻炼少林内功与接受推拿治疗相结合。内功推拿流传于我国北方，但究竟起源于何时，尚缺乏可靠资料。相传清末年间，传至于山东济宁李树嘉（1834～1909）时，已成为一套完整的少林内功推拿治疗方法。李氏擅长武术，且精于手法疗伤。后传于同乡马万起（1884～1941，回族人），马氏于20世纪20年代从山东来到上海，以拳术和内功推拿誉满沪上。其子马德隆、胞弟马万龙（1903～1969）、门弟李锡九（1904年～不详）得其衣钵。

在学术思想方面，该流派以传统中医理论为指导，强调整体观念，遵循扶正祛邪、正邪兼顾的原则。同时要求施术者须有坚实的少林内功基础，施术时要运功于内，发力于外，手法要刚劲有力，刚中含柔，阴阳有序，温力并行。在临床治疗时，注重"外治内练"，即要求患者在接受手法时与自我练习少林内功相结合。内功推拿主要强调扶正祛邪。从手法部位上看，推上腹、推两胁有健脾和胃之功效，因脾胃乃后天之本，脾胃功能健全则自然转虚为实；又如推肾俞、命门、八髎有壮肾益气之功效，因肾主一身之精，肾壮则本自强。

少林内功的特点是练功时呼吸自如，四肢特别是手脚要用足力量，做到"练气不见气"，以力带气，气贯四肢，一般通过一段时间的锻炼即见食欲增加、精神旺盛。"少林内功"包括10个裆势（站裆、马裆、悬裆、大裆、弓箭裆、磨裆、亮裆、并裆、低裆、坐裆势）与19个姿势。该流派以掌推法（包括平推法、鱼际推法、侧推法）为主要治疗手法，其他常用手法有五指拿、三指拿、提拿、点、压、分、合、扫散、运、盘、理、劈、抖、搓、拔伸、掌击（震）、拳击（震）、棒击（震）等。手法刚健雄劲，明快流畅、力透肌骨，具有典型的中国北方推拿流派风格。该流派临床治疗范围广，不仅治疗骨科疾病，还擅长治疗内科虚劳杂病、外科病症以及妇人经带诸疾等。对不同疾病采用不同的手法，在治疗内妇科疾病中有一套完整操作规律和手法程序，临床成为常规手法。对一些内科虚劳杂病患者，指导其正确练功，有助于增强抵抗力，因此要求医者要有熟练的手法和少林内功的基础知识。

四、点穴推拿流派

该流派在中国的青岛、崂山及胶东一带盛行，代表人物是崂山地区的贾立惠、贾兆祥。该流派借鉴了武术击技点穴的技术动作如点穴、打穴、拿穴、踢穴和解穴等，作为一种治疗损伤的方法，又称点穴疗法。其主治手法为击点法，其他主要手法有拍打法、叩击法、按压法、掐法、扣压法、抓拿法、捶打法和矫形法等。整套手法以各种点、打、拍、捶为基本形式，施术风格峻猛刚健、捷速强劲。在学术思想方面，该流派主张"经脉既行，其病自除"。认为当人体发生痿、痹等病症时，由于邪正相搏、阴阳失调，经络之气随之逆乱，营卫气血运行因而受阻，故治疗要运用较强的点打手法"从其穴之前导之，或在对位之穴启之，使其所闭之穴感受震激，渐渐开放，则所阻滞之气血亦缓缓通过其穴，以复其流行矣"。该流派擅长治疗各种瘫痪、麻痹及风湿顽痹，效果显著。由于施术时要求术者有较强的指力、臂力与全身的支持力，故初学者首先要进行点穴练功。

代表著作是《崂山点穴》，书中根据点穴刺激的轻重，分为轻点、中点、重点，操作时分别以腕、肘、肩关节为活动中心进行击点。

五、腹诊推拿流派

腹诊推拿流派的创始人是河北武邑人骆俊昌（字明武，1881～1965），他早年随父骆化南（1846～1929，清代武举人）习摄生之道及推拿治病之法，后又与其夫人吴淑云（1894～1980）同时受教于当地名医李常，并遍访东北、京津推拿名流，博采众家手法之长，技艺日进。骆俊昌继承几近失传的古代腹诊法以诊治疾病，并结合独特的手法，通过长期实践，创立了腹诊推拿法，自成一派。

该流派的特点是在诊断上突出腹诊辨证。常谓"诊腹方知气血之升降，明脏腑之盛衰"。腹诊推拿在操作上如同一般腹诊的检查方式，但腹诊推拿不是为了直接触知腹部内脏或组织的病理解剖变化，而是借医者熟练而具有腹诊经验的手按照一定的方法和压力去触摸患者腹壁的紧张度，以查知气、血、食、水在人体分布的状况，再按八纲辨证方法来判断其表、里、寒、热、虚、实及其与人体全身的关系，从而确定推拿的治则，并据此而选用不同的推拿手法与治法。如腹部脐上部分，一般多与肠胃方面疾病有关；脐下部分，多与肝肾疾病有关；腰际两侧，多与肾病有关；小腹侧近股处，多与下肢疾病有关。

该流派主要手法有推、拿、按、摩、捏、揉、搓、摇、引（牵引）、重（包括肘压、膝压、踩法）等10类62法，并有全身各部计300余种治法。操作部位以腹部和躯干部为主，兼及全身各部。主要治法是补、温、和、通、消、汗、吐、下"治疗八法"。该流派治疗范围广泛，包括内、外、妇、儿、五官等多科病症。

该流派第二代传人骆竞洪担任中华中医学会推拿学会顾问、重庆市推拿医学研究会理事长、成都中医学院兼职教授、奥地利推拿研究所顾问等职，并结合其临床体会编著《实用中医推拿学》，由重庆出版社于1982年出版。于1987年主编出版了荟萃国内众多推拿流派的专著——《中华推拿医学志——手法源流》。1989年，骆竞洪受聘在深圳举办全国推拿医师提高班后在深圳发展，先后出版《骆竞洪推拿治病百法》等专著，其子（骆氏腹诊推拿第三代传人）骆仲遥教授、骆仲达主任医师、骆仲逵副主任医师等自1984年起有《三宝合璧——中药、针灸、推拿治疗常见病、疑难病》《实用推拿疗法挂图》《推拿入门》《实用脊柱推拿学》《内儿妇病实用推拿疗法》《骨伤实用推拿疗法》等多部推拿专著出版及数十篇推拿医学论文在国内外发表。

六、脏腑推拿流派

该流派可追溯至清代同治年间，其创始人王文（约1840～1930），河北雄县人，中年患咳血之证，多方医治罔效。幸遇一游方道人，以手法为其治愈顽疾，并以《推按精义》一书相授。王氏遂因病成医，以手法为人治病，名闻河北唐沽一带。1910年后收王雅儒为单传弟子。该流派的主要手法是推按法、点法，操作部位以腹部和躯干部为主，临床治疗擅从脾胃论治，尤其注重调理阑门穴，以贯通上下气机。代表著作是《脏腑图点穴法》，此书是王雅儒从师十余年后，据王文所授及自己的经验所著。

七、小儿推拿流派

目前国内发展比较充分、影响较大的小儿推拿流派，主要有山东的三字经小儿推拿流派、张汉臣小儿推拿流派、孙重三小儿推拿流派、北京的小儿捏脊流派和湖南的刘开运儿科推拿流派。

（一）三字经小儿推拿流派

三字经小儿推拿流派创始人是徐谦光，代表人物是李德修。徐谦光自 1877 年完成了《推拿三字经》，创建了三字经流派推拿，其著作虽未出版，但在民间流行，其后未有传人。真正将三字经流派推拿发扬光大的是青岛市中医医院李德修先生。李德修，又名慎之（1893～1972），山东威海市北竹岛村人。遇威海清泉学校校长戚经含，怜其疾苦，遂赠清代徐谦光著《推拿三字经》一书，并悉心指教，经 8 年学习，方独立应诊。1920 年到青岛，在鸿详钱庄设诊所，颇具声望。1929 年自设诊所，求治者盈门。1955 年应聘到青岛市中医院工作，任小儿科负责人。自此，李德修将三字经流派推拿专用于治疗小儿病症。后传于王德芝、王安岗、孙爱兰、刘瑞英、赵鉴秋、王蕴华 6 人。

该流派的学术特点非常明显：第一，偏重望诊及五脏辨证，李德修潜心于望诊，患者入室，举目一视，即能说出病情。第二，取穴少而精，善用独穴。本派每次取穴 3～5 个，有时采用独穴治病。第三，推拿时间长，手法频率高。第四，以清法见长。第五，手法操作简单。第六，以推拿代替药物。

该流派创始人徐谦光著有《推拿三字经》，代表人物李德修著有《小儿推拿讲义》《青岛市中医院小儿推拿简介》《李德修小儿推拿技法》、简易本《小儿推拿讲义》等书，传人赵鉴秋著有《幼科推拿三字经派求真》，后再版为《三字经派小儿推拿宝典》，葛湄菲著有《汉英对照三字经派小儿推拿》，李德修孙女李先晓著有《李德修小儿推拿秘笈》。

（二）张汉臣小儿推拿流派

张汉臣小儿推拿流派的创始人是张汉臣（1910～1978），字新棠、贻桐、赓戊，山东蓬莱县人。少年即随师学习中医内科，熟读《黄帝内经》《伤寒论》《金匮要略》等古典著作及中医儿科和小儿推拿名著。于 1925 年拜本县推拿名医艾老太为师，自此，致力于小儿推拿事业。1930 年独立行医，1957 年应聘到青岛医学院附属医院组建小儿推拿室开展小儿推拿疗法。

该流派的主要特点是：第一，重视望诊，其内容多而详实，尤以望面色和望鼻最有特色。第二，在治则上是以治本为主，严守"补虚扶弱"或"补泻兼治"的法则。另外，张氏对小儿推拿概括为"一掌四要"。"一掌"即掌握小儿无七情六欲之感，只有风、寒、暑、湿、燥、火、伤食之证的生理特点，"四要"即：一要辨证细致，主次分明；二要根据病情，因人制宜；三要取穴精简，治理分明；四要手法熟练，刚柔相济。

该流派第二代弟子均来自青岛医学院附属医院（现为青岛大学医学院附属医院），共 9 名：侯英祥、丁原成、叶桂芳、王乐慈、苏蕴芳、田常英、范作云、姜佩玉、初兰花。最能继承张汉臣学术的当属田常英，田常英不但继承了张汉臣的学术，完整保持了张氏流派的学术特征，而且还有所发展。

该流派的著作有张汉臣著述的《小儿推拿概要》和《实用小儿推拿》。

（三）孙重三小儿推拿流派

孙重三小儿推拿流派的创始人是孙重三（1902～1978），山东省荣成县埠柳公社不夜村人。20岁时拜老中医林淑圃为师，1959年调山东中医学院儿科教研室及其附属医院任推拿科主任，开展小儿推拿疗法。后传于程本增、毕永升、张素芳。

该流派的特点是：第一，首重"天人合一"的整体观念，诊病强调闻诊和望诊。第二，继承了林氏"十三大手法"。毕永升总结了该流派的临床经验为四大手法：推天柱骨治呕吐；侧推大肠、推脾经、推上七节骨加减治疗腹泻；推箕门利尿；摩神阙有特点；推胸八道配推揉膻中治咳嗽。

该流派的著作有孙重三编著《小儿推拿疗法简编》和《通俗推拿手册》，传人张素芳所著《中国小儿推拿学》。

（四）刘开运小儿推拿流派

刘开运小儿推拿流派的创始人是湖南刘开运。刘开运出身中医世家，苗汉后裔，御医后代，家族业医已三、四百年，祖传中医、草医、推拿3套绝技，融汉、苗医于一炉，独树一帜。曾担任中华中医药学会推拿学会副主任，为国内唯一精通中医、草医、推拿的名老医师，主要从事小儿推拿。

该流派的特点是：第一，强调整体观念，注重辨证论治。第二，根据五行生克制化之理，确定其补母、泻子、抑强、扶弱的治疗原则，以作为指导临床推治时取穴、主补、主泻的依据。第三，临床应用擅用推五经。第四，尊重传统推拿，重视推拿手法。第五，提倡中西结合，倡导推药并用。

该流派的代表著作是刘开运主编的《中华医学百科全书·小儿推拿学》。

（五）小儿捏脊流派

小儿捏脊流派的创始人是冯泉福（1902～1989），号雨田，北京人。其父冯沛成及祖父皆业医，精通小儿捏脊术。冯泉福是冯氏捏脊术的第四代传人，其医德医术闻名遐迩，有"捏脊冯"之称。冯泉福幼时即受家父医学思想的熏陶，20岁时随父亲开始学习捏脊，1928年独立行医，1959年调入北京中医医院儿科工作，并始终负责儿科的捏脊工作。

该流派的特点就是采用捏脊疗法治疗积证。将积证分为4型：乳积、食积、痞积、疳积。捏脊疗法旨在通过捏拿患者督脉，达到经络的良性感传，加之刺激督脉旁开1.5寸的膀胱经上有关的腧穴，使受纳之食物得以健运消化。在捏拿的同时，为了加强疗效，又配合服用"消积散"及外敷"冯氏化痞膏"，此二方均为冯氏家传。

该流派的著作是冯泉福著述的《冯氏捏积疗法》和弟子李志明编著的《小儿捏脊》。

（李　静）

学 习 小 结

1. 学习内容

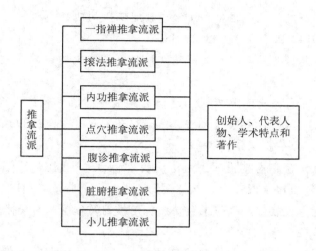

2. 学习方法

本章要求熟悉和了解一指禅推拿流派、滚法推拿流派、内功推拿流派、点穴推拿流派、腹诊推拿流派、脏腑推拿流派、小儿推拿流派的创始人、代表人物、流派的学术特点和代表著作。

复 习 思 考 题

（1）一指禅推拿流派的学术特点有哪些？

（2）滚法推拿流派的创始人是谁？有哪些学术特点？

（3）内功推拿流派的创始人是谁？有哪些学术特点？其代表著作为哪部？

（4）点穴推拿流派的代表人物是谁？有哪些学术特点？

（5）腹诊推拿流派有哪些学术特点？

（6）影响较大的小儿推拿流派有哪些？

参考文献

[1] 刘皓，王文岳，刘洪旺. 推拿手法治疗软组织疾病的作用机制 [J]. 现代中西医结合杂志，2014，23（34）：3862－3864.

[2] 林清，张宏，赵谦，等. 推拿法引发人骨骼肌细胞生物学效应的机制探讨 [J]. 上海中医药大学学报，2013，27（2）：83－86.

[3] 宋吉锐，张海平. 维生素 E 对离心运动后大鼠骨骼肌线粒体内丙二醛、超氧化物歧化酶的影响 [J]. 中国组织工程研究与临床康复，2009，3（12）：2086－2090.

[4] 胡晓东. 腰椎间盘突出症推拿手法治疗的生物力学机制分析 [J]. 双足与保健，2017，26（7）：174－175.

[5] 高峰. 推拿对急性软组织损伤家兔镇痛作用机制及作用时间规律的研究 [D]. 长春：长春中医药大学，2013.

[6] 郭朝卿，程英武. 推拿局部镇痛机制的概述 [J]. 湖北中医药大学学报，2015，17（1）：109－112.

[7] 王昊，左伟斌，张慧，等. 推拿对慢性神经根型颈椎病疼痛相关脑区的影响 [J]. 中国中医基础医学杂志，2017，23（6）：854－857.

[8] 张昊，房敏，蒋诗超，等. 推拿干预疼痛传导途径的研究进展 [J]. 中华中医药杂志，2013（1）：171－174.

[9] Basbaum A I, Fields H L. Endogenous pain control systems: brain stem spinal pathways and endorphin circuitry. Annu REV Neurosci, 1984, 7: 309－338.

[10] Sandkuhler J. The organization and function of endogenous antinociceptive systems. Progr Neurobiol, 1996, 50（1）：49－53, 55－81.

[11] Frankland P W, Texieira C M. A pain in the ACC [J]. Molecular Pain, 2005, 1（2）：165－168.

[12] Schnitzler A, Ploner M. Neurophysiology and functional neuroanatomy of pain perception [J]. Journal of Clinical Neurophysiology, 2000, 17（6）：592－595.

[13] Vogt B A, Sikes R W. The medial pain system, cingulatecortex, and parallel processing of nociceptive information. Prog Brain Res [J]. Progress in Brain Research, 2000, 122: 223－235.

[14] Lutz A, Mcfarlin D R, Perlman D M, et al. Altered anterior insula activation during anticipatin and experience of painful storimuli in expert meditatators [J]. Neuroimage, 2013, 64（64C）：538－546.

[15] 王锦琰，罗非，韩济生. 内、外侧痛觉系统——伤害性信息处理的并行通路 [J]. 中国神经科学杂志，2003，19（6）：416－419.

［16］肖显俊．正反向推桥弓治疗原发性高血压的即时临床疗效观察及中枢响应特征研究［D］．成都：成都中医药大学，2015．

［17］贾文端．"三法三穴"不同刺激参数对坐骨神经损伤大鼠痛温觉功能的影响［D］．北京：北京中医药大学，2017．

［18］高玉峰．神经元细胞骨架蛋白在推拿治疗坐骨神经损伤中的作用及机理探讨［D］．北京：北京中医药大学，2014．

［19］龚利，陈云飞，戴健，等．"心俞"按揉对NOS介导"心俞－脊神经节－心脏"通路的影响［C］．中华中医药学会推拿分会第十四次推拿学术交流会论文汇编，2013．

［20］康智．腹部推拿治疗高血压病临床疗效观察［D］．广州：广州中医药大学，2015．

［21］肖显俊．正反向推桥弓治疗原发性高血压的即时临床疗效观察及中枢响应特征研究［D］．成都：成都中医药大学，2015．

［22］许丽，陈远青．推桥弓穴治疗原发性高血压的探讨．中医学报，2013，28（17）：146－147．

［23］张盼．"通经调脏"法推拿治疗高血压病的临床研究［D］．长春：长春中医药大学，2014．

［24］李黎，吴山，范志勇．推拿手法抗眩晕效应的量化及作用机制［J］．医用生物力学，2016，31（6）：562－565．

［25］何水勇，沈国权．颈椎微调手法对颈性眩晕患者头颅空间回复能力的影响［J］．江西中医学院学报，2011，23（4）：19－21．

［26］张盛强，张继平，张劲丰，等．穴位手法推拿治疗对颈性眩晕患者TCD和血液D－二聚体含量的影响［J］．按摩与导引，2008，24（10）：2－5．

［27］马倩．掐揉一窝风为主推拿治疗小儿风寒感冒的临床研究［D］．济南：山东中医药大学，2014．

［28］杨越．小儿推拿治疗儿童反复呼吸道感染的临床研究［D］．广州：广州中医药大学，2015．

［29］李华南，张玮，赵娜，等．腹部推拿治疗内科疾病作用机制的中西医研究进展［J］．时珍国医国药，2017，28（3）：676－678．

［30］朱琳，贺巍，范兴爱，等．快速进入高海拔地区对大鼠小肠肠神经系统－Cajal间质细胞——消化道平滑肌网络超微结构的影响［J］．胃肠病学和肝病学杂志，2017，26（4）：413－417．

［31］赵天慈．推拿结合康复疗法治疗脑卒中后小便失禁的临床研究［D］．武汉：湖北中医药大学，2015．

［32］李正飞．应用腹部推拿治疗非阻塞性尿潴留的作用机制研究［J］．中医外治杂志，2016，25（5）：3－4．

［33］奚人杰，赵峥睿，王中林．推拿对小鼠脾脏与胸腺内去甲肾上腺素浓度的影响

［J］．中华中医药学刊，2016（8）：1846－1849．

［34］尚坤，伍颖慧，农云凤，等．背部推拿疗法对机体不同组织免疫网络介质β－内啡肽含量的影响［J］．中国老年学，2015，35（23）：6683－6684．

［35］袁川评，王玮，柳巨雄．神经－内分泌－免疫网络与炎症性肠病［J］．世界华人消化杂志，2010，18（19）：2024－2028．

［36］王姿菁．肩痛穴平衡针法治疗急性期肩周炎的临床研究［D］．广州：广州中医药大学，2013．

［37］陈勤仁．肩三针温针灸治疗肩周炎的临床研究［D］．广州：广州中医药大学，2015．

［38］周宝明．香港东区肩周炎的发病调查及三种中医方法疗效比较［D］．广州：广州中医药大学，2015．

［39］雷雯．不同分期肩周炎的临床特征与康复治疗策略研究［J］．中国农村卫生，2017（9）：32－33．

［40］李承球．肩周炎的分类诊断和治疗［J］．继续医学教育，2005，25（7）：144－150．

［41］赵国东，武震．肩周炎的诊断与鉴别诊断［J］．中国社区医师，2005（24）：10－11．

［42］薛伟祥．不同留针时间针刺治疗肩周炎的临床应用［D］．广州：广州中医药大学，2016．

［43］姚如婕．牵拉法配合温针灸治疗肩周炎临床疗效观察［D］．福州：福建中医药大学，2016．

［44］陈爱萍，肖林，王娴默，等．肩关节周围炎的中西医治疗进展［J］．中医学报，2013，28（7）：1076－1078．

［45］丁建．肩周炎与肩袖损伤的MRI鉴别诊断在临床治疗中的意义［D］．泰安：泰山医学院，2015．